C. Hammes, E. Heinrich, T. Lingenfelder
BASICS Urologie

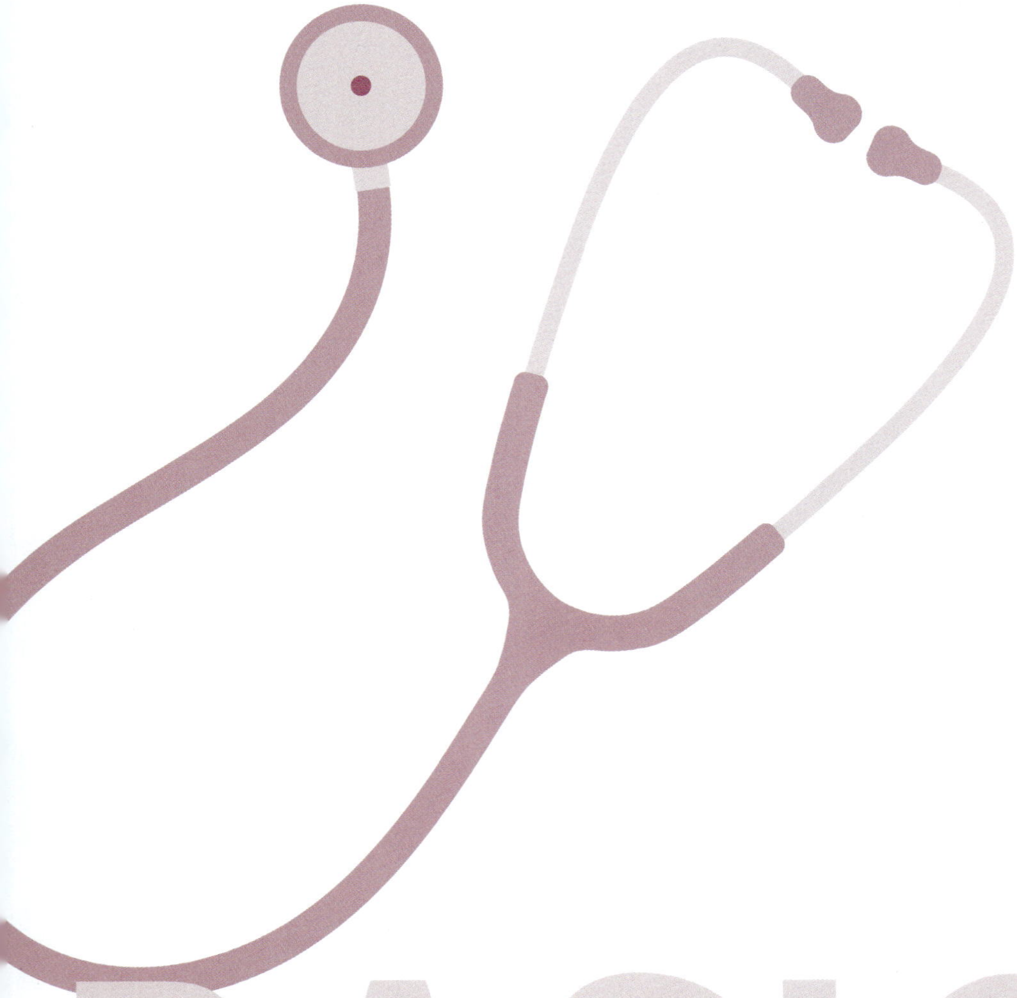

BASICS

Christoph Hammes, Elmar Heinrich, Tobias Lingenfelder

BASICS Urologie

6. Auflage

ELSEVIER

Elsevier GmbH, Bernhard-Wicki-Str. 5, 80636 München, Deutschland
Wir freuen uns über Ihr Feedback und Ihre Anregungen an: kundendienst@elsevier.com

ISBN 978-3-437-41371-1 eISBN 978-3-437-06470-8

Aus Gründen der Barrierefreiheit sind die Bilder in elektronischen Ausgaben dieses Buches mit Alt-Text-Beschreibungen (Alternativ-Text) versehen, die von Elsevier bereitgestellt werden. Mehr Informationen erhalten Sie unter https://www.elsevier.com/about/accessibility.

Bücher und Zeitschriften, die von Elsevier veröffentlicht werden, entsprechen den geltenden Produktsicherheitsanforderungen. Für etwaige Bedenken oder Fragen zur Produktsicherheit wenden Sie sich bitte an unseren autorisierten Vertreter, Elsevier B.V., productsafety@elsevier.com.

Elsevier nimmt eine neutrale Position in Bezug auf territoriale Meinungsverschiedenheiten oder Zuständigkeitsansprüche in seinen veröffentlichten Inhalten ein, einschließlich von Landkarten und institutionellen Zugehörigkeiten.

Wichtiger Hinweis
Die medizinischen Wissenschaften unterliegen einem sehr schnellen Wissenszuwachs. Der stetige Wandel von Methoden, Wirkstoffen und Erkenntnissen ist allen an diesem Werk Beteiligten bewusst. Sowohl der Verlag als auch die Autorinnen und Autoren und alle, die an der Entstehung dieses Werkes beteiligt waren, haben große Sorgfalt darauf verwandt, dass die Angaben zu Methoden, Anweisungen, Produkten, Anwendungen oder Konzepten dem aktuellen Wissensstand zum Zeitpunkt der Fertigstellung des Werkes entsprechen.
Der Verlag kann jedoch keine Gewähr für Angaben zu Dosierung und Applikationsformen übernehmen. Es sollte stets eine unabhängige und sorgfältige Überprüfung von Diagnosen und Arzneimitteldosierungen sowie möglicher Kontraindikationen erfolgen. Jede Dosierung oder Applikation liegt in der Verantwortung der Anwenderin oder des Anwenders. Die Elsevier GmbH, die Autorinnen und Autoren und alle, die an der Entstehung des Werkes mitgewirkt haben, können keinerlei Haftung in Bezug auf jegliche Verletzung und/oder Schäden an Personen oder Eigentum, im Rahmen von Produkthaftung, Fahrlässigkeit oder anderweitig übernehmen.

Obwohl alle Werbemittel mit ethischen (medizinischen) Standards übereinstimmen, stellt die Erwähnung in dieser Publikation keine Garantie oder Anerkennung der Qualität oder des Wertes dieses Produkts oder der Aussagen der Herstellerfirmen dar.

Für die Vollständigkeit und Auswahl der aufgeführten Medikamente übernimmt der Verlag keine Gewähr.
Geschützte Warennamen (Warenzeichen) werden in der Regel besonders kenntlich gemacht (®). Aus dem Fehlen eines solchen Hinweises kann jedoch nicht automatisch geschlossen werden, dass es sich um einen freien Warennamen handelt.

Bibliografische Information der Deutschen Nationalbibliothek
Die Deutsche Nationalbibliothek verzeichnet diese Publikation in der Deutschen Nationalbibliografie; detaillierte bibliografische Daten sind im Internet über https://www.dnb.de abrufbar.

25 26 27 28 29 5 4 3 2 1

In ihren Veröffentlichungen verfolgt die Elsevier GmbH das Ziel, genderneutrale Formulierungen für Personengruppen zu verwenden. Um jedoch den Textfluss nicht zu stören sowie die gestalterische Freiheit nicht einzuschränken, wurden bisweilen Kompromisse eingegangen. Selbstverständlich sind **immer alle Geschlechter** gemeint.

Planung: Veronika Rojacher; Projektmanagement: Sibylle Hartl
Redaktion und Bildredaktion: Dr. Nikola Schmidt, Berlin
Rechteklärung: David Seeliger
Herstellung: Dietmar Radünz, Leipzig; Sibylle Hartl
Gestaltungskonzept: Waltraud Hofbauer, Andrea Mogwitz, Rainald Schwarz
Satz: STRAIVE, Puducherry, Indien
Druck und Bindung: Printer Trento S.r.l., Trento, Italien
Umschlaggestaltung: SpieszDesign, Neu-Ulm
Titelfotografie: Stethoskop © ville – stock.adobe.com; Tabletten © colourbox.de; Skalpell © MVshop – stock.adobe.com

Aktuelle Informationen finden Sie im Internet unter **www.elsevier.de**

Vorwort

Die BASICS-Reihe ist für die Darstellung der Grundlagen des vorzustellenden Fachs bekannt. Große Standardwerke sollen nicht ersetzt werden, vielmehr möchte auch dieses BASICS den Leser zum Nachschlagen und Nachfragen motivieren.
Das Format ist in der mittlerweile 6. Auflage nun erstmals vollständig überarbeitet, um ein noch ansprechenderes Lernerlebnis zu bieten. Schematische Tabellen, Grafiken und Fotografien sollen dem Leser den Einstieg in die Urologie erleichtern und das Thema anschaulich und einprägsam gestalten. Der Inhalt spannt sich von den anatomischen Grundlagen, über spezielle Fälle wie der Urogenitaltuberkulose bis hin zu praxisnahen Fallbeispielen aus dem klinischen Alltag.
Bewährt hat sich die Anpassung und Aktualisierung des Inhalts an die Auswertung der IMPP-Fragen der letzten Jahre. Das Buch soll die Prüfungsinhalte verständlich, schnell erfassbar und vor allem vollständig darstellen und somit eine verlässliche Prüfungsvorbereitung sein.
„Nicht nur das Buch entwickelt sich mit der Zeit“: Das bis heute nahezu unveränderte Autorenteam steckte bei der 1. Auflage selbst als PJ-Studenten bzw. Assistenzärzte noch in den urologischen Kinderschuhen, mittlerweile ist daraus eine Gruppe aus erfahrenen Praxisinhabern und Chefärzten geworden, die stolz auf eine nunmehr über 15-jährige „BASICS Urologie“-Geschichte zurückblickt.

Danken möchten wir allen Mitarbeiterinnen und Mitarbeitern der vorangegangenen Auflagen und dem Elsevier-Verlag für die gute Betreuung.
Einen besonderen Dank möchten wir an Frau Dr. Nikola Schmidt richten, die uns seit den Anfängen begleitet. Ihre Geduld und Beharrlichkeit mit uns Autoren ist bewundernswert.
Zuletzt und mit ganzem Herzen bedanken wir uns bei den Patientinnen und Patienten, unseren größten Lehrmeistern, die uns mehr als jedes Buch zeigen, dass es sich lohnt, jeden Tag besser zu werden.

Ludwigshafen, Altmünster am Traunsee, Neustadt an der Weinstraße, im Sommer 2025
Christoph Hammes
Elmar Heinrich
Tobias Lingenfelder

Abkürzungsverzeichnis

A., Aa.	Arteria, Arteriae
AAST	American Association for the Surgery of Trauma
ACE	Angiotensinkonversionsenzym
ACTH	adrenocorticotropic hormone (Kortikotropin)
AFP	α-Fetoprotein
AMH	Anti-Müller-Hormon
ANV	akutes Nierenversagen
AUG	Ausscheidungsurogramm, -urografie
BCG	Bacille bilié Calmette-Guérin
BGA	Blutgasanalyse
BPH	benigne Prostatahyperplasie
BSG	Blutkörperchensenkungsgeschwindigkeit
BWK	Brustwirbelkörper
BZ	Blutzucker
Ca	Karzinom
CAPD	kontinuierliche ambulante Peritonealdialyse
CFU	Colony forming units
cGMP	zyklisches Guanosinmonophosphat
CNV	chronisches Nierenversagen
CRP	C-reaktives Protein
CT	Computertomogramm, -tomografie
DHT	Dihydrotestosteron
DIC	disseminierte intravasale Koagulopathie
DIVI	Deutsche Interdisziplinäre Vereinigung für Intensiv- und Notfallmedizin
DRU	digital-rektale Untersuchung
ED	erektile Dysfunktion
ELISA	Enzymimmunassay zur Bestimmung von Immunogenen und Antikörpern
EMB	Ethambutol
EMG	Elektromyogramm, -myografie
ESWL	extrakorporale Stoßwellenlithotripsie
FSH	follikelstimulierendes Hormon
FTA-ABS-Test	Fluoreszenz-Treponemata-Antikörper-Absorptionstest
GFR	glomeruläre Filtrationsrate
Gl., Gll.	Glandula, Glandulae
GMP	Guanosinmonophosphat
GnRH	Gonadotropin-Releasing-Hormon
HCG	humanes Choriongonadotropin
HIV	Human immunodeficiency virus
HLA	Humanleucocyte antigen
hPLAP	humane plazentare alkalische Phosphatase
HPV	humanes Papilloma-Virus
HSV	Herpes-simplex-Virus
HWI	Harnwegsinfektionen
IGCCCG	International Germ Cell Center Collaboration Group
ICR	Interkostalraum
ICS	International Continence Society
ICSI	intrazytoplasmatische Spermatozoeninjektion
IE	internationale Einheit
Ig	Immunglobulin
IGeL	individuelle Gesundheitsleistungen
IHH	idiopathischer hypogonadotroper Hypogonadismus
i. m.	intramuskulär
INH	Isoniazid
INR	International Normalized Ratio
IPSS	International Prostate Symptom Score
i. v.	intravenös
IVP	intravenöses Pyelogramm
KG	Körpergewicht
KM	Kontrastmittel
KTP-Laser	Kalium-Titanyl-Phosphat-Laser
LDH	Laktatdehydrogenase
LH	luteinisierendes Hormon
LHRH	luteinisierendes Hormon-Releasing-Hormon
Lig., Ligg.	Ligamentum, Ligamenta
LWK	Lendenwirbelkörper
M., Mm.	Musculus, Musculi
MAG_3	Mercaptoacetyltriglyzin
MCH	Mean corpuscular hemoglobin
MCU	Miktionszystourethrografie
MCV	Mean corpuscular volume
MESA	mikrochirurgische epididymale Spermatozoenaspiration
MHK	minimale Hemmkonzentration
MMC	Mitomycin
MMR	Mumps, Masern, Röteln
MRT	Magnetresonanztomogramm, -tomografie
MUSE	Medicated urethral system for erection
N., Nn.	Nervus, Nervi
NBKS	Nierenbeckenkelchsystem
Nd-YAG-Laser	Neodym-Yttrium-Aluminium-Granat-Laser
NIH	National Institute of Health
NO	Stickstoffmonoxid
NSAID	Nonsteroidal antiinflammatory drugs
NSAR	nicht-steroidales Antirheumatikum
OAT	Oligoasthenoteratospermie
OP	Operation
PAVK	periphere arterielle Verschlusskrankheit
PCN	perkutane Nephrostomie
PCNL	perkutane Nephrolithotomie
PCR	Polymerase-Ketten-Reaktion
PDE	Phosphodiesterase
PLNMP	Papillary neoplasm of low malignant potential
p. o.	per os
PSA	prostataspezifisches Antigen
PTT	Partial thromboplastin time
PZA	Pyrazinamid
RMP	Rifampicin
RPGN	rasch progrediente Glomerulonephritis
RR	Riva-Rocci
SIRS	systemisches inflammatorisches Response-Syndrom
SKAT	Schwellkörperautoinjektionstherapie
SM	Streptomycin
spp.	species pluralis
SSRI	Selective serotonin reuptake inhibitor
TDF	testisdeterminierender Faktor
TESE	testikuläre Spermatozoenextraktion
TNM(S)	Tumor, Nodulus, Metastase (Serum Tumor Marker)
TOT	Transobturator tape
TPHA-Test	Treponema-pallidum-Hämagglutinationstest
TRUS	transrektaler Ultraschall
TUMT	transurethrale mikrowelleninduzierte Thermotherapie
TUR (-B; -P)	transurethrale Resektion (Blase; Prostata)
TUVP	transurethrale Vaporisation der Prostata
TVT	Tension-free vaginal tape
URS	Ureterorenoskopie
V., Vv.	Vena, Venae
VDRL	Veneral disease research laboratory
ZNS	zentrales Nervensystem
ZVD	zentraler Venendruck

Inhaltsverzeichnis

Allgemeiner Teil

GRUNDLAGEN

DIAGNOSTIK UND THERAPIE

Spezieller Teil

FEHLBILDUNGEN

STÖRUNGEN DER HARNENTLEERUNG

SCHMERZEN

HÄMATURIE SCHMERZLOS/SCHMERZHAFT

WEITERE TUMOREN DES MANNES

NEBENNIERE

VENERISCHE INFEKTIONEN

GESCHLECHTSSPEZIFISCHE UROLOGISCHE ERKRANKUNGEN

SPEZIELLE THEMEN

Fallbeispiele

Anhang

Allgemeiner Teil

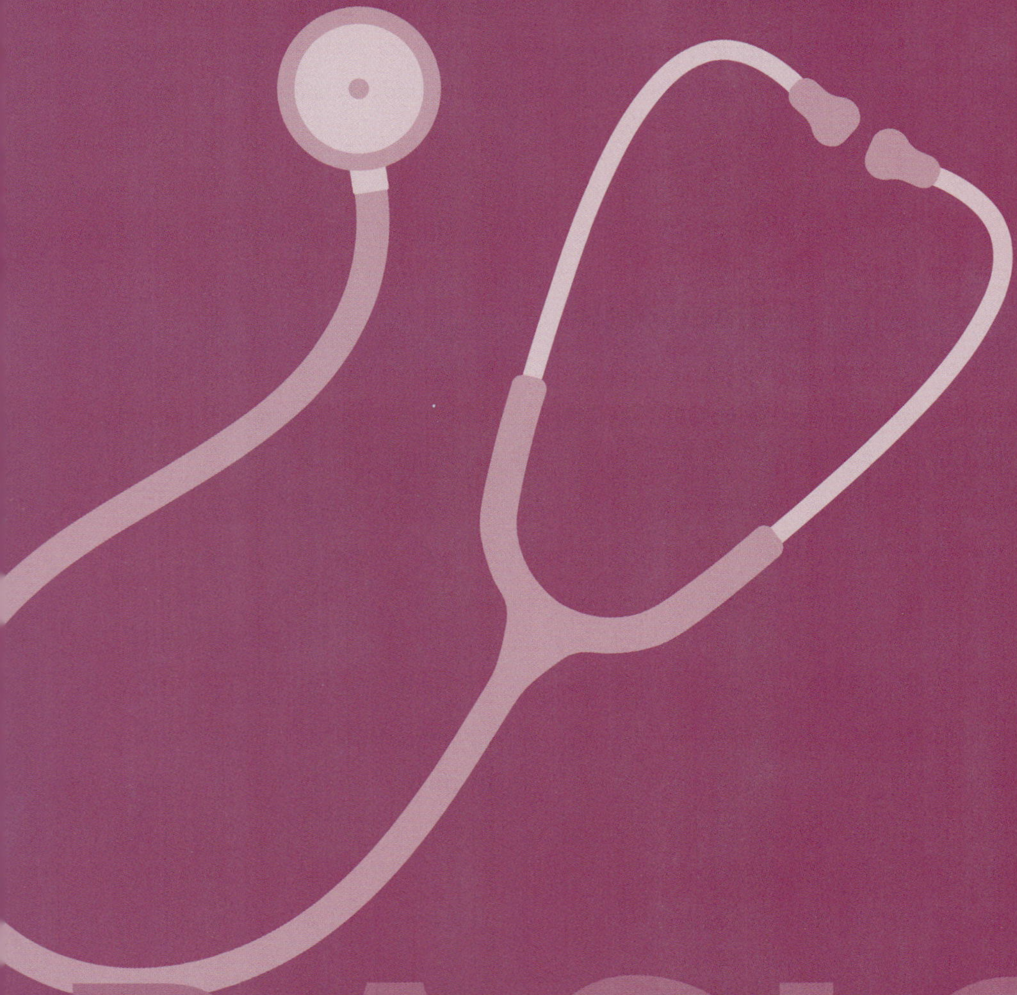

BASICS

Grundlagen

Diagnostik und Therapie

1 Die Entwicklung des männlichen Geschlechts

Die Sexualdifferenzierung ist ein komplexer Vorgang. Den Schlüssel stellt das Y-Chromosom dar, auf dem der testisdeterminierende Faktor (TDF) lokalisiert ist: Ist er vorhanden, wird die männliche Entwicklung induziert, wenn nicht, die weibliche (→ Abb. 1.1).

Hodenentwicklung

In Anwesenheit des TDF entwickeln sich die primären Keimstränge weiter und bilden die Hodenstränge. Im 4. Embryonalmonat bestehen die Hodenstränge aus Spermatogonien und Stützzellen (Sertoli-Zellen). Aus dem Mesenchym der Gonadenleiste entwickeln sich die Zwischenzellen (Leydig-Zellen). Diese liegen zwischen den Hodensträngen und produzieren ab der 8. Schwangerschaftswoche Testosteron, das wiederum die geschlechtsspezifische Differenzierung der äußeren Genitalien induziert. Die bis zur Pubertät kompakten Hodenstränge bekommen dann ein Lumen und werden zu Tubuli semiferi (Samenkanälchen). Diese münden in Kanälchen des Rete testis, die wiederum in den aus den zurückgebliebenen Ausscheidungskanälchen der Urniere gebildeten Ductuli efferentes enden und so die Verbindung zum Ductus deferens, der sich aus dem Urnierengang (Wolff-Gang) bildet, herstellen.

Descensus testis

Der Hoden entsteht im Bauchraum extraperitoneal in Höhe der oberen Lendenwirbel im Bereich der Nierenanlage. Die Steuerung der Absenkung ist ein multifaktorielles Geschehen im Zusammenspiel von Androgenen, dem Anti-Müller-Hormon (AMH), dem Insulin-like-Hormon 3 sowie dem steigenden intraabdominellen Druck. Bis zum 7. Entwicklungsmonat bleiben die Hoden retroperitoneal und gelangen bis zum Inguinalkanal; danach wandern sie durch den Leistenring in die Skrotalwülste. Die in die Skrotalwülste hineinreichende Aussackung des Zöloms heißt **Processus vaginalis peritonei.** Er wird von den Muskel- und Faszienschichten der Leibeswand bis in die Skrotalwülste hinein begleitet. Physiologisch obliteriert der Processus vaginalis peritonaei zum Zeitpunkt der Geburt.

Angeborene Leistenhernie

Eine fehlende Obliteration des Processus vaginalis peritonaei dient als Bruchpforte in das Skrotum. Bei unvollständiger Obliteration können sich Hydrozelen bilden.

Kryptorchismus

Ein Kryptorchismus entsteht aufgrund eines unvollständigen Descensus ein- oder beidseitig, die Lage ist dabei oberhalb des Leistenrings. Dies kann ein Hinweis auf eine hormonelle Störung sein. Beide Hoden müssen bis zum Ende des 1. Lebensjahrs im Skrotum sein. Die Therapie sollte spätestens mit dem 6. Lebensmonat beginnen. Empfohlen wird derzeit die primäre operative Therapie durch eine Funikulolyse und Orchidopexie, da sich die Hormontherapie als wenig erfolgreich und potenziell fertilitätsschädigend erwiesen hat.

Männliche Genitalwege

Die im Fetus zirkulierenden Hormone bestimmen die geschlechtsspezifische Differenzierung der Genitalgänge (→ Abb. 1.2). In männlichen Feten wird von den Sertoli-Zellen das Anti-Müller-Hormon (AMH) gebildet, das die Rückbildung der Müller-Gänge bewirkt. Testosteron aus den Leydig-Zellen bewirkt die Virilisierung der Urnierengänge und moduliert die Differenzierung der männlichen äußeren Genitalien. Im weiblichen Fetus bilden sich die Urnierengänge zurück und die Müller-Gänge entwickeln sich zu Uterus und Tuben.

Äußeres Genitale

Die Entwicklung der äußeren Genitalien geht von den Kloakenfalten aus. Die beiden Falten der Kloakenmembran vereinigen sich und bilden den Genitalhöcker (Phallus). Durch den Einfluss von Androgenen entwickelt sich das männliche Genitale, wobei hier die Verlängerung des Genitalhöckers zum Penis im Vordergrund steht. Die Urethralfalten bilden die spätere Urethra. Der distale Anteil der Urethra stammt aus dem Ektoderm und wächst ab dem 4. Schwangerschaftsmonat nach innen zum Urethrallumen. Die im indifferenten Stadium gebildeten Genitalwülste bilden später das Skrotum.

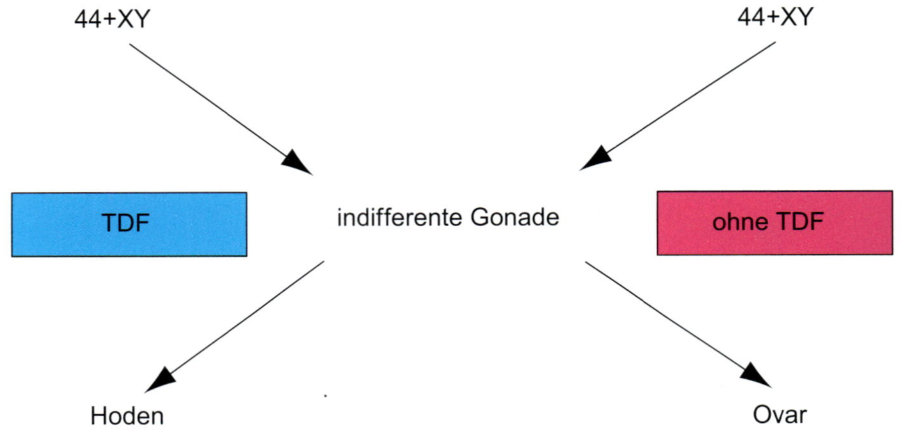

Abb. 1.1 Geschlechtsdetermination der Gonade [M531]

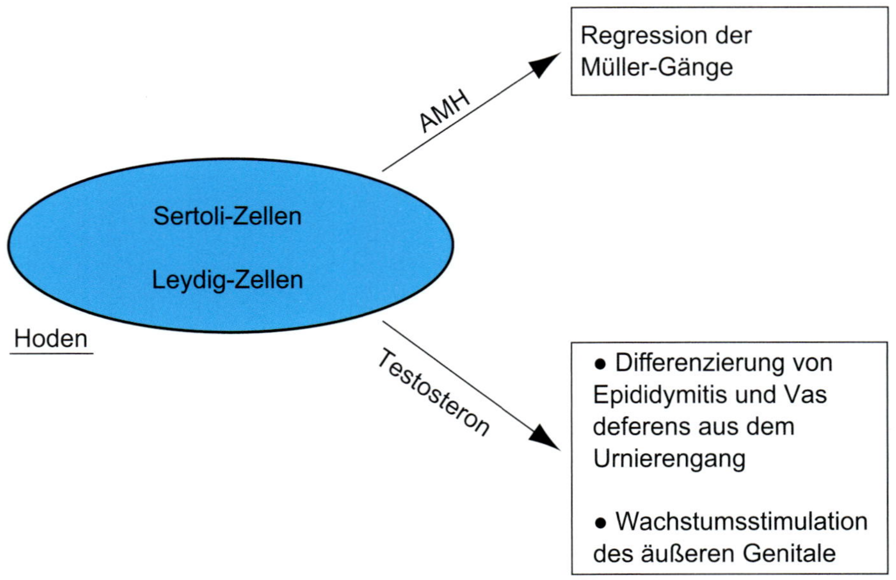

Abb. 1.2 Hormoneinfluss auf die Geschlechtsdifferenzierung [M531]

Entwicklungsanomalien

Mögliche Lageanomalien des Hodens sind in → Abb. 1.3 dargestellt.

- **Hypospadie:** Unvollständige Verschmelzung der Urethralfalten; dadurch können abnorme Öffnungen an der ventralen Penisseite entstehen.
- **Epispadie:** Der Genitalhöcker hat sich nicht am vorderen Rand der Kloakenmembran gebildet, sodass der Sinus urogenitalis auf der kranialen Seite der Penisanlage mündet. Die Urethra mündet bei dieser Fehlbildung an der dorsalen Penisseite.
- **Blasenektopie:** Die Blasenektopie tritt oft in Kombination mit einer Epispadie auf. Dabei wölbt sich die Hinterwand der Harnblase durch einen Bauchdeckendefekt an der vorderen Blasenwand nach außen vor.
- **Mikropenis:** Dabei handelt es sich um eine insuffiziente Wachstumsstimulation der Genitalien durch Androgene.
- **Harnröhrenklappen:** Schleimhautfalten oder Schleimhautsegel, welche in der Embryonalentwicklung der Harnröhre isoliert bei Jungen auftreten. Diese können zu einer unterschiedlich ausgeprägten Einengung des Harnröhrenlumens führen. Abhängig vom Ausprägungsgrad der Stenose resultiert eine Schädigung der darüber gelegenen Harnwegsorgane (Harnröhrenerweiterung, Restharnbildung, Divertikelbildung, Harnblasentrabekulierung, Harnverhalt, vesikoureteraler Reflux, Nierenbeckenektasie). Im Säuglingsalter können rezidivierende Harnwegsinfekte, Restharnbildung und persistierende Enuresis typische Symptome für obstruierende Harnklappen sein. Zur Diagnostik kommen neben der Sonografie und der Zystoskopie auch Röntgenuntersuchungen wie ein retrogrades Urethrogramm und die Miktionszystourethrografie zum Einsatz. Therapie der Wahl ist eine endoskopische Urethrotomie mittels Messer oder Laser.

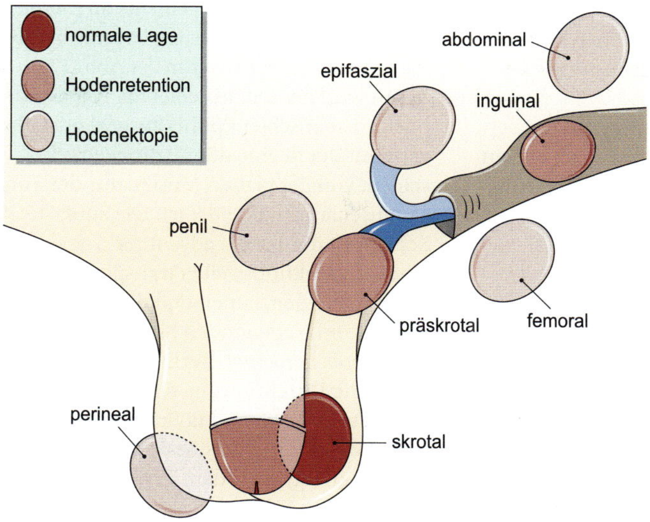

Abb. 1.3 Lageanomalien des Hodens [L141]

Zusammenfassung

- Der testisdeterminierende Faktor auf dem Y-Chromosom ist der Schlüssel zur männlichen Entwicklung.
- Aus den primären Keimsträngen entwickeln sich die Hodenstränge.
- Testosteron aus den Leydig-Zellen induziert die Differenzierung der äußeren Genitalien.
- Die Hoden senken sich aus ihrer extraperitonealen Lage in Höhe der Urnieren bis zur Geburt über den Leistenkanal in das Skrotum.

2 Struktur und Funktion des männlichen Geschlechts

Entwicklungsgeschichtlich und topografisch wird das männliche Geschlechtssystem in innere und äußere Geschlechtsorgane eingeteilt (→ Abb. 2.1).

- **Innere Geschlechtsorgane:** Hoden, Nebenhoden, Samenleiter, Prostata, Samenblasen, Cowper-Drüsen (Gll. bulbourethrales)
- **Äußere Geschlechtsorgane:** Penis, Skrotum, Hodenhüllen

Hoden, Nebenhoden, Samenleiter, Samenbläschen

Die **Hoden** (→ Abb. 2.2) sind die männlichen Keimdrüsen; in ihnen werden die Spermien gebildet. Sie liegen außerhalb der Köperhöhle im Skrotum. Die Hoden sind beim Erwachsenen ca. 4 × 5 × 3 cm groß, prall-elastisch und von einer Bindegewebskapsel der Tunica albuginea umschlossen. Septen der Tunica albuginea ziehen in das Innere des Hodens und unterteilen das Parenchym in konische Läppchen. In diesen Läppchen liegen die Tubuli semiferi contorti. Über Tubuli seminiferi recti münden diese im Rete testis, das über die Ductuli efferentes testis zum Nebenhodengang (Ductus epididymitis) Verbindung hat.

In den **Samenkanälchen** der Hoden findet die Bildung der Samenzellen statt. Der Bildungsprozess läuft in ca. 74 Tagen ab. Der Reifungs- und Transportprozess über den **Nebenhoden** dauert ca. 8–14 Tage. Der Nebenhoden dient zusätzlich als Speicherort für reife Samenzellen.

Der **Samenleiter (Ductus deferens)**setzt sich aus dem Nebenhoden fort und ist ca. 40 cm lang. Er mündet gemeinsam mit der Samenblase im Ductus ejaculatorius in die Pars prostatica der Urethra (→ Abb. 2.1). Innen wird der Ductus deferens von einem hochprismatischen Epithel ausgekleidet, das getrennt durch eine dünne Bindegewebsschicht von der glatten Muskulatur der Tunica muscularis umkleidet ist. Die äußerste Schicht ist die Tunica adventitia.

Über Kontraktionswellen transportiert der Samenleiter den Samen und die Samenflüssigkeit vom Nebenhoden bis zur Urethra. Zum Erreichen einer Sterilität wird in der Praxis die Durchführung einer **Vasektomie** angeboten. Diese wird üblicherweise ambulant in einer Lokalanästhesie durchgeführt. Hierbei erfolgt nach dem Tasten des Ductus deferens eine Schnittinzision der Skrotalhaut. Der Ductus deferens kann nun freipräpariert werden. Anschließend wird beidseits ein ca. 1 cm langes Stück des Ductus deferens entfernt und die Gefäßenden werden ligiert bzw. koaguliert. Im Verlauf (nach ca. 6–8 Wochen) muss die Sterilität durch zwei Ejakulatuntersuchungen mit Nachweis einer Azoospermie bestätigt werden.

Soll nach erfolgter Vasektomie wieder eine Fertilität erreicht werden, kann dies durch eine **Vasovasostomie** versucht werden. Hierbei werden die durchtrennten Stücke des Ductus deferens auf beiden Seiten in mikrochirurgischer Technik wieder anastomosiert. Eine erfolgreiche Refertilisierung nach Vasovasostomie ist nicht gewiss und liegt bei ca. 70–90% Wahrscheinlichkeit.

Der **Samenstrang (Funiculus spermaticus)** reicht vom Nebenhoden bis zum inneren Leistenring und beinhaltet den Ductus deferens und seine begleitenden Leitungsbahnen (A. und V. testicularis, A. ductus deferentis, Plexus pampiniformis, vegetative Nerven und den R. genitalis des N. genitofemoralis). Umhüllt wird er durch die Fascia spermatica interna und den M. cremaster.

An der Rückseite der Blase, lateral der Mündung des Ductus deferens, liegen die ca. 5 cm großen paarigen **Samenbläschen (Glandulae vesiculosae).** Ihr Ausführungsgang mündet gemeinsam mit dem Ductus deferens in den Ductus ejaculatorius. Der Aufbau ist ähnlich dem Ductus deferens mit einem einschichtigen Epithel und einer muskulären Wand. Über das gefältelte Schleimhautrelief wird ein fruktosehaltiges Sekret zur Ernährung der Samenzellen abgegeben.

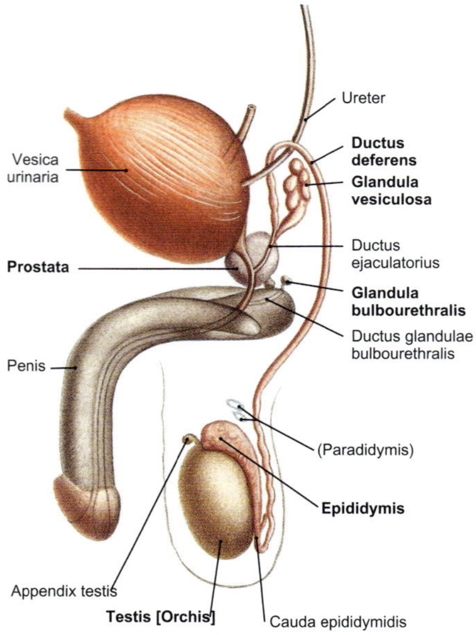

Abb. 2.1 Schema männliche Geschlechtsorgane [S700-L301]

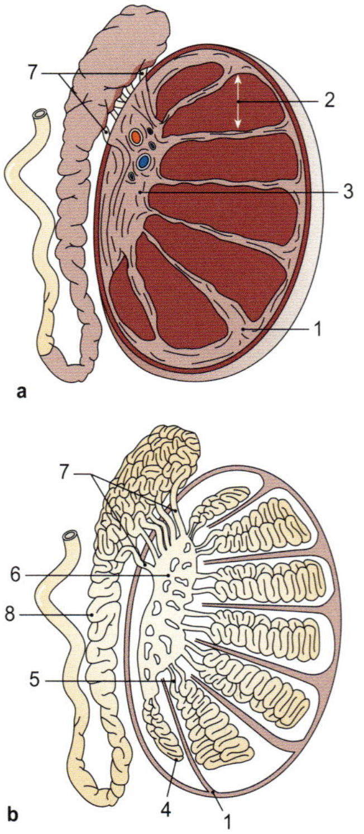

Abb. 2.2 a) Schnitt durch den Hoden, Nebenhoden intakt; b) Kanälchen von Hoden und Nebenhoden. 1 Septula testis aus der Tunica albuginea, 2 Lobuli testis, 3 Mediastinum testis, 4 Tubuli seminiferi contorti, 5 Tubuli seminiferi recti, 6 Rete testis, 7 Ductuli efferentes testis, 8 Ductulus efferens. [L141]

Prostata

Die Prostata liegt unterhalb der Blase und ist mit dieser über die Basis prostatae verwachsen. Makroskopisch teilt sich die Prostata in einen rechten und einen linken Lappen, den Isthmus und einen Mittellappen. Der Apex prostatae liegt dem Beckenboden auf. Die Facies anterior ist der Rückseite der Symphyse zugewandt, während die Facies posterior zur Vorderfläche des Rektums gerichtet ist.

Die Prostata ist eine exokrine Drüse und besteht aus ca. 40 tubuloalveolären Einzeldrüsen, die gemeinsam mit dem Ductus ejaculatorius in der prostatischen Harnröhre enden. Umhüllt wird die Prostata von einer bindegewebigen Kapsel. Die Einzeldrüsen sind von einem fibromuskulären Stroma umgeben. Die Drüsen bestehen aus zwei- bis mehrreihigem hochprismatischem Epithel. Das dünnflüssige, saure (pH 6,4) Sekret der Prostata macht etwa 15–30% der Samenflüssigkeit aus.

Klinisch wird die Prostata in drei Zonen eingeteilt (→ Abb. 2.3): die periurethral gelegene Transitionalzone, die zentrale Zone, welche die Transitionalzone umschließt, sowie die periphere Zone, die den größten Volumenanteil einnimmt.

Die gutartige Prostatavergrößerung geht vorwiegend von der zentralen Zone aus. Das Prostatakarzinom entsteht am häufigsten in der peripheren Zone.

Penis, Harnröhre

Der Penis besteht aus dem Schwellkörper der Harnsamenröhre **(Corpus spongiosum penis)** und dem zweikämmerigen Penisschwellkörper **(Corpus cavernosum penis)**.Die Peniswurzel **(Radix penis)** ist am Os pubis sowie am Damm befestigt. Der frei bewegliche Penisschaft **(Corpus penis)** weist eine obere Fläche **(Dorsum penis)** sowie eine Unterseite **(Facies urethralis)** auf.
Die Eichel **(Glans penis)** stülpt sich über das Ende des Corpus cavernosum. An ihrer Spitze endet die Harnröhre am **Ostium urethrae externum.** Die **Corona glandis** stellt die Basis der Glans dar und trennt diese vom Penisschaft. Die Glans wird durch eine Hautduplikatur, der Vorhaut **(Präputium penis),** umschlossen und ist über das **Frenulum praeputii**an der ventralen Seite mit dem Penisschaft verbunden.
Die arterielle Blutversorgung des Penis verläuft über die A. dorsalis penis, die A. profunda penis und die A. bulbi penis. Die Schwellkörper werden über Aa. helicinae aus der A. profunda penis versorgt. Der venöse Abstrom läuft über die Vv. dorsalis, superficialis und profunda penis, welche im Plexus prostaticus und vesicalis enden. Die sensible Innervation erfolgt über einen Ast des N. pudendus, vegetative Fasern (Nn. erigentes) stammen aus dem Plexus hypogastricus inferior.
Die Erektion wird über sexuelle Stimuli, die über die vegetativen Zentren des ZNS verarbeitet werden, hervorgerufen. Der arterielle Zustrom in die Schwellkörper über die Aa. helicinae wird erhöht; zugleich wird der venöse Abfluss gedrosselt. Auf spinaler Ebene (L2/3) wird die Orgasmusphase mit Emission und Ejakulation induziert.
Die männliche **Harnröhre (Urethra)** beginnt mit dem Ostium urethrae internum in der Blase, verläuft mit ihrer Pars prostatica durch die Prostata, wo sie den Colliculus seminalis bildet (Mündung der Ductuli ejaculatorii). Die Pars intermedia beginnt unterhalb der Prostata und verläuft durch das Diaphragma urogenitale; sie stellt den engsten Teil der Harnröhre dar. Die Pars spongiosa stellt den längsten Teil dar, kurz vor der Mündung am Ostium urethrae externum erweitert sie sich leicht zur Fossa navicularis (→ Abb. 2.4).
Die Urethra hat also drei Engen: Ostium urethrae internum, Pars intermedia und Ostium urethrae externum.

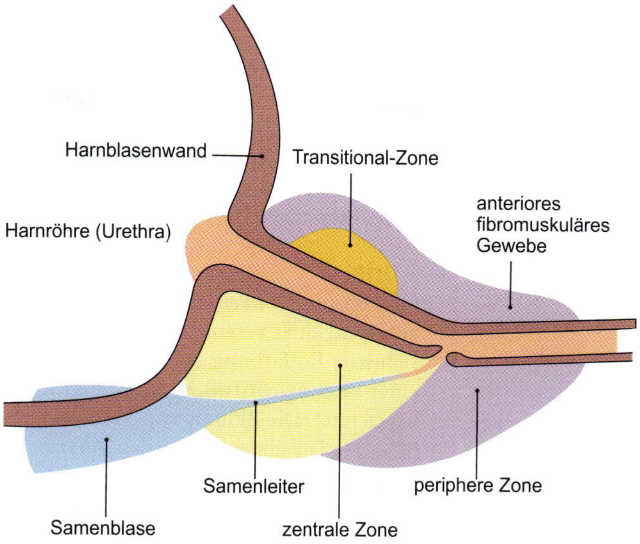

Abb. 2.3 Klinische Prostatazonen [L141/T439]

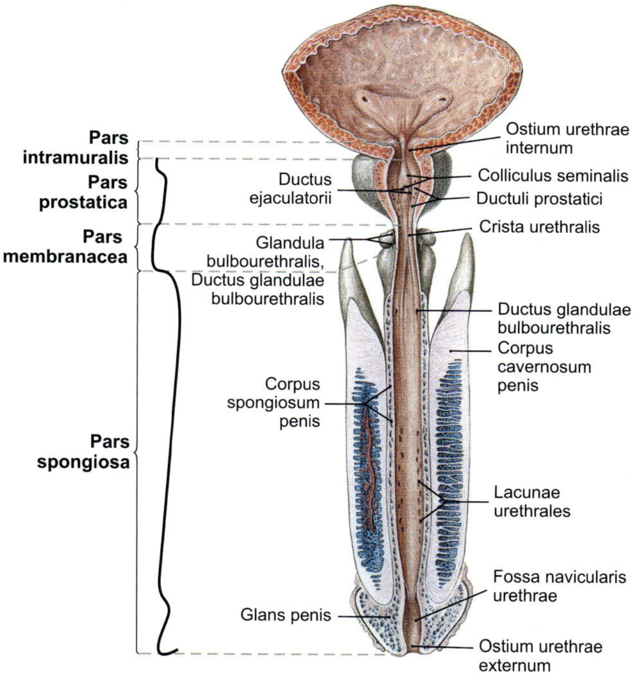

Abb. 2.4 Männliche Harnröhre mit schematischer Darstellung der Weiten und Engen [S700]

Zusammenfassung

- Innere Geschlechtsorgane: Hoden, Nebenhoden, Samenleiter, Prostata, Samenblasen, Cowper-Drüsen.
- Äußere Geschlechtsorgane: Penis, Skrotum, Hodenhüllen.
- Die Hoden sind die männlichen Keimdrüsen; in ihnen werden die Spermien gebildet.
- Reifungs- und Transportprozesse werden von Nebenhoden, Samenleiter (im Samenstrang), Samenbläschen und der Prostata übernommen.
- Der Penis besteht aus der Harnsamenröhre, dem Corpus spongiosum penis und dem Corpora cavernosa penis sowie der Glans penis.
- Die Urethra hat drei Engen: Ostium urethrae internum, Pars intermedia und Ostium urethrae externum.

Urologische Anamnese

Da im medizinischen Alltag immer weniger Zeit für den einzelnen Patienten bleibt, muss man als Mediziner die Anamnese in kurzer Zeit so effizient wie möglich gestalten, ohne dass der Patient sich dabei übergangen oder nicht ernst genommen fühlt.
Gerade in dem Fachgebiet Urologie gibt es viele Symptome und Krankheitsbilder, die dem Patienten peinlich sind und es kostet ihn daher viel Überwindung, sich dem Arzt anzuvertrauen. Man sollte den Patienten daher einfühlsam, jedoch direkt auf seine Problematik ansprechen.

Anamnese in fünf Schritten

1 Alter und Beruf des Patienten

Das Alter kann einem die Richtung vorgeben, an welche Krankheiten man bevorzugt zu denken hat:

- **Säuglinge und Kinder:** Hodentorsion, Hodenhochstand, Phimose, Wilms-Tumor
- **Erwachsene (zwischen 20 und 50 Jahren):** Hodentumor
- **Erwachsene (ab 50 Jahre):** benigne Prostatahyperplasie, Prostatakarzinom, Blasentumor, Nierentumor

Der Beruf kann entscheidend sein, da z. B. ein Arbeiter, der seit 40 Jahren in der Farbindustrie arbeitet, Nitrosaminen exponiert sein kann, die das Risiko, an einem Harnblasenkarzinom zu erkranken, erhöhen.

2 Grund des Arztbesuchs

Der Grund der Überweisung zum Facharzt ist oft eine Verdachtsdiagnose, da dem zuweisenden Arzt häufig nicht alle notwendigen diagnostischen Maßnahmen bzw. der zeitliche Rahmen zur Verfügung stehen. Daher sollte man sich immer ein **eigenes Bild** von seinem Patienten machen, um zu vermeiden, dass man etwas Wichtiges übersieht. Auch nicht-urologischen Symptomen sollte man Beachtung schenken, da z. B. chronische Rückenschmerzen ein erstes Symptom von Wirbelsäulenmetastasen eines Prostatakarzinoms sein können, oder um den Patienten ggf. an einen Kollegen zu überweisen, um die Beschwerden abzuklären.

3 Dauer der Beschwerden

Es ist sehr vordringlich zu wissen, ob es sich bei den Beschwerden um ein akutes, erst kürzlich auftretendes Geschehen handelt, das eine sofortige Behandlung benötigt, oder ob das Problem schon seit Längerem besteht.

4 Miktion

Wie häufig muss der Patient zur Toilette (Pollakisurie, häufig bei Prostatahyperplasie)? Muss der Patient nachts zur Toilette (Nykturie, z. B. Herzinsuffizienz)? Ist die Miktion schmerzhaft (Algurie, Dysurie z. B. bei Harnwegsinfekt)? Ist der Strahl kräftig oder abgeschwächt (wird z. B. durch Harnröhrenstrikturen verursacht)? Besteht Nachtröpfeln? Gefühl der nicht vollständig entleerten Blase?

5 Urin

Oft konsultieren Patienten den Urologen aufgrund einer veränderten Harnfarbe. Eine sichtbare Rotfärbung des Urins aufgrund einer Blutung wird als **Makrohämaturie** bezeichnet. Die Blutungsquelle muss in jedem Fall abgeklärt werden. Jedoch können Lebensmittel (z. B. Rote Bete) oder Medikamente (z. B. phenolphthaleinhaltige Laxanzien) den Urin rot färben.

Körperliche Untersuchung

Während der körperlichen Untersuchung sollte man das Gesicht des Patienten nicht aus den Augen verlieren, um Schmerzen in der Mimik zu deuten, die der Patient u. U. aus Gründen der Scham nicht verbal äußert.

Nieren

Die Nieren lassen sich beim Gesunden in aller Regel nicht tasten. Vorwölbung, Rötung der Haut und Schmerzhaftigkeit sprechen für einen entzündlichen oder tumorverdächtigen Prozess.

Harnleiter

Die beiden Harnleiter werden ihrem Verlauf nach tief palpiert. Bei einer Urolithiasis oder einem Harnstau lässt sich evtl. durch die Schmerzangabe des Patienten die Höhe der Obstruktion lokalisieren.

Blase

Ist das untere Abdomen stark kugelförmig vorgewölbt, kann dies für einen Harnverhalt sprechen. Die Blase ist beim gesunden Patienten nicht tastbar.

Äußeres Genitale

- **Penis:** Ist die Vorhaut problemlos zurückzuschieben? Ist die Schleimhaut der Glans unauffällig?
- **Urethra:** Besteht Ausfluss? Sind Indurationen oder Meatusveränderungen erkennbar?
- **Skrotum:** Ist die Haut gerötet oder besteht ein Ödem? Sind Varikozelen, Hydrozelen oder Spermatozelen tastbar?
- **Hoden:** Der Hoden wird mit beiden Händen untersucht. Es ist auf Größe, Lage, Konsistenz, Abgrenzbarkeit der Nebenhoden und Schmerzempfindlichkeit zu achten.

Prostata

Bei der digital-rektalen Untersuchung der Prostata kann der geübte Untersucher Größe, Konsistenz und Druckempfindlichkeit beurteilen. Das normale Volumen beträgt 20–25 ml. Fühlt sich die Prostata hart an, kann dies ein erster Hinweis auf ein Prostatakarzinom sein. Druckempfindlichkeit der Prostata spricht am ehesten für eine Prostatitis. Ist Blut am Fingerling, ist an Hämorrhoiden, Rektumkarzinom, Polypen, Morbus Crohn oder Colitis ulcerosa zu denken.

Bakteriologische und klinisch-chemische Untersuchungen

Neben der ausführlichen Anamnese und der körperlichen Untersuchung existieren weitere urologische Untersuchungsverfahren, die für die Diagnosefindung essenziell sind. Die wichtigsten und häufigsten Untersuchungen sollen im Folgenden kurz erläutert werden:

Urinlabor

Ein häufig angewandtes Verfahren ist die Urinuntersuchung mittels eines Urinteststreifens, des **Urin-Stix** (→ Abb. 3.1). Dabei werden entweder der Mittelstrahlurin, der durch Katheterismus gewonnene Urin oder auch Punktionsurin verwendet. Man bringt einige Tropfen Urin auf einen speziellen Teststreifen auf oder taucht den Teststreifen kurz in den Urin. Nach kurzer Einwirkdauer lassen sich durch Vergleich der Verfärbungen der Testfelder anhand einer Farbtabelle die Ergebnisse ablesen. Üblicherweise befinden sich auf den Teststreifen Felder zur Erkennung einer (Mikro-)Hämaturie, Leukozyturie, Glukosurie und Proteinurie. Darüber hinaus zeigt ein Testfeld den pH-Wert des Urins und ein weiteres nitratreduktasehaltige Bakterien (Nitritnachweis) an. Bei einem spezifischen Uringewicht > 1.020 g/l oder verfärbtem Urin sind falsch positive und falsch negative Ergebnisse häufig.
Zur speziellen Untersuchung von dysmorphen Erythrozyten, Zylindern oder Kristallen im Urin eignet sich die **mikroskopischeUntersuchung.** Hierfür benötigt man Urinsediment, das zuvor zentrifugiert wurde. Der Sedimenttropfen wird auf einen Objektträger gebracht, mit einem Deckglas bedeckt und unter dem Mikroskop bei einer 400-fachen Vergrößerung beurteilt. Da bei der Teststreifenuntersuchung mehr Parameter beurteilt werden können und der

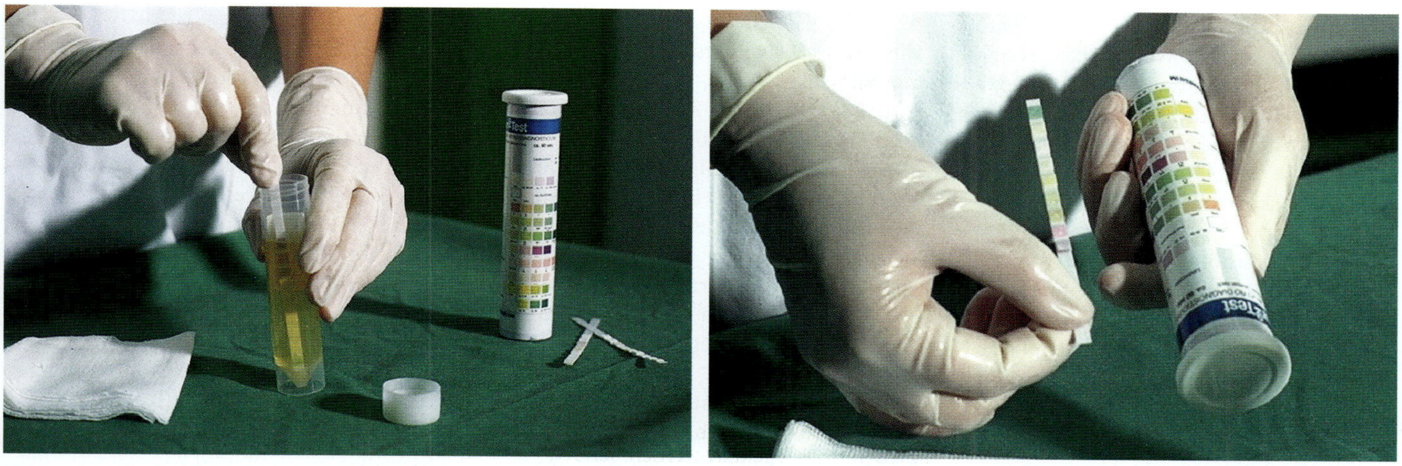

Abb. 3.1 Arbeiten mit dem Urinteststreifen: Erst den Streifen kurz in den Urin eintauchen, überschüssigen Urin abstreifen und dann nach der vom Hersteller vorgegebenen Wartezeit die Testfelder mit der Farbskala auf dem Behälter vergleichen. [K183]

Zeitaufwand deutlich geringer ist, ist sie im Screeningverfahren der mikroskopischen Untersuchung überlegen.

Liegt der Verdacht auf einen Harnwegsinfekt vor, sollte eine **Urikultur** (Uricult®) angelegt werden (→ Abb. 3.2). Es handelt sich dabei um gebrauchsfertige Eintauchmedien, die mit einem Nähragar beschichtet sind. Der Urin sollte möglichst schnell verarbeitet werden, da sich nach längerer Standzeit Keime, die beim Mittelstrahlurin vorkommen, stark vermehren und in der Urinkultur zu falsch hohen Keimzahlen führen. Urin, der nicht sofort verarbeitet werden kann, sollte daher in einem Kühlschrank bei 4 °C gelagert werden!

Die Urinkultur wird nach dem Eintauchen in den Urin für ca. 3 Tage in einem Inkubator bebrütet und mithilfe einer vom Hersteller mitgelieferten Vergleichstabelle ausgewertet. Die Zahl der Bakterienbesiedlung wird als **Kass-Zahl** bezeichnet und trägt die Einheit Kolonien/ml Harn oder CFU/ml (= Colony forming units). Bei einer Keimzahl von $\geq 10^5$ CFU/ml liegt bei Mittelstrahlurin eine sog. **Bakteriurie** vor und ein Harnwegsinfekt ist wahrscheinlich. Bei gleichzeitiger Leukozyturie ist die Diagnose Harnwegsinfekt als gesichert anzusehen.

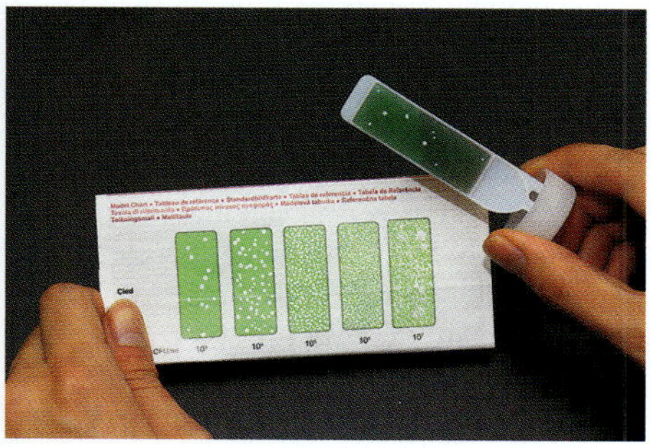

Abb. 3.2 Eintauchkultur (Uricult®). Die ungefähre Keimzahl wird durch Vergleich mit der vom Hersteller gelieferten Tabelle bestimmt. Hier ist die Keimzahl < 1.000/ml. [O910]

Essenziell bei einer geplanten antibiotischen Therapie ist die Anfertigung einer Resistenzbestimmung. Dabei wird die Wirkung (minimale Hemmkonzentration = MHK) gängiger Antibiotika entweder durch einen Agardiffusionstest oder einen Reihenverdünnungstest bestimmt, sodass eine begonnene kalkulierte Antibiotikatherapie evaluiert und ggf. angepasst werden kann.

Bei Verdacht auf eine Hormonerkrankung oder eine rezidivierende Nephrolithiasis oder zur Bestimmung der Kreatininclearance und Quantifizierung einer Proteinurie wird eine 24-h-**Sammelurinuntersuchung**durchgeführt.

Blutlabor

Die Laboruntersuchung des Patientenblutes ist ein wesentlicher und notwendiger Bestandteil in der Früherkennung, der Diagnose, Therapie und Verlaufsbeurteilung bei urologischen Erkrankungen. Beim Routinelabor werden üblicherweise folgende Werte untersucht:

- Kleines Blutbild (Erythrozyten, Leukozyten, Hämoglobin, Hämatokrit, MCV, MCH, Thrombozyten, Retikulozyten)
- Elektrolyte (v. a. Natrium + Kalium)
- Gerinnung (Quick/INR, PTT, evtl. Thrombozytenfunktionstest PFA 100)
- Entzündungsparameter (C-reaktives Protein, Procalcitonin)
- Nierenfunktionsparameter (Kreatinin, Harnstoff, β_2-Mikroglobulin + Berechnung der Kreatininclearance)

Für die urologische Tumordiagnostik relevante Laborparameter sind:

Prostataspezifisches Antigen (PSA)

Beim PSA-Wert handelt es sich um ein diagnostisches Zusatzmittel zur Identifizierung von Prostatakarzinomen und um den Tumormarker zur Verlaufskontrolle bei der Prostatakarzinomtherapie. In Deutschland zählt die PSA-Untersuchung im Rahmen der Tumorvorsorgeuntersuchung zu den individuellen Gesundheitsleistungen (IGeL), deren Kosten vom Patienten selbst entrichtet werden müssen. Der PSA-Referenzbereich liegt, abhängig vom Test, bei < 3–4 ng/ml. Erhöhte PSA-Werte finden sich

- bei einem Prostatakarzinom,
- bei entzündlichen Prozessen (z. B. Prostatitis und Zystitis),
- nach mechanischer Manipulation der Prostata (z. B. Rad fahren oder digital-rektale Untersuchung) und auch
- bei der benignen Vergrößerung der Prostata, dem Prostata-Adenom.

Als Anhaltswert zur Beurteilung der Tumormasse gilt: Pro Gramm adenomatöses Prostatagewebe erhöht sich der PSA-Wert um ca. 0,3 ng/ml, pro Gramm malignem Tumorgewebe erhöht sich der PSA-Wert um ca. 3 ng/ml. Wichtige klinische Beurteilungskriterien sind die PSA-Anstiegsgeschwindigkeit und -Verdopplungszeit sowie die PSA-Dichte.

Blutentnahme zur PSA-Bestimmung immer vor digital-rektaler Untersuchung (DRU) oder transrektaler Ultraschalluntersuchung (TRUS)!

AFP, HCG, LDH, hPLAP

Eine Bestimmung der Werte α-Fetoprotein (AFP), humanes Choriongonadotropin (HCG), Laktatdehydrogenase (LDH) und (fakultativ) humane plazentare alkalischer Phosphatase (hPLAP) wird zur Diagnostik und Verlaufskontrolle bei Hodentumoren durchgeführt.

- Eine **AFP-Erhöhung** spricht für einen Keimzelltumor des Hodens. Weitere Erkrankungen, die zu einer AFP-Erhöhung führen können, sind das hepatozelluläre Karzinom, embryonale Tumoren des Ovars und extragonadale Keimzelltumore. Bei bestehender Schwangerschaft sind erhöhte AFP-Werte physiologisch. AFP hat eine Halbwertszeit von 5 Tagen, sodass nach einer Entfernung der gesamten Tumormasse postoperativ nach 5 Tagen ein AFP-Abfall zu verzeichnen ist. Bei inadäquatem Abfall, Persistieren oder Anstieg des Werts ist von einem Residualtumor, einer Metastasierung oder einem Tumorrezidiv auszugehen.

Eine AFP-Erhöhung schließt ein reines Seminom, ein reifes Teratom oder ein reines Chorionkarzinom aus, da diese Tumoren AFP-negativ sind!

- Die **HCG-Erhöhung** findet sich bei Keimzelltumoren des Hodens, des Ovars und bei einer Schwangerschaft. Im Fall des Chorionkarzinoms korreliert die Tumormasse annähernd linear mit der HCG-Konzentration.
- Obwohl die **LDH** ein relativ unspezifischer Tumormarker ist, dient sie zum Therapiemonitoring und zur prognostischen Einschätzung insbesondere beim fortgeschrittenen Seminom. Bei der Erstdiagnose ist die LDH bei ca. 50% der Seminom-Patienten erhöht.
- Die **hPLAP** ist in ca. 50–90% bei Seminomen erhöht.

Bei Rauchern ist die hPLAP in der Regel erhöht und ist daher diagnostisch kaum verwertbar!

Spermiogramm

Die Zeugungsfähigkeit eines Mannes wird mithilfe des Spermiogramms beurteilt. Analysiert wird das Ejakulat nach vorheriger sexueller Karenz von mindestens 2 Tagen. Das Sperma wird untersucht auf:

- **Volumen:** normal ≥ 2 ml
- **Fruktosegehalt:** normal: > 13 µmol, verringerte Werte bei Verschluss der ableitenden Samenwege
- **pH-Wert:** normal: 7,2–8,0, niedrige Werte bei Samenwegsobstruktion
- **Spermatozoenzahl:** normal > 20 × 10^6/ml, **Oligospermie** bei < 20 × 10^6/ml, **Azoospermie** bei fehlendem Nachweis von Spermien
- **Beweglichkeit:** normal > 50% schnelle Spermienmotilität, bei mehr als 50% immobiler Spermatozoen liegt eine **Asthenozoospermie** vor.
- **Morphologie:** Teratozoospermie bei < 15% normale Spermien
- **Vitalität:** Avitale Spermatozoen lassen sich durch Zugabe von Eosin anfärben. Vitale Spermatozoen nehmen den Farbstoff nicht auf. Die Auszählung erfolgt unter dem Mikroskop.
- **Leukozytenzahl:** normal < 10^6/ml

Bei einem unauffälligen Spermiogramm spricht man von einer **Normospermie.** Kann kein Ejakulat gewonnen werden, liegt eine **Aspermie** vor.

Urodynamik

Urodynamische Untersuchungsmethoden sind:

Uroflow Die Uroflowmetrie wird zur Bestimmung der Harnstrahlgeschwindigkeit und -kraft herangezogen. Dabei wird die Menge Urin, die pro Sekunde ausgeschieden wird, in Milliliter gemessen. Die Messung erfolgt kontinuierlich über die gesamte Blasenentleerung hinweg. Dabei entsteht eine Uroflowkurve, die bestimmte Aussagen über den Entleerungsvorgang zulässt. Die Miktionszeit ist normalerweise kleiner als 60 s und hat bei der grafischen Aufzeichnung annähernd eine Glockenform. Normale Flusswerte liegen bei über 12 ml/s. Darunter liegende Werte machen eine subvesikale Obstruktion, wie sie z. B. bei einer BPH vorliegt, sehr wahrscheinlich. Durch die verlängerte Miktionszeit mit geringeren Sekundenvolumina kommt es typischerweise zu einer plateauförmigen Flusskurve.

Zystometrie Sensitivität der Harnblase und Detrusorfunktion beim Füllungsvorgang können durch eine Zystometrie objektiviert werden. Sie wird vor allem im Rahmen der Diagnostik einer Harninkontinenz durchgeführt. Für die Untersuchung wird ein spezieller Katheter, der mit einem Drucksensor ausgestattet ist, in die Blase eingeführt. Nach vorheriger Entleerung der Blase wird diese durch den Katheter mit einer Infusionslösung gefüllt (< 30 ml/min). Die Lösung wird meist mit einem Kontrastmittel versehen, sodass während der Untersuchung die Harnblase röntgenologisch untersucht werden kann. Während der Füllung wird der Druck innerhalb der Blase kontinuierlich aufgezeichnet. Des Weiteren wird ein Drucksensor in den After eingeführt. Dieser misst den Druck, der im Abdomen herrscht und der von außen auf die Blase einwirkt. Die Aktivität des Blasenschließmuskels wird durch Klebeelektroden, die über der Beckenmuskulatur auf die Haut geklebt werden, abgeleitet (Beckenboden-EMG). Die Untersuchung findet auf einem speziellen Toilettenstuhl statt. Ein darunter befindlicher Auffangmechanismus misst, ob und wie viel Urin der Patient bei der Blasenfüllung unwillkürlich verliert und wie viel Urin bei der abschließenden Entleerungsphase abgegeben wird. Mithilfe der Messkatheter können während der Füllungs- und Entleerungsphase der Blase sowohl in Ruhe als auch unter Belastung (Husten, Pressen) kontinuierlich Drücke abgeleitet und aufgezeichnet werden. Die Druck- und Flusskurven werden nach der Untersuchung über ein Computersystem ausgewertet und vom Arzt interpretiert.

Bildgebende Untersuchungsverfahren

Sonografie: Der transrektale Ultraschall (TRUS)

Da die Sonografie eine schnelle, kostengünstige und für den Patienten risikofreie Untersuchungsmethode darstellt, ist sie zu dem am häufigsten verwendeten bildgebenden Verfahren in der urologischen Diagnostik geworden. Mit dieser Methode ist es dem geübten Anwender möglich, Nieren, Harnleiter, Blase, Prostata sowie Hoden zu beurteilen.

Der transrektale Ultraschall (TRUS) ist ein häufig eingesetztes diagnostisches Hilfsmittel in der Urologie (→ Abb. 3.3). Dabei handelt es sich um eine spezielle Ultraschallsonde, die transanal eingeführt werden kann. An ihrer Spitze befindet sich ein 7,5-MHZ-Schallkopf, mit dessen Hilfe die Prostata sowohl in Sagittal- als auch in Transversalebene vermessen und beurteilt werden kann. Der Patient befindet sich bei der Untersuchung entweder in Steinschnitt- oder in Seitenlage. Zum Einsatz kommt diese Art der Ultraschalluntersuchung zur Bestimmung des Prostatavolumens, zur ultraschallgesteuerten Prostatapunktion und zur Tumordiagnostik. Aufgrund der derzeit noch geringen Treffsicherheit beim Prostatakarzi-

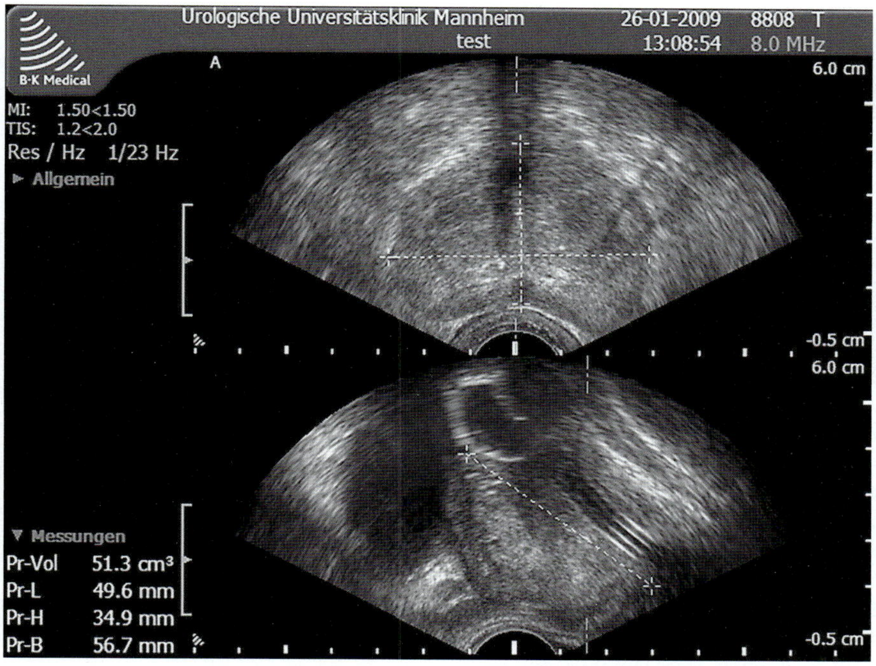

Abb. 3.3 Transrektaler Ultraschall in zwei Ebenen. Der obere Bildabschnitt zeigt die transversale Ebene mit Ausmessung der Prostatabreite und -höhe. Der untere Bildabschnitt zeigt die sagittale Achse mit der Längenausmessung. [M532]

nom wird der TRUS nur als Zusatzdiagnostik neben der DRU und der PSA-Messung in der Früherkennung verwendet und wird nicht von den Kassen erstattet.
Mit dem TRUS lassen sich Gewebestruktur, Kapselüberschreitungen, Symmetrie und Volumen der Prostata bestimmen.

> Das Prostatakarzinom stellt sich in den meisten Fällen hypoechogen dar.

Röntgen

Ausscheidungsurogramm (AUG)

Bei der Ausscheidungsurografie (AUG) handelt es sich um eine Röntgenuntersuchung mit Kontrastmittel zur Darstellung der Nieren und der ableitenden Harnwege sowie der Harnblase (→ Abb. 3.4).
Zunächst wird eine sog. **Leeraufnahme** (= Abdomenübersichtsaufnahme) vor Kontrastmittelgabe durchgeführt. Sie dient als Vergleichsbild für die folgenden kontrastierten Aufnahmen. Das Kontrastmittel wird in eine periphere Armvene injiziert und über die harnableitenden Wege ausgeschieden.
Zur Beurteilung der Ausscheidungsdynamik erfolgen zwei Aufnahmen 7 und 14 min post injectionem. Zusätzlich kann die erste Aufnahme in Inspiration, die zweite Aufnahme in Exspiration durchgeführt werden, um die Atemverschieblichkeit der Nieren zu prüfen.
Ein AUG kann vor allem die Frage nach Nierensteinen und dadurch bedingte Abflussbehinderungen klären. Es wird auch bei der Untersuchung und Ursachenerkennung für Blutungen aus dem Urogenitaltrakt eingesetzt. Vor Applikation muss sichergestellt werden, dass der Patient nicht auf das Kontrastmittel allergisch reagiert, keine Nierenschädigung mit erhöhten Retentionsparametern im Blut vorliegt, eine Schwangerschaft ausgeschlossen ist, kein Metformin eingenommen wird, keine unbehandelte Schilddrüsenüberfunktion vorliegt und der Patient wegen der Gefahr einer Fornixruptur (Ruptur eines Nierenkelchs aufgrund von Überdruck) schmerzfrei ist.
Liegt eine Iod- oder Kontrastmittelallergie vor, kann anstelle einer AUG auch eine **retrograde Ureteropyelografie** durchgeführt werden (s. u.).

> Bei einem Kreatininwert von über 1,5 mg/dl ist die Niere nicht in der Lage, das Kontrastmittel so zu konzentrieren, dass eine gute Beurteilbarkeit sichergestellt ist.

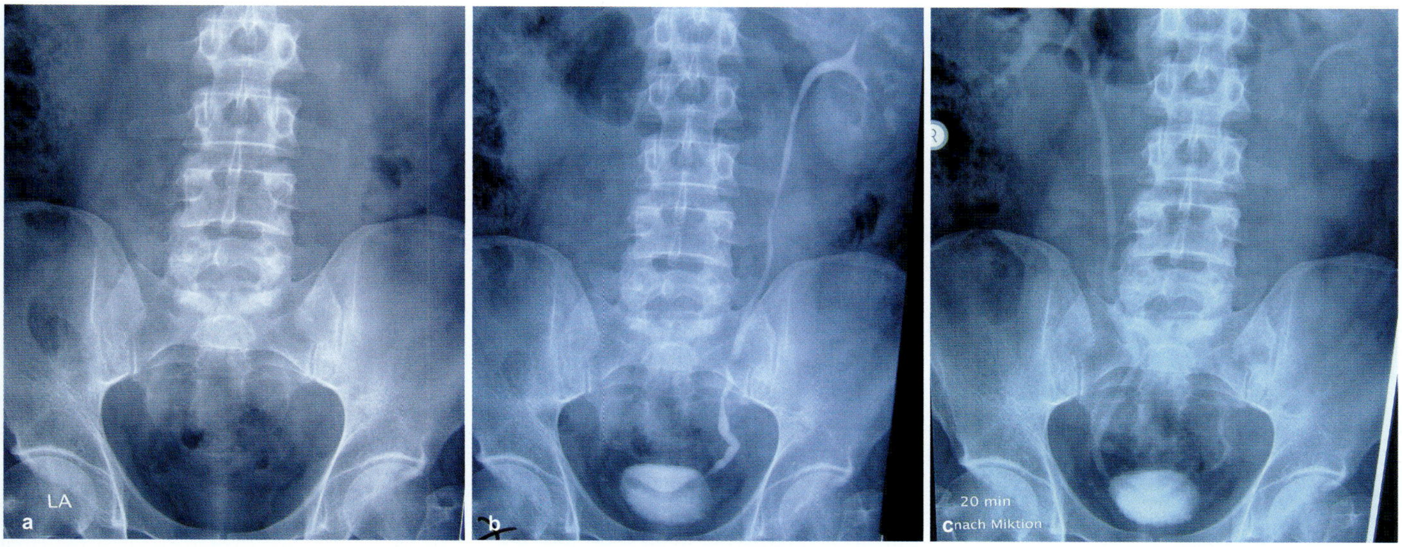

Abb. 3.4 AUG mit Leeraufnahme (a), 7 min post injectionem (b), mit fehlender Kontrastierung des rechten Nierenbeckenkelchsystems (NBKS) und 20 min post injectionem (c), mit geringgradiger Dilatation des NBKS und des Harnleiters rechts [M532]

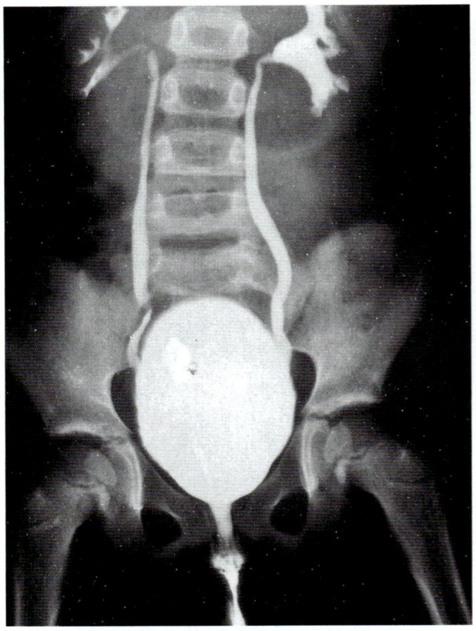

Abb. 3.5 MCU eines Kindes mit ureterorenalem Reflux beidseits [M532]

Miktionszystourethrografie (MCU)

Bei der MCU (→ Abb. 3.5) wird die Blase über einen Katheter mit Kontrastmittel gefüllt, um Verletzungen, Verengungen oder Klappen der Harnröhre sowie Traumen der Blase oder einen vesikoureteralen Reflux zu diagnostizieren.
Bei rezidivierenden Harnwegsinfektionen im Kindesalter muss mittels MCU ein vesikoureteraler Reflux ausgeschlossen werden.

> Wird ein MCU nach einem AUG durchgeführt, kann keine Reflux-Beurteilung erfolgen. Beim Refluxnachweis muss immer die MCU vor der AUG erfolgen!

Eine sog. **Christbaumblase** mit Pseudodivertikeln, Trabekeln und Reflux ist das typische Bild einer neurogenen Reflexblase.

Retrogrades Urethrogramm

Mit dem retrograden Urethrogramm (→ Abb. 3.6) wird die männliche Harnröhre dargestellt, meist zur Abklärung einer Harnröhrenstriktur. Sie ist aber auch zur Entdeckung von Harnröhrentumoren, -divertikeln, -steinen und -fisteln indiziert.

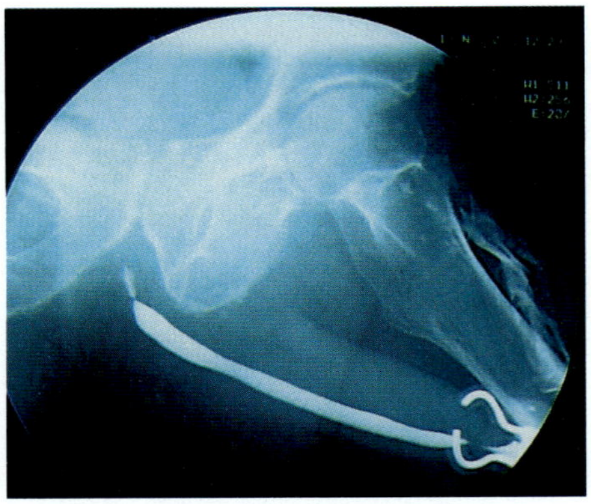

Abb. 3.6 Retrogrades Urethrogramm mit einer kurzstreckigen bulbären Harnröhrenstriktur [M531]

Retrogrades Ureteropyelogramm

Das retrograde Ureterpyelogramm dient der selektiven Darstellung von Harnleiter und Nierenbecken. Mithilfe der Zystoskopie wird ein spezieller Katheter in den distalen Harnleiter eingeführt und mit Kontrastmittel gefüllt. So können unter Durchleuchtung Steine, Tumoren und eine Nierenbeckenabgangsstenose erfasst werden. Das retrograde Ureteropyelogramm kommt vor allem dann zur Anwendung, wenn mittels AUG eine zu geringe Kontrastierung der zu beurteilenden Strukturen erreicht wurde. Das kann zum Beispiel bei einem Harnleitertumor, Harnstein, Urothelkarzinom des Nierenbeckens oder Harnleiters oder bei einer Niereninsuffizienz der Fall sein.

> Diese Darstellungsmethode bietet sich z. B. bei Patienten mit Kontrastmittelallergien an, da das Kontrastmittel intraluminal appliziert wird und so die Gefahr einer allergischen Reaktion deutlich reduziert wird.

Antegrade Harnleiterdarstellung

Durch transkutane Punktion der Niere kann Kontrastmittel zur Darstellung der harnableitenden Wege injiziert werden. Diese Methode wird zur Verlaufskontrolle nach einer vorausgegangenen Therapie angewandt.

Computertomografie (CT)

Diese **strahlenbelastende** Untersuchung wird zum Staging von Nieren-, Blasen-, Hoden- sowie retroperitoneal liegenden Tumoren eingesetzt. Zur Steinsuche wird häufig eine Nativ-CT im Low-dose-Protokoll bei Patienten mit Verdacht auf eine Nephrolithiasis durchgeführt.
Diese Untersuchungsmethode eignet sich zudem als Alternative, wenn aufgrund von Kontraindikationen für eine Kontrastmittelapplikation kein AUG erfolgen kann.

Kernspintomografie (MRT)

Das MRT ist zwar **ohne Strahlenbelastung** für den Patienten, jedoch teurer und weniger verfügbar als das CT. Hauptsächlich dient es zur hoch auflösenden Diagnostik der Weichteile (z. B. Nierentumoren) bzw. als Vergleichsdiagnostik zur CT.
Die Bedeutung der Kernspintomografie hat in den letzten Jahren mit Einzug der Technik der **mpMRT (multiparametrische Magnetresonanztomografie)** in der Diagnostik des Prostatakarzinoms weiter zugenommen und hat auch in der entsprechenden S3-Leitlinie Einzug erhalten. Durch mehrere sich ergänzender MR-Sequenzen sowie durch eine Kontrastmittelgabe können Areale mit erhöhter Zelldichte sowie vermehrter Gefäßbildung und Durchblutung beurteilt werden. Mithilfe eines strukturierten Befundungssystems wird bei der Bilddatenanalyse ein **PIRADS-Score** (**P**rostate **I**maging **R**eporting and **D**ata **S**ystem) für karzinomverdächtige Herdläsionen im Bereich der Prostata erstellt. Die Wahrscheinlichkeit eines klinisch signifikanten Prostatakarzinoms wird mit einem Punktwert angegeben (PIRADS 1–5): 1 = sehr unwahrscheinlich, 2 = unwahrscheinlich, 3 = unklar, 4 = wahrscheinlich, 5 = sehr wahrscheinlich. Ein Einspielen des MRT-Datensatzes in spezielle Ultraschallsysteme zur **Fusionsbiopsie** ermöglicht es, auffällige Zielläsionen in der Prostata mit dem Ultraschallbild zu fusionieren und diese gezielt zu biopsieren. Das Übersehen signifikanter Karzinome kann mit dieser Technik deutlich reduziert werden.

Skelettszintigrafie

Die Skelettszintigrafie wird mit üblicherweise metastabilem 99 Technetium (^{99m}Tc) durchgeführt und kommt beim Staging urologischer und anderer Tumoren zum Einsatz. Mehranreichernde Areale, also mit erhöhter Knochenstoffwechselaktivität, sind im Zusammenhang mit klinischen Symptomen metastasenverdächtig, können jedoch auch durch Knochenfrakturen, altersbedingte degenerative oder durch entzündliche Knochenprozesse (z. B. Osteoarthritis) bedingt sein und sind nicht beweisend. Der erfahrene Radiologe kann jedoch mit hoher Sicherheit suspekte Herde identifizieren.

> Das Prostatakarzinom metastasiert bevorzugt in die Wirbelsäule. Jedoch können auch Nierenzell- oder Blasenkarzinome in späten Tumorstadien das Skelettsystem befallen.

Nierenfunktionsszintigrafie

Die Nierenszintigrafie erlaubt die Beurteilung der Nierenfunktion unter statischen und dynamischen Gesichtspunkten. Beurteilt werden die Blutversorgung, Funktion und Exkretion der einzelnen Niere.
Es ist die beste Untersuchung zur Erkennung von Parenchymnarben, besonders bei Kindern. Außerdem dient sie zur Beurteilung der seitengetrennten Nierenfunktion. So können glomeruläre Filtrationsrate, renaler Blutfluss und tubuläre Sekretion mit der Fragestellung nach der Nierenfunktion und ihrer Clearance untersucht werden.

Als Radiopharmaka kommen ^{99m}Tc-MAG3 (wird nur tubulär eliminiert) und ^{99m}Tc-DTPA (wird nur glomerulär filtriert) zum Einsatz.
Die Nierenfunktionsszintigrafie muss unter ausreichender Hydrierung des Patienten erfolgen, um Nierenschäden zu vermeiden. Dabei wird die An- und Abflutung des Radionuklids durch Detektion mit der Gammakamera und Aktivitätsbestimmung im Plasma bestimmt. Im Abstand von 20 und 25 min nach der Injektion erfolgen Blutentnahmen zur Aktivitätsbestimmung des Radionuklids und Aufnahmen mit der Gammakamera in festgelegten Abständen. Die Werte werden in einer **Nephrogrammkurve** dargestellt, welche die seitengetrennte Funktionsbeurteilung der Nieren erlaubt. Es können drei Phasen unterschieden werden:

- Perfusionsphase (Anfluten des Radionuklids)
- Sekretionsphase (tubuläre Sekretion des Radionuklids bei weiterer Akkumulation)
- Exkretionsphase (Ausscheidung stärker als Akkumulation)

So kann eine genaue Aussage über die Nierenfunktion und deren Einschränkungen erfolgen. Die Clearance kann in absoluten Werten angegeben werden.

Zusammenfassung

- Das wichtigste urologische Leitsymptom ist die Makrohämaturie (sichtbar rot gefärbter Urin). Hier ist die differenzialdiagnostische Abklärung auf einen malignen Tumor des Harntraktes zwingend!
- Ein akuter Harnverhalt zeichnet sich durch starke Unterbauchschmerzen bei einer prall gefüllten, tastbaren Blase aus. Ein chronischer Harnverhalt ist meist schmerzlos.
- Chronische Rückenschmerzen können degenerativ altersbedingt sein oder aber auch durch Nierensteine oder Wirbelsäulenmetastasen eines Prostatakarzinoms entstehen.
- Die Sonografie gehört zur Standarddiagnostik der Urologie und ist sehr vom Können des Untersuchers abhängig.
- Bei Kontrastmitteluntersuchungen wie dem AUG oder CT muss zwingend die Nierenleistung über den Kreatininwert überprüft werden, um eine Niereninsuffizienz durch Kontrastmittelgabe zu verhindern. Auch eine Kontrastmittelallergie ist in der Anamnese auszuschließen!
- CT und MRT werden in der Urologie vornehmlich zur Tumordiagnostik eingesetzt.
- Die Skelettszintigrafie ermöglicht die Früh- und Verlaufsdiagnostik von Knochenmetastasen.
- Die Nierenfunktionsszintigrafie gibt genau Auskunft über die seitengetrennte Nierenfunktion und kann auch bei Kindern angewendet werden.

Medikamentöse Therapien

Metaphylaxe von Harnsteinen

Wichtig sind die Alkalisierung (Alkalizitrat, Vitamin C) oder die Ansäuerung (L-Methionin, Ammoniumchlorid) des Harns je nach Steinart. Durch die pH-Beeinflussung kommt es zu einer besseren Löslichkeit der steininduzierenden Produkte. Zur Metaphylaxe von Kalziumoxalatsteinen, Harnsäure- und Zystinsteinen wird alkalisiert, bei Infektsteinen (Struvit) oder Kalziumphosphatsteinen (Brushit) wird angesäuert.

Nierenkarzinom

Längere Zeit waren VEGF-Inhibitoren, Tyrosinkinaseinhibitoren (TKI) und mTOR-Inhibitoren in verschieden Sequenzen als Einzeltherapie der Standard in der Behandlung des metastasierten klarzelligen Nierenzellkarzinoms.
Inzwischen wird die Therapie in der Erstlinie, soweit möglich, von Kombinationstherapien aus einem Checkpoint-Inhibitor + TKI dominiert, mit deutlichem Überlebensvorteil gegenüber der bisherigen Therapie. Die Auswahl der Erstlinientherapie richtet sich dabei nach dem IMDC-Risiko-Score. Ist eine Kombination nicht möglich oder versagt die Kombinationstherapie, so kommen die eingangs erwähnten Substanzen als Einzeltherapien zur Anwendung. Hierzu existieren verschiedene Sequenzempfehlungen in den unterschiedlichen Therapielinien. Metastasierte Nierenzellkarzinome sind wegen der zunehmenden Frühdetektion inzwischen deutlich seltener.
Typische Nebenwirkungen der klassischen Substanzen sind das Hand-Fuß-Syndrom, hypertensive Entgleisungen, Stomatitis, Durchfälle, Fatigue sowie Autoimmunreaktionen in verschiedenen Organsystemen. Für die Checkpoint-Inhibitoren sind typische Nebenwirkungen autoimmunvermittelt. Es kommen vor allem vor: Kolitis, Hepatitis, Pneumonitis und kutane Effloreszenzen sowie Endokrinopathien (Thyreoiditis, Hypophysitis), seltener (Kardio-)Myositiden oder neurologische Nebenwirkungen. In der Regel sind diese Nebenwirkungen gut therapierbar (Glukokortikoide).

Benigne Prostatahyperplasie (BPH)

Die Phytotherapie bildet die älteste Grundlage zur Behandlung der BPH. Mit Extrakten von Brennnesselwurzeln, Sägepalmenfrüchten, Kürbissamen und Stechpalmen (Phytosterole) sollen vor allem die irritativen Beschwerden durch antiphlogistische Eigenschaften gemildert werden.
Eine weitere Therapieoption stellt die antiadrenerge Behandlung mit selektiven α_1-Blockern (Tamsulosin, Silodosin, Alfuzosin) dar. Durch Relaxation der glatten Muskulatur um den Blasenhals wird der Widerstand bei der Miktion gesenkt. Durch die Selektivität entstehen weniger systemische Nebenwirkungen (Hypotonie).
Auch 5-α-Reduktase-Hemmer wie Finasterid oder Dutasterid können über eine Senkung des Prostatavolumens den Widerstand senken. Sie hemmen dabei die Umwandlung von Testosteron in das biologisch wirksamere 5-α-Dihydrotestosteron, welches das Wachstum der Prostata steuert.
Neuerdings kommen auch App-basierte Therapien zum Einsatz, die Verhaltenstherapien, Beckenbodentraining und Entspannungsübungen kombinieren. In Studien konnte die Wirksamkeit belegt werden.

Prostatakarzinom

Besonders beim Prostatakarzinom versucht man über eine Senkung des Testosteronspiegels das Wachstum des Tumors zu bremsen. Dazu gibt es verschiedene medikamentöse Möglichkeiten.

- GnRH-Analoga führen über eine unphysiologische Dauerstimulation statt pulsatiler Freisetzung zum Abfall des Testosterons.
- Typische, nicht-steroidale Antiandrogene, die kompetitiv antagonistisch am Testosteronrezeptor wirken, sind Flutamid oder Bicalutamid. Als weiteres Antiandrogen wird das Gestagen Cyproteronacetat verwendet. Zum einen senkt es den Testosteronspiegel durch antigonadotrope Wirkung und zum anderen senkt es auf zellulärer Ebene direkt den Dihydrotestosteronspiegel.
- Adrogensynthesehemmer (Abirateron) und Hemmer des Androgenrezeptor Signalwegs (Enzalutamid, Apalutamid und Darolutamid)

Gemeinsam sind der antiandrogenen Therapie typische Nebenwirkungen wie Impotenz, Libidoverlust, Depressionen, Adynamie, Gynäkomastie, Brustschmerzen und Osteoporose. Dadurch kann die Lebensqualität der Patienten erheblich beeinträchtigt werden.
Als Standardchemotherapien des metastasierten Prostatakarzinoms gelten die Taxane Docetaxel und Cabazitaxel. Beide Taxane hemmen die Mitose. Wichtige Nebenwirkungen sind eine Neuropathie, Blutbildungsstörungen (Neutropenie, Anämie, Thrombozytopenie) bzw. Leberfunktionsstörungen. Inzwischen können in nahezu allen metastasierten Stadien GnRH-Analoga als Basis + Docetaxel/Cabazitaxel oder + Apalutamid, Abirateron, Enzalutamid, Darolutamid eingesetzt werden.
Im kastrationsrefraktären Stadium kommen bei ausschließlichen Knochenmetastasen das Radionuklid Radium-223 oder Lutetium-117 unabhängig vom Metastasierungsort zum Einsatz, das sich in den Knochenmetastasen bzw. Metastasen einlagert und diese lokal „bestrahlt".
Insgesamt sind verschiedene Sequenzen und Kombinationen bis zur Tripletherapie etabliert, abhängig von der Tumorlast und der Androgenabhängigkeit.

Blasenentleerungsstörungen

Je nach Ursache der Störung werden verschiedene Medikamentengruppen angewandt. α_1-Blocker als Nachlastsenker wurden bereits besprochen. Bei Belastungsinkontinenz der Frau kann Duloxetin, ein SSRI, eingesetzt werden. Die lokale Östrogensubstitution kann bei Frauen ebenfalls hilfreich sein.
Zur Behandlung der überaktiven Blase kommen Anticholinergika, welche die Detrusoraktivität senken (Trospiumchlorid, Oxybutynin, Propiverin, Tolterodin), zur Anwendung. Typische Nebenwirkungen sind anticholinerger Natur (Mundtrockenheit, Glaukom, Tachykardie etc.). Zudem kann auch der β_3-Agonist Mirabegron mit günstigerem Nebenwirkungsprofil zum Einsatz kommen (**Cave!** Hypertonie) oder Oxybutinin kann intravesikal instilliert werden. Botoxinjektionen in den Detrusor, periphere Nervenstimulationen oder die

sakrale Neuromodulation stellen bei Versagen der vorherigen Therapien eine Erfolg versprechende weitere Option dar.

Blasenkarzinom

In Frühstadien kann die Applikation von BCG oder Mitomycin in die Blase nach einer Elektroresektion durch Induktion einer lokalen Entzündung (BCG) bzw. zytostatischen Wirkung (Mitomycin) die Rezidivneigung gesenkt werden. Beim metastasierten Blasenkarzinom erfolgt die palliative Chemotherapie/Erhaltungstherapie mit Gemcitabin/Cisplatin, MVAC, Vinflunin, Atezolizumab, Nivolumab, Avelumab (Erhaltungstherapie) oder Pembrolizumab.

Hodentumoren

Die gängige Chemokombination wird aus Cisplatin (DNA-Vernetzung), Etoposid (Topoisomerase-II-Inhibitor) und Bleomycin (Doppelstrangbrüche der DNA) gebildet. Wichtige Nebenwirkungen sind Nephrotoxizität, Ototoxizität, Neuropathie, Erbrechen (Cisplatin), Knochenmarksuppression (Etoposid) und Lungenfibrose (Bleomycin).

Erektile Dysfunktion (ED)

Die klassischen Medikamente zur Therapie der ED sind Phosphodiesterase-5-Hemmer wie Sildenafil. Dadurch wird der Abbau von cGMP vermindert, welches für die Reaktion der glatten Schwellkörpermuskulatur, also für die Erektion verantwortlich ist. Wichtig ist die Beachtung von Nebenwirkungen wie Blutdruckabfall und Reflextachykardie (**Cave!** Kardiale Vorerkrankungen).
Auch Dopamin-2-Agonisten (Apomorphin) können über eine zentrale Wirkung zur Erektion führen.
Etwas invasiver sind die Schwellkörperautoinjektionstherapie (SKAT) mit vasoaktiven Mitteln oder die intraurethrale Applikation von Prostaglandin E1 (MUSE).

Minimalinvasive Therapien

Extrakorporale Stoßwellenlithotripsie (ESWL)

Extrakorporal werden Stoßwellen erzeugt (Unterwasserfunkenentladung, Schwingung einer Metallmembran, piezoelektrische Elemente, gepulster Laserstrahl) und auf Solitär-Steine bis zu 2 cm Größe fokussiert. So kann das Konkrement in kleine spontan abgangsfähige Desintegrate zertrümmert werden. Die Ankopplung der Stoßwellen an den Körper erfolgt über Wasserbäder, Gel- oder Wasserkissen. Häufigste Nebenwirkungen sind Nierenhämatome. Kontraindikationen sind Gerinnungsstörungen, Schwangerschaft, Aneurysmen, Harnwegsinfekte und extreme Adipositas.

Transurethrale Resektion Blase (TUR-B)

Zur Therapie der Frühformen des Blasenkarzinoms hat sich die TUR-B bewährt. Die Tumoren werden durch eine elektrische Schlinge aus der Blasenwand geschnitten. Gleichzeitig koaguliert der Strom Gefäße und zerstört auch zurückbleibende Tumorzellen. Die größte Gefahr sind starke Blutungen und intra- wie extraperitoneale Perforationen.

Transurethrale Resektion Prostata (TUR-P)

Analog zur TUR-B wird mit einer Elektroschlinge hyperplastisches Prostatagewebe der inneren Zone bei der BPH abgetragen, um so den Miktionswiderstand zu senken. Vor allem unter 100 ml Drüsengewebe kommt dieses Verfahren zur Anwendung. Das Hauptrisiko ist die Entwicklung eines TUR-Syndroms bei monopolarer Resektion. Dabei kommt es durch Einschwemmung der hypotonen Spülflüssigkeit in das Gefäßsystem zu einer hypotonen Hyperhydratation mit Verwirrtheit, Lungenödem, Hirnödem, Hämolyse und Nierenversagen. Daher sollte die OP-Zeit auf 60 min begrenzt werden. Zur Therapie werden Diuretika eingesetzt.
Die Verwendung der bipolaren Technik mit isotoner Spüllösung reduziert das Risiko drastisch.

Laserresektion/-vaporisation/-enukleation der Prostata

Neben dem Standardverfahren der TUR-P stellen die Lasertechniken weitere Verfahren in der Behandlung der BPH dar. Sie sind im Vergleich zur TUR-P risikoärmer – gerade für ältere Patienten – und können zum Teil auch bei Patienten unter Antikoagulation eingesetzt werden. Etabliert sind der Greenlight-Laser, der Holmium-Laser und der Thulium-Laser:
Greenlight-Laser Dabei wird der innere Anteil der Prostata von der Harnröhre aus mit einem Laserstrahl verdampft. Vorteile gegenüber der TUR-P ergeben sich vor allem aus der Koagulation kleiner Blutgefäße, sodass die intra- und postoperativen Blutungen deutlich reduziert werden. Nachteile des Greenlight-Lasers sind zum einen die fehlende Gewinnung einer Histologie und zum anderen die geringe Eignung bei einer stark vergrößerten Prostata (> 80 ml), da nur sehr oberflächlich vaporisiert wird.
Holmium-Laser Damit wird mit einem gepulsten Laserstrahl von der Harnröhre aus die Prostata aus ihrer Kapsel enukleiert. Da die dabei entstehenden Stücke zu groß sind zum Ausspülen, erfolgt die Zerkleinerung mit einem speziellen Gewebezerkleinerer (dem Morcellator). Der Therapieerfolg ist unabhängig von der Prostatagröße. Eine Histologie ist möglich.
Thulium-Laser Es handelt sich um eine Weiterentwicklung des Holmium-Lasers. Durch einen kontinuierlichen Laserstrahl kann neben dem Schnitteffekt ein besserer Vaporisationseffekt erzeugt werden. Dadurch lässt sich die Eingriffsdauer gegenüber dem Holmium-Laser reduzieren, da mehr Gewebe pro Zeit reseziert werden kann. Auch der Thulium-Laser ist für alle Prostatagrößen geeignet und auch hier lässt sich eine Histologie gewinnen.
Neuerdings kommen auch minimalinvasive embolative, thermo- oder wasserablative Verfahren zum Einsatz mit z.T. guten Ergebnissen in 5-Jahresdaten.

Schnittführung bei urologischen Operationen

Im Nachfolgenden werden die typischen operativen Zugangswege zu den Urogenitalorganen beschrieben.

Niere

Etabliert sind vor allem folgende Zugangswege:

- **Flankenschnitt:** Durchtrennung der Muskulatur unterhalb der 12. Rippe, Freilegung der Niere von kaudal
- **Interkostalschnitt:** Schnitt im 9., 10. oder 11. ICR, um möglichst kranial und übersichtlich an die Niere zu gelangen. Schrittweise Durchtrennung der Interkostalmuskulatur (**Cave!** Pleuraverletzung), Spreizung durch Rippensperrer (Standardschnitt).
- **Rippenbogenrandschnitt:** Hautschnitt entlang des linken und rechten Rippenbogens, quere Durchtrennung der Rektusscheide meist oberhalb des Muskels

Blase und Prostata

Die möglichen Zugangswege zur Blase und Prostata sind je nach Indikation:

- **Unterbauchmittelschnitt:** medianer Schnitt ober- bzw. unterhalb des Nabels als Standardzugang zu Blase und Prostata
- **Pfannenstielschnitt:** kosmetische Schnittführung mit Spaltung von Faszie und Muskulatur, die Narbe verschwindet später in der Schambehaarung bzw. unter dem Hosenbund.
- **Hockeyschlägerschnitt:** Erweiterung des Pfannenstielschnitts in Richtung Spina iliaca zur Nierentransplantation oder Chirurgie des distalen Harnleiters

Genitalbereich

Am Hoden ist der Zugang direkt skrotal möglich oder im Fall des Tumorverdachts von inguinal wegen der Gefahr einer Tumorzellverschleppung.

> Ein skrotaler Zugang beim Verdacht auf Hodentumor ist ein Kunstfehler und bedarf immer einer Hemiskrotektomie.

Nephrektomie

Am häufigsten werden zur Nephrektomie der Interkostalschnitt oder der transabdominelle Weg gewählt. Nach Eröffnung der Gerota-Faszie wird der Nierenhilus aufgesucht und es erfolgt eine Präparation des Harnleiters bzw. der Gefäße mit Anschlingung. Nach Abklemmung der Gefäße erfolgen die Unterbindung und Durchtrennung der Arterie, der Vene und dann des Harnleiters. Nun kann die Niere in toto entnommen werden. Abschließend erfolgt der schichtweise Wundverschluss.

Nierenteilresektion

Der Zugang erfolgt wie bei der Nephrektomie. Es wird ein Teil der Niere reseziert. Nach adäquater Blutstillung wird die Kapsel über dem Parenchym vernäht. Nach Entfernung der Gefäßklemme und ggf. Drainageeinlage erfolgt der schichtweise Wundverschluss.

Harnableitung

Nach erfolgter Zystektomie gibt es zwei Hauptgruppen der möglichen Harnableitung: kontinent und inkontinent (Dauerableitung).

Kontinente Harnableitung

Bei der kontinenten Harnableitung kann der Patient den Zeitpunkt der Harnentleerung selbst bestimmen.

Ureterosigmoideostomie Es erfolgt eine Ableitung der Harnleiter in das Sigma, Harn und Stuhl werden danach gemeinsam entleert. Als Modifikation kommt der **Mainz-Pouch II** in Betracht, bei dem zusätzlich ein Sigma-Rektum-Reservoir (Pouch) angelegt wird. Reflux und nächtliche Inkontinenz werden gemindert. Die Entstehung von Sigma- und Rektumkarzinomen ist erhöht.

Ileumneoblase Aus einem ca. 60 cm langen ausgeschalteten Dünndarmstück wird ein Pouch gebildet, an den die Harnleiter antirefluxiv angeschlossen werden. Kaudal erfolgt ein Anschluss des Reservoirs an die Urethra. Somit sind meist eine normale Kontinenz und Miktion möglich.

Mainz-Pouch I Ein Stück Dünn- oder Dickdarm wird zu einem Pouch geformt, an den die Harnleiter angeschlossen werden. Über Ileum oder die Appendix erfolgt die Ableitung im Bereich des Bauchnabels. Durch Raffung der Austrittsstelle wird eine kontinente Abdichtung erzielt. Der Patient kann mithilfe eines Einmalkatheters mehrmals täglich den Pouch entleeren.

In → Abb. 4.1 findet sich eine Übersicht der genannten Varianten.

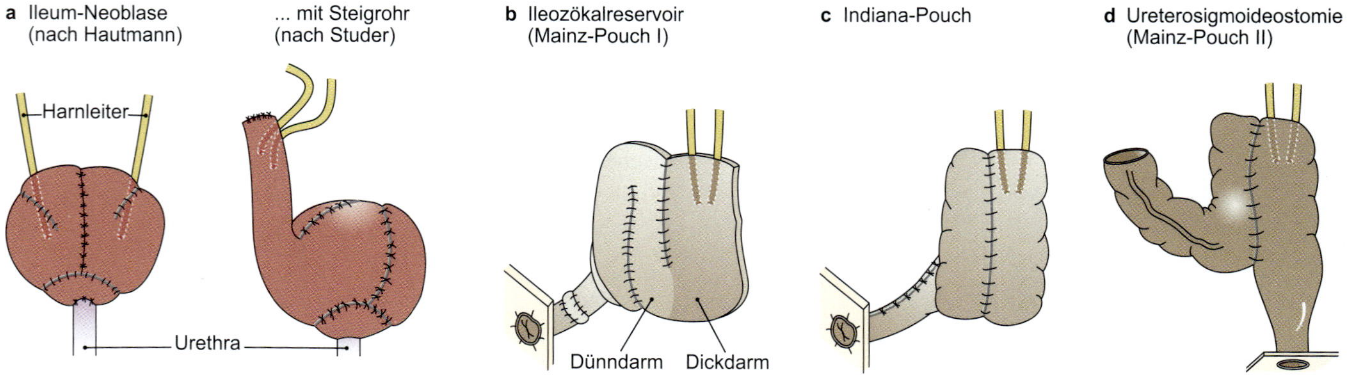

Abb. 4.1 Kontinente Harnableitungen [L141]

Inkontinente Harnableitung

Bei der inkontinenten Harnableitung erfolgt die Ableitung des Urins permanent. Aufgefangen wird er durch Klebebeutel am Abdomen.

Ureterokutaneostomie Die Harnleiter werden an einer Stelle in die Haut eingenäht.

Nierenfistel Ein im Nierenbecken liegender Katheter leitet den Harn nach außen. Der Harn der Gegenseite kann über den Harnleiter ins katheterisierte Nierenbecken eingeleitet werden.

Ileum-Conduit Die Harnleiter werden in ein Stück ausgeschalteten Dünndarm eingeleitet, der wie ein Anus praeter in die Haut mündet.

Kolon-Conduit Analog zum Ileum-Conduit mit Dickdarm.

In → Abb. 4.2 sind das Ileum- und das Kolon-Conduit dargestellt.

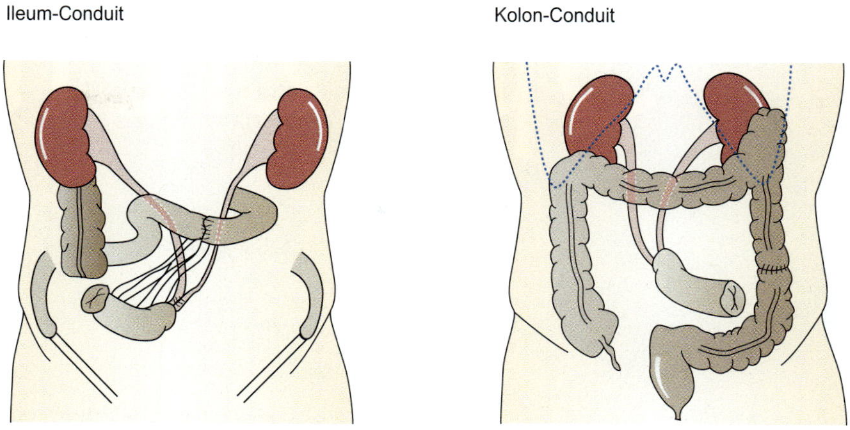

Abb. 4.2 Ileum- und Kolon-Conduit [L141]

Folgen der Harnableitung

Rezidivierende Harnwegsinfekte, Stomastenosen, Fisteln, hyperchlorämische Azidose (Resorption im Pouch), Durchfälle, Mangelzustände (v. a. Vitamin B_{12} bei Ausschaltung terminaler Ileumschlingen) oder vermehrte Schleimbildung im Pouch sind die häufigsten Folgeprobleme, die entstehen können. Meist sind sie aber gut therapierbar.

Schwierigkeiten können besonders Sigmaneoplasien (Mainz-Pouch II) oder dauerhafte sexuelle Funktionsstörungen bereiten.

Zusammenfassung

- Zur Metaphylaxe von Kalziumoxalatsteinen, Harnsäure- und Zystinsteinen wird alkalisiert, bei Infektsteinen (Struvit) oder Kalziumphosphatsteinen (Brushit) wird angesäuert.
- Bei BPH werden α_1-Blocker (Tamsulosin), 5-α-Reduktase-Hemmer (Finasterid/Dutasterid) und Phytotherapeutika (Kürbis, Sägepalme) oder neuerdings auch App-basierte Therapien verwendet.
- Das metastasierte Prostatakarzinom wird durch Androgenentzug (GnRH-Analoga, GnRH-Antagonisten, Cyproteronacetat, Abirateron, Enzalutamid, Apalutamid und Darolutamid), die Zytostatika Docetaxel und Cabazitaxel sowie durch Radium-223/Lutetium-117 oder PARP-Inhibitoren palliativ behandelt.
- Bei der monopolaren TUR-P besteht die Gefahr eines lebensgefährlichen TUR-Syndroms mit Hirnödem, Hämolyse und Nierenversagen.
- Laserverfahren bieten eine gute Alternative zur TUR-P bei sehr großen Drüsen oder teils unter Antikoagulation.
- Etablierte Laserverfahren sind der Greenlight-Laser (reine Vaporisation ohne Histologie bis 80 ml Drüsengröße), der Holmium-Laser und der Thulium-Laser (beide zur Enukleation aller Größen mit Histologie und Vaporisation beim Thulium-Laser).
- Der Standardzugang zur Niere erfolgt über den Interkostalschnitt oder transabdominell.
- Bei der Nephrektomie wird zuerst die Arterie, im Anschluss die Vene und zum Schluss der Harnleiter unterbunden und durchtrennt.
- Die Operation maligner Hodentumoren erfolgt immer von inguinal.
- Nach Zystektomie kann die Harnableitung kontinent (Ileumneoblase, Mainz-Pouch I) oder inkontinent (Ileum-Conduit, Ureterokutaneostomie) erfolgen.
- Nahezu alle urologischen Schnitt-OP-Verfahren können inzwischen auch sehr gut roboterassistiert minimalinvasiv durchgeführt werden mit deutlich schnellerer Rekonvaleszenz.

Spezieller Teil

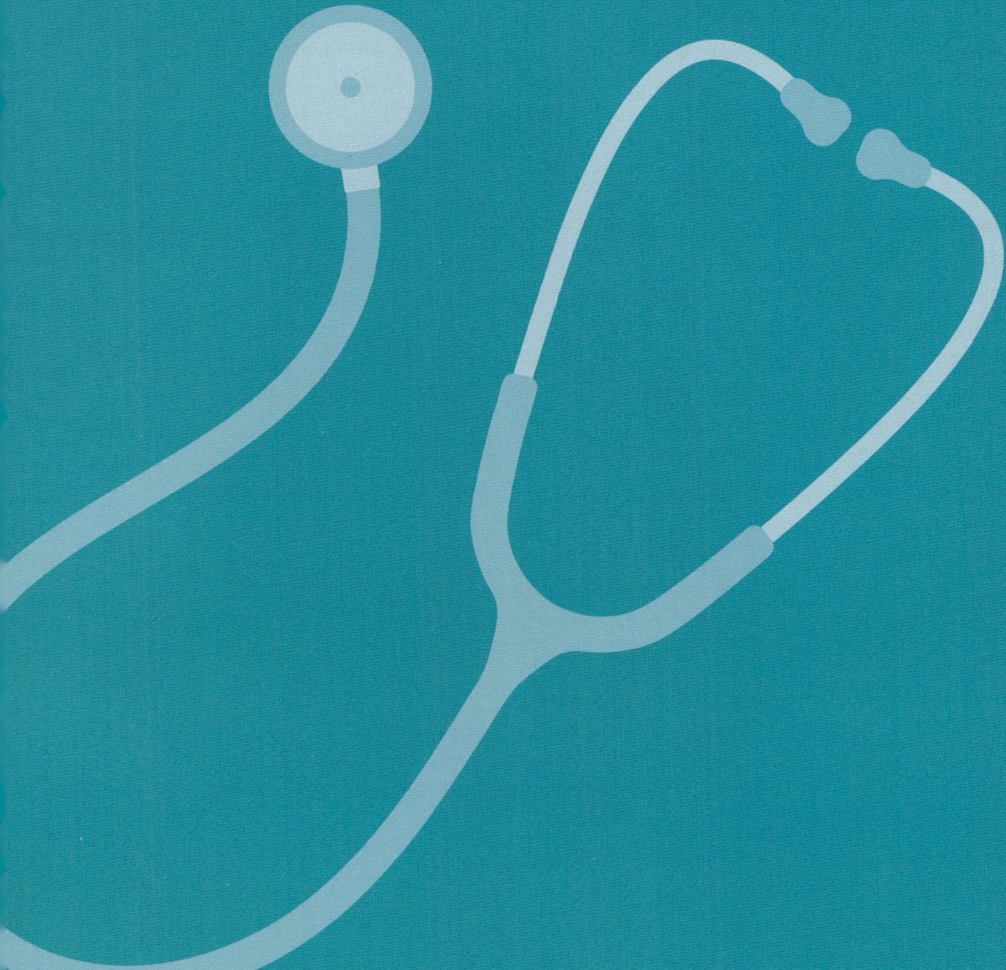

BASICS

Fehlbildungen

Störungen der Harnentleerung

Schmerzen

Hämaturie schmerzlos/schmerzhaft

Weitere Tumoren des Mannes

Nebenniere

Venerische Infektionen

Geschlechtsspezifische urologische Erkrankungen

Spezielle Themen

5 Nierenanomalien

Numerische Anomalien

Nierenagenesie

Der Entstehung von Nierengewebe geht ein Kontakt der Ureterknospe mit dem metanephrogenen Blastem voraus. Besteht eine fehlende Entwicklung oder frühzeitige Degeneration der Ureterknospen, führt dies zu einer Nierenagenesie (→ Abb. 5.1).
Man unterscheidet die unilaterale von der bilateralen Nierenagenesie:

- Die **unilaterale Nierenagenesie** ist häufig ein Zufallsbefund und hat keinen Einfluss auf die Lebenserwartung des Patienten.
- Die **bilaterale Nierenagenesie** ist mit dem Leben nicht vereinbar und kann durch eine verminderte Fruchtwasserbildung (Oligohydramnion) während der Schwangerschaft auffallen.

Doppelniere

Eine Doppelniere ist **eine** Niere mit **zwei** Nierenbecken und Harnleiter. Diese entstehen durch eine doppelt angelegte Ureterknospe. Die Harnleiter der Doppelniere können getrennt sein oder sich vereinigen und gemeinsam in die Harnblase münden.

Die **Meyer-Weigert-Regel** besagt:
- Dem **oberen** Nierenbecken wird das **untere** Ostium zugeordnet.
- Dem **unteren** Nierenbecken wird das **obere** Ostium zugeordnet.

Ist keine Ureterpathologie vorhanden, ist keine Therapie indiziert.

Größenanomalien (Nierenhypoplasie)

Eine verkleinerte Niere bei intaktem Nierenparenchym, aber verringerter Anzahl der Kelche führt zu einer eingeschränkten Funktion der betroffenen Niere.
Man unterscheidet die **unilaterale** von der **bilateralen** Nierenhypoplasie:

- Bei der unilateralen Nierenhypoplasie besteht meistens eine unauffällige Klinik.
- Die bilaterale Nierenhypoplasie ist infolge der fortschreitenden Niereninsuffizienz meist früh symptomatisch.

Lageanomalien (Nierendystopie)

Liegt die Niere nicht retroperitoneal zwischen dem 12. BWK und dem 2. LWK, spricht man von einer **Nierenektopie.** Die Niere wird je nach Lokalisation als **lumbale Niere** oder als **Beckenniere** bezeichnet. Auch im Thorax gelegene Nieren können vorkommen, sind aber ausgesprochen selten.

Nephroptose (Senkniere)

Bei der Nephroptose hat die Niere im **Liegen** eine normale Lage, im **Stehen** jedoch sinkt sie um mehr als zwei Wirbelkörperhöhen ab. Die Nephroptose führt nicht zwingend zu einer Harnabflussstörung und bedarf deshalb nicht immer einer Behandlung.

Formanomalien

Hufeisenniere

Die Hufeisenniere ist die häufigste Form einer Verschmelzungsniere. Die unteren Pole beider Nieren sind über eine Gewebebrücke miteinander verbunden.

Zystische Nierenanomalien

Nierendysplasie

Kommt es direkt nach dem Kontakt von metanephrogenem Blastem und Ureterknospe zu Störungen, wird die weitere Teilung und somit Differenzierung eingestellt.
Als Folge der fehlenden Differenzierung kommt es zur Ausbildung von primitiven Strukturelementen und damit zur

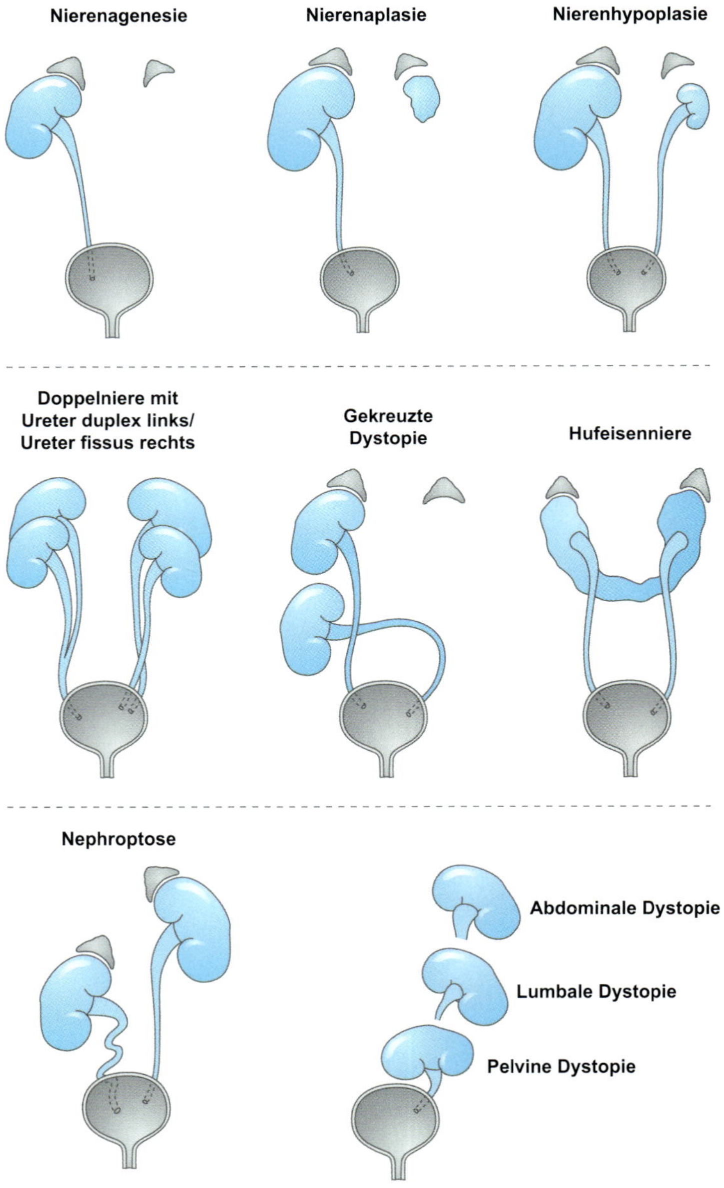

Abb. 5.1 Kongenitale Anomalien der Niere [L157]

Hypoplasie der betroffenen Niere. Die Hypoplasie kann von einer **Ureterobstruktion** begleitet werden. Das Ausmaß der Hypoplasie bestimmt den Grad der evtl. folgenden Niereninsuffizienz.

Zystennieren

Bei diesen meist erblich bedingten **polyzystischen** Nierenerkrankungen sind fast **immer beide** Nieren betroffen.
Man unterscheidet mehrere Formen, wobei eine klare Klassifizierung oft nicht möglich ist:

Autosomal-rezessiv erbliche polyzystische Nephropathie (Potter I)

Diese Form sieht man bei Neugeborenen, die infolge der Urämie die ersten Lebenstage nicht überleben.

Autosomal-dominant erbliche polyzystische Nephropathie (Potter III)

Diese Nephropathie manifestiert sich oft erst nach dem 40. Lebensjahr. Infolge der Parenchymkompression kommt es zur Niereninsuffizienz. Eine spezifische Therapie gibt es bisher noch nicht. Daher ist eine Dialyse bzw. Nierentransplantation notwendig.

Solitäre oder multiple Nierenzysten

Dabei handelt es sich um ein- oder mehrfach, uni- oder bilateral vorkommende benigne Zysten. Sie kommen bei Kindern selten vor, sind jedoch bei 50 % der über 50-Jährigen nachweisbar.
Nierenzysten stellen die am **häufigsten vorkommenden Nierenanomalien** dar (→ Abb. 5.2 und → Abb. 5.3). Sie sind meist symptomlos, können aber auch durch Verdrängung Beschwerden hervorrufen.
Die Problematik besteht in der Abgrenzung zu einem malignen Prozess.

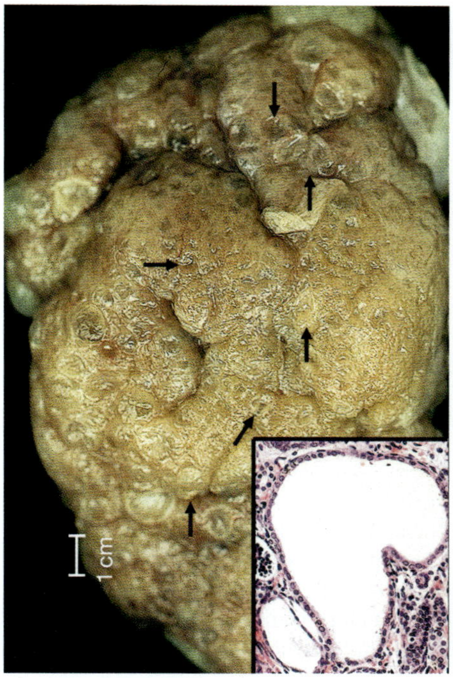

Abb. 5.2 Zystenniere des Neugeborenen [M535]

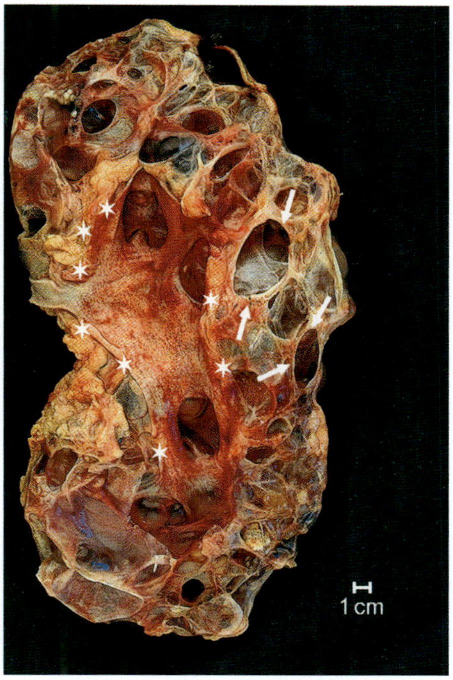

Abb. 5.3 Zystenniere des Erwachsenen. * Nierenparenchym, → Zystenwanderung. [M535]

Vier Kriterien in der Sonografie müssen erfüllt sein, um die Diagnose Nierenzysten zu stellen:

- Runde Struktur
- Dünne, glatte Zystenwand
- Echofreie Struktur mit dorsaler Schallverstärkung
- Keine Binnenechos vorhanden

Ist die Diagnose nicht klarzustellen, muss ein CT-IVP durchgeführt werden. Die Einteilung von Nierenzysten erfolgt nach Bosniak (I–IV). Die Grade I und II werden als benigne, die Grade III und IV als potenziell maligne eingestuft und bedürfen einer histologischen Sicherung.

Markschwammniere

Die Markschwammniere ist eine autosomal-dominant erbliche polyzystische Nierenerkrankung. Das Auftreten wird durch vererbte oder spontane Mutation in den Genen MCKD1 oder MCKD2 ausgelöst. Die Markschwammniere ist durch zystisch erweiterte Sammelrohre in den Pyramiden gekennzeichnet. Die Inzidenz beträgt 1 : 20.000.
50 % der Patienten sind symptomlos. Bei 30–50 % besteht eine Störung der Rückresorption von Kalzium, die zu einer renalen Hyperkalzurie führt. Rezidivierende Harnleitersteine, Harnwegsinfekte sowie Makrohämaturie können die Klinik bestimmen.

Zusammenfassung

- Nierenzysten sind die häufigsten Nierenanomalien.
- Zystische Nierenanomalien können primär kongenital sein oder sich sekundär in der Kindheit oder später entwickeln.

6 Harnleiteranomalien

Numerische Anomalien

Der Ureter fissus ist die unvollständige, der Ureter duplex die vollständige Doppelbildung des Harnleiters. Die Doppelbildung ist die Folge einer Doppelnierenanlage.

Ureter fissus

Die beiden Harnleiter vereinigen sich vor Eintritt in die Harnblase. Durch die Harnleitervereinigung kann es aufgrund eines Pendelurins (der Urin pendelt über die Verbindungsstelle der beiden Harnleiter hin und her) zur Harnableitungsstörung, Harnwegsinfektion oder Ausbildung einer Hydronephrose kommen. In den meisten Fällen ist der Ureter fissus jedoch asymptomatisch.

Ureter duplex

Beim Ureter duplex mündet jeder Ureter über sein eigenes Ostium in die Harnblase. Siehe dazu Meyer-Weigert-Regel in → Kap. 5. Symptome können durch die ungewöhnlichen Uretereinmündungen auftreten.

- Der Ureter der **oberen** Nierenanlage tritt tiefer und mittiger in die Blase ein. Dies kann zu einer Ureterstenose führen, die eine Hydronephrose zur Folge haben kann.
- Der Ureter der **unteren** Nierenanlage tritt höher und seitlicher als bei einer physiologischen Ureteranlage in die Blase ein. Dies kann zu einem vesikoureteralen Reflux, dem Rückfluss von Urin aus der Blase in den Ureter, führen.

Anomalien durch Obstruktion und Reflux

Bei der **Harnleiterabgangsstenose** handelt sich um eine **subpelvine,** kurzstreckige und oft peristaltisch inaktive Verengung des Ureters. Sowohl in der Sonografie als auch in der Urografie (alternativ CT-IVP) sind ein dilatiertes Nierenbecken und erweiterte Nierenkelche zu erkennen. In den meisten Fällen bleibt eine Harnleiterabgangsstenose asymptomatisch. Durch eine MAG3-Nierenfunktionsszintigrafie (→ Kap. 3) können die seitengetrennte Nierenfunktion sowie die Abflussverhältnisse kontrolliert werden, um ggf. bei einer signifikanten Obstruktion die Indikation zur Nierenbeckenplastik nach Anderson-Hynes zu stellen (→ Abb. 6.1).

Retroperitoneale Fibrose Die retroperitoneale Fibrose (Morbus Ormond) ist eine langsam zunehmende retroperitoneale Bindegewebsvermehrung, die zur Ummauerung der Harnleiter und somit zur Obstruktion und Hydronephrose führt. Autoimmune Prozesse werden als Auslöser bei der idiopatischen primären bzw. auch bei der sekundären Form vermutet. Die initiale Therapie der Obstruktion erfolgt mittels Einlage von Harnleiterstents sowie Einleitung einer immunsuppressiven Therapie mittels Kortikosteroiden oder Azathioprin. Bei frustraner medikamentöser Therapie ist die operative Therapie mittels Intraperitonealisierung der Harnleiter anzustreben.

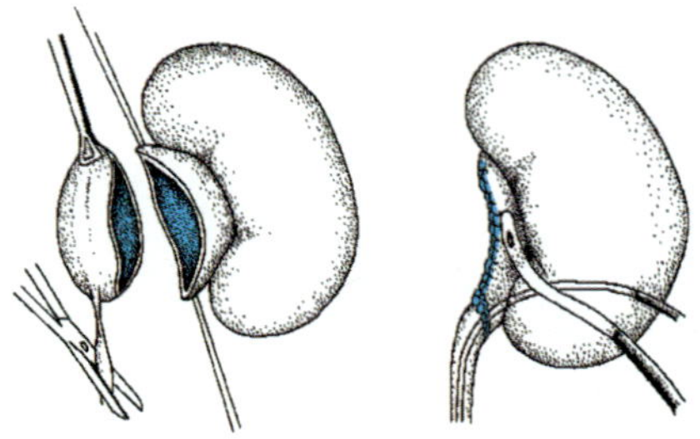

Abb. 6.1 Ureteropyeloplastik nach Anderson-Hynes [L157]

Megaureter Bei einem Megaureter handelt sich um einen stark erweiterten Harnleiter. Der pathologische Grenzwert beginnt bei einem Durchmesser von 6 mm. Der Megaureter wird aufgrund seiner Entstehungsursache wie folgt eingeteilt:

- **Idiopathischer Megaureter:** Diese Form des Megaureters ist sehr selten und entsteht aufgrund einer Dysplasie der Wandmuskulatur. Es bestehen kein Reflux und keine Obstruktion.
- **Refluxiver Megaureter:** Aufgrund eines verstärkten Refluxes kann es zur Dilatation des Ureters kommen. Bei diesem Krankheitsbild muss primär der Reflux behandelt werden.
- **Primär obstruktiver Megaureter:** Durch eine prävesikale Enge des Ureters oder aperistaltisches Uretersegment kommt es zu einer Stauung, die eine Erweiterung des Ureters zur Folge hat. Der primär obstruktive Megaureter ist die häufigste Ursache einer Megaureterbildung.
- **Sekundär obstruktiver Megaureter:** Hier liegt eine Obstruktion subvesikal vor.

Therapie

- Asymptomatischer Megaureter: konservativ, regelmäßige sonografische Kontrollen
- Symptomatischer Megaureter: Antireflux-Operation durch Neueinpflanzung des Harnleiters in die Blase mit gleichzeitiger Resektion des dilatierten Segments

Mündungsanomalien

Der **ektope Ureter** entsteht durch eine zu späte oder gar keine Trennung vom Wolff-Gang. Der Harnleiter mündet tiefer und weiter medial in die Harnblase, in den Blasenhals oder außerhalb der Blase. Geschlechterspezifische Lokalisationen:

- Beim Jungen: prostatische Harnröhre, Samenblase, Ductus deferens
- Beim Mädchen: Harnröhre, Introitus, Vagina

Bei der **Ureterozele** ist das submuköse Ende des Ureters sackförmig aufgetrieben und imponiert als Zyste in der Harnblase.
Man unterscheidet:

Intravesikale Ureterozelen (normale Lage des Ureterostiums) Diese sind selten, klein, asymptomatisch und häufiger bei Jungen. Sie entstehen aufgrund einer Mündungsstenose eines ungeteilten Harnleiters.

Ektope Ureterozele (ektope Lage des Ureterostiums) Das Ostium befindet sich hier im Blasenhals oder außerhalb der Blase, das aufgetriebene Ende des Ureters befindet sich jedoch meist submukös intravesikal.
Die ektope Ureterozele ist häufiger und überwiegend bei Mädchen. Sie entsteht aufgrund einer Mündungsstenose des oberen Harnleiters bei Ureter duplex. Hier kommt es meist zu einer Harnableitungsstörung mit starker Erweiterung des intravesikalen Abschnitts. Ein ektoper Harnleiter mit ektoper Ureterozele sollte operativ durch die Heminephroureterektomie des oberen, zur Ureterozele gehörenden Nierenanteils korrigiert werden, falls die Partialfunktion dieser Anlage in der Szintigrafie < 10 % der Gesamtfunktion beträgt.

Therapie

Intravesikale Ureterozelen werden von transurethral geschlitzt und zeigen selten Rezidive. Bei ektopen Ureterozelen müssen die Exzision und die antirefluxive Harnleiterneuimplantation angestrebt werden.

Zusammenfassung

- Beim Ureter fissus vereinigen sich die beiden Ureteren vor der Einmündung in die Harnblase zu einem gemeinsamen Ureter.
- Beim Ureter duplex sind die beiden Ureteren komplett getrennt und münden jeweils mit ihrem eigenem Ostium in die Harnblase.
- Die Harnleiterabgangsstenose führt zur funktionellen Einschränkung der Nierenfunktion durch Obstruktion und kann durch eine Nierenbeckenplastik behoben werden.

7 Lageanomalien des Hodens

Als **Lageanomalie des Hodens (Kryptorchismus, Maldescensus testis)** wird die temporäre oder dauerhafte Lage des Hodens außerhalb des Skrotums bezeichnet (→ Abb. 1.3).

Diese findet sich bei etwa 3 % der Neu- und ca. 30 % der Frühgeborenen. Infolge von Spontandeszensionen sinkt der Prozentsatz des persistierenden Hodenhochstands nach dem 1. Lj. auf etwa 0,8 %.

Entwicklung des Hodens

Während der 5. und der 32. Embryonalwoche verlagert sich die Hodenanlage unter der Führung des Gubernaculum testis von kranial retroperitoneal über den Canalis inguinalis nach kaudal in das Skrotalfach. Bei abgeschlossenem Deszensus bzw. bei Geburt sollte der Hoden, als Reifezeichen des Neugeborenen, im Skrotalfach tastbar sein.

Klassifikation

Hodenhochstand

Je nach Lokalisation wird unterschieden zwischen:

Leistenhoden Dies ist mit ca. 60 % der Fälle die häufigste Form der Hodenretention mit Verbleib des Hodens im Leistenkanal = Retentio testis inguinalis.

Bauchhoden Der Hoden verbleibt nach unvollständigem Deszensus im Bauchraum = Retentio testis abdominalis.

Kryptorchismus (griech. kryptos = verborgen) Hoden ist nicht auffindbar. Meist befindet er sich im Bauchraum. Differenzialdignostisch sollte in diesem Fall auch an eine Anorchie, die fehlende Hodenanlage, gedacht werden.

Pendelhoden Nach vollständiger Deszension kommt es durch äußere Einflüsse oder durch Zug des M. cremaster zu einem temporären Hodenhochstand. Die Lage kann von hochskrotal bis zum Leistenkanal variieren. Ist der Hoden vorwiegend im Skrotum lokalisiert, ist keine Therapie erforderlich.

Gleithoden Aufgrund eines zu kurzen Funiculus spermaticus oder hypertropher M.-cremaster-Fasern hat der Hoden seine Position im Leistenkanal. Er lässt sich durch manuelle Reposition ins Skrotum zurückverlagern, nimmt jedoch beim Loslassen sofort wieder seine Ausgangsposition ein.

Hodenektopie

Die Hodenektopie bezeichnet die Lage des Hodens außerhalb des vom Gubernaculum testis vorgegebenen Wegs. Dabei können unter anderem folgende Lokalisationen auftreten:

Ectopia inguinalis Bei dieser häufigsten Form liegt der Hoden subkutan im Leistenbereich.

Ectopia perinealis Der Hoden liegt im Bereich des Damms.

Ectopia femoralis Der Hoden liegt subkutan im Bereich des Oberschenkels.

Folgen der Hodenfehllage

Die Spermienproduktion im Hoden ist nur bei geringerer als der Körpertemperatur möglich. Bei einer Hodenfehllage kommt es aufgrund der erhöhten Umgebungstemperatur zu einer gestörten Ausreifung der Spermien mit Fehlen der Keimzellen. Ein weiterer Risikofaktor ist, dass bei extraskrotaler Lage des Hodens vermehrt Hodenmalignome auftreten. Das Risiko, im Erwachsenenalter an einem malignen Hodentumor zu erkranken, ist bei der einseitigen Hodenfehllage um das 20-Fache, bei der beidseitigen Hodenfehllage um das 40-Fache erhöht.

Diagnostik

- Anamnese und Palpation (bei Gleit- und Pendelhoden schwierig → Eltern ein Hodenlageprotokoll führen lassen!)
- Sonografie
- MRT (Nachteil: bei Kindern oft nicht ohne Narkose durchführbar)
- Diagnostische Laparoskopie (Möglichkeit der Diagnostik und Therapie in derselben Sitzung)

Therapie

Bis zum 6. Lebensmonat kann bei einem Gleithoden ein Spontandeszensus abgewartet werden. Bei ausbleibendem Deszensus nach Ablauf dieser Zeit ist eine der folgenden Therapien erforderlich:

Konservative Therapie

Hormonbehandlung mit GnRH Das Hormon wird dreimal täglich in der Form von Nasenspray appliziert. Mit der Behandlung kann ab dem 3. Lebensmonat begonnen werden; sie erstreckt sich über einen Zeitraum von 28 Tagen.

Applikation von HCG Das HCG wird intramuskulär einmal wöchentlich für die Dauer von 3 Wochen verabreicht.

Kombinationstherapie aus GnRH und HCG Die konservativen Therapieoptionen sind bei der Hodenektopie unwirksam. Die Erfolgsrate der konservativen Therapie liegt bei nur etwa 20 %, sodass diese Therapie, auch aufgrund ihrer potenziellen Nebenwirkungen, umstritten ist. Die Behandlung der Hodenfehllage sollte mit dem 12. Lebensmonat abgeschlossen sein.

Operative Therapie

Orchidopexie-Operation Leisten- und Gleithoden werden durch eine Orchidopexie-Operation behandelt. Hierbei wird der Hoden freigelegt und im Skrotum vernäht.

Operation nach Fowler-Stephens Bei der Hodenektopie wird die Operation nach Fowler-Stephens durchgeführt. Hierbei werden zunächst die Hodengefäße in Hodennähe ligiert. Es bildet sich nun ein Kollateralkreislauf von der A. spermatica zur A. ductus deferentis. In einem zweiten Eingriff, der etwa 6 Monate nach dem Ersteingriff erfolgt, wird der distale Anteil des Ductus deferens präpariert und bei ausreichender Gefäßlänge der Hoden im Skrotalfach pexiert. Das zweizeitige Vorgehen erhöht die postoperative Fertilitätsrate auf etwa 90 %.

Prognose

- Bei Korrektur der Hodenfehllage vor dem Ende des 2. Lebensjahres kann in 90 % der Fälle die Fertilität erhalten bleiben.
- Ohne Behandlung besteht bei einer beidseitigen Hodenfehllage in 80 % und bei der einseitigen Fehllage in 40 % der Fälle eine Infertilität.
- Auch nach Beseitigung der Hodenfehllage ist das Risiko einer malignen Entartung erhöht.

Zusammenfassung

- Die Lageanomalien des Hodens werden unterteilt in Hodenhochstand und Hodenektopie.
- Der Leistenhoden ist der häufigste Vertreter beim Hodenhochstand.
- Bei der Hodenektopie kommt am häufigsten die Ectopia inguinalis vor.
- Bis zum 6. Lebensmonat kann ein Spontandeszensus abgewartet werden, danach ist ein therapeutisches Vorgehen indiziert.
- Therapiemöglichkeiten: Gabe von Hormonen (GnRH, HCG) oder operative Rückverlagerung des Hoden.
- Auch nach erfolgreicher Therapie ist das Karzinomrisiko erhöht.

8 Phimose und Paraphimose

Phimose

Die Phimose gehört zu den Fehlbildungen des äußeren Genitales des Mannes. Definitionsgemäß handelt es sich um ein Missverhältnis zwischen Glans penis und Weite des Präputiums, welches die Retraktion hinter den Sulcus coronarius nicht zulässt oder behindert.
Die Phimose kann sowohl angeboren (primär) als auch erworben (sekundär) auftreten.
Vor dem 3. Lebensjahr wird eine Phimose nicht als pathologischer Zustand betrachtet, da sich in vielen Fällen die innere Epithelschicht der Vorhaut noch nicht vollständig von der Glans penis getrennt hat (→ Abb. 8.1). Diese Trennung ist in manchen Fällen erst mit der Pubertät abgeschlossen. Zu einem operativen Vorgehen wird daher nicht vor Abschluss des 2. Lebensjahres geraten.

> Vor dem 3. Lebensjahr ist eine symptomlose Phimose physiologisch.

Ätiologie

Neben der primären Phimose können folgende Ursachen zum Krankheitsbild der sekundären Phimose führen:
- Entzündungen
- Vernarbungen
- Diabetes mellitus
- Lichen sclerosus et atrophicus

> Verfrühte Retraktionsversuche oder frühzeitiger Geschlechtsverkehr können zu kleinen Vorhautrissen führen, die sich über eine Narbenbildung zu einer sekundären Phimose entwickeln können.

Klinik

Das klinische Bild der Vorhautenge ist zumeist mit **Schmerzen** verbunden. **Miktionsbeschwerden** erhöhen beim Patienten den Leidensdruck. Es können allerdings zusätzlich Begleitsymptome auftreten, die vor der eigentlichen Therapie der Phimose behandelt werden sollten. Hierbei handelt es sich um folgende:
Posthitis/Balanitis/Balanoposthitis Mit diesen Begriffen ist eine Entzündung der Vorhaut (Posthitis), der Eichel (Balanitis) oder von Vorhaut und Eichel (Balanoposthitis) gemeint. Ursache für die Entstehung entzündlicher Prozesse in diesem Bereich ist die durch die Verengung der Vorhaut vermehrte Smegmaretention.
Rezidivierende oder chronische Harnwegsinfekte (→ Kap. 14) Auch wenn diese meist erst durch die Phimose (Miktionsbeschwerden) verursacht wurden, sollten sie vor einer Operation abgeheilt sein.

Komplikationen und Risiken

Eine Komplikation der nicht behandelten Phimose stellt die **Paraphimose** dar (s.u.). Des Weiteren fördern Einschränkungen in der Penishygiene, die durch die Phimose entstehen, das Auftreten rezidivierender Entzündungen. Dadurch wird das Risiko, an einem Peniskarzinom zu erkranken, gesteigert (→ Kap. 29 „Penistumoren").

Diagnostik

Die Diagnose erfolgt nach genauer Anamnese und der manuellen urologischen Untersuchung. Es wird zwischen zwei Formen unterschieden:
- Die **vollständige Phimose** ist eine Vorhautverengung, bei der eine Retraktion (ein Zurückschieben) der Vorhaut über die Glans am erschlafften Penis nicht möglich ist.
- Die **unvollständige Phimose** wird diagnostiziert, wenn die Retraktion der Vorhaut nur am erigierten Penis vermindert oder gar nicht möglich ist.

> Die Klinik entscheidet über die Einteilung in vollständige oder unvollständige Phimose.

Therapie

Eine primäre, symptomatische Phimose sollte bei Kindern zunächst konservativ behandelt werden.
Diese konservative Therapie besteht aus einer **Kortikoidcreme,** die zweimal täglich über 4–8 Wochen lokal aufgetragen wird. Kommt es trotz dieser Behandlung zu einer erneuten symptomatischen Enge (Balanitiden, Miktionsbeschwerden, Harnwegsinfekte), wird auf eine operative Therapie zurückgegriffen.
Patienten, die an Entzündungen leiden, sollten nach Primärbehandlung im beschwerdefreien Intervall operiert werden.
Die heute gängige Operation ist die **radikale Zirkumzision.** Diese Methode unterscheidet sich nicht von einer rituellen Beschneidung aus religiösem Hintergrund. Bei der **radikalen Zirkumzision** werden das äußere und das innere Vorhautblatt auf Höhe des Sulcus coronarius zirkulär entfernt (→ Abb. 8.2).
Alternativ kann dem Patienten eine plastische Zirkumzision angeboten werden. Hierbei bleibt ein Teil der Vorhaut erhalten.

Komplikationen

Die Komplikationen bei der radikalen Zirkumzision liegen in Nachblutungen, Wundinfektionen, Wundrandnekrosen und Rezidivphimosen.

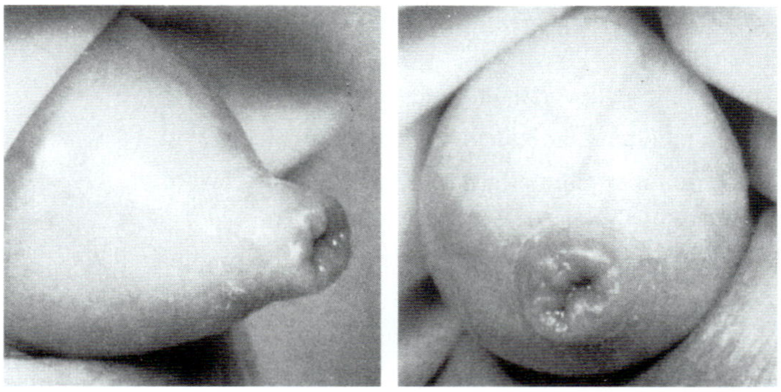

Abb. 8.1 Phimose bei einem 3-jährigen Jungen [T407]

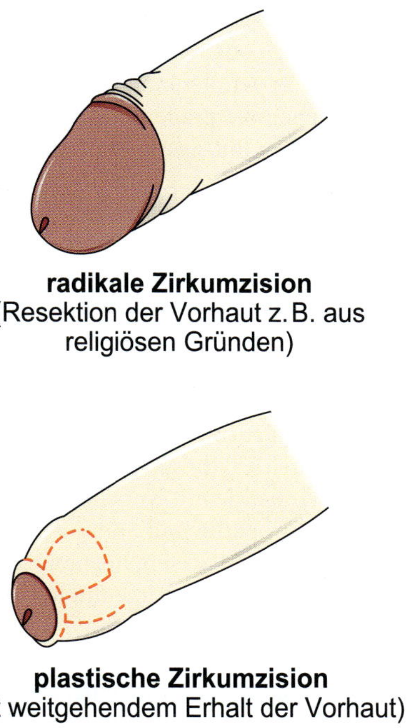

Abb. 8.2 Die radikale und die plastische Zirkumzision [L141]

Beim Erwachsenen kann die Operation in Lokalanästhesie durchgeführt werden, wohingegen beim Kleinkind der Eingriff in Vollnarkose durchgeführt werden sollte.

Paraphimose

Die Paraphimose ist eine Komplikation der Phimose und stellt einen **urologischen Notfall** dar. Eine schnelle Intervention ist für die Peniserhaltung unerlässlich. Zur Paraphimose kommt es, wenn eine zu enge Vorhaut hinter die Eichel in den Sulcus coronarius geschoben wird. Die Vorhaut schwillt daraufhin stark an und wirkt wie eine aufgepumpte Blutdruckmanschette. Infolgedessen kommt es zur Minderperfusion der distal gelegenen Eichel.

> Patienten mit enger Vorhaut laufen Gefahr, eine Paraphimose zu entwickeln.

Eine Paraphimose ist äußerst schmerzhaft. Sollte ein manuelles Manöver erfolglos bleiben, muss eine dorsale Inzision des Schnürrings erfolgen.
Eine Operation ist selbst nach erfolgreichem Retraktionsmanöver indiziert, um ein Rezidiv zu vermeiden.

Komplikation

Wird eine Paraphimose nicht rechtzeitig behandelt, kommt es zur Nekrose der Eichel.

Paraphimoseprophylaxe am katheterisierten Patienten

Bei der Katheterisierung eines Patienten muss immer dringend darauf geachtet werden, dass die Vorhaut nach vorne repositioniert wird!

Zusammenfassung

- Vor dem 3. Lebensjahr ist eine Phimose nur bei vorhandener Symptomatik (Balanitiden, Miktionsbeschwerden) behandlungsbedürftig.
- Phimosepatienten haben ein erhöhtes Risiko, an einem Peniskarzinom zu erkranken.
- Die Paraphimose stellt einen urologischen Notfall dar, der sofort zu behandeln ist.
- Bei der Katheterisierung ist immer auf die Paraphimoseprophylaxe (Reposition der Vorhaut nach vorne) zu achten!

9 Niereninsuffizienz

Die Unterfunktion einer oder beider Nieren wird als **Niereninsuffizienz (Nierenversagen)** bezeichnet. Als Ausdruck einer Niereninsuffizienz kommt es zu einer Erhöhung der Konzentration harnpflichtiger Substanzen wie Kreatinin, Harnsäure und Harnstoff im Blut, was als **Urämie** bezeichnet wird. Klinisch-ätiologisch wird das chronische vom akuten Nierenversagen unterschieden.

Akutes Nierenversagen Es kommt zu einem raschen renalen Funktionsverlust mit einer Reduktion der Harnmenge bis hin zur Anurie. Es ist meist reversibel.

Chronisches Nierenversagen Es führt schleichend, meist über Monate bis Jahre, zu einer Reduktion der glomerulären Filtrationsrate (GFR). Bei der Maximalvariante, dem vollständigen Verlust der renalen Ausscheidungsfunktion, spricht man von einer **terminalen Niereninsuffizienz.**

Die Inzidenz der chronischen Niereninsuffizienz in Deutschland beträgt ca. 50/100.000 pro Jahr, Tendenz steigend! Aktuell werden etwa 90.000 Patienten in Deutschland mit einem Nierenersatzverfahren (Hämodialyse/CAPD s. u.) behandelt. Bei etwa 24.000 Patienten übernimmt eine Transplantatniere die Aufgabe der funktionslosen Eigennieren. Pro Jahr stehen in Deutschland bei einem Bedarf von 8.000 Spendernieren jedoch nur etwa 3.000 Spendernieren zur Verfügung.

Klassifikation und Ätiologie

Akutes Nierenversagen

Das akute Nierenversagen wird nach seiner Lokalisation eingeteilt:

Prärenales Nierenversagen Pathophysiologisch kommt es zu einer Verminderung der Nierendurchblutung. Vor allem sind der hypovolämische Schock durch hohen Blutverlust (Trauma, Operation, postpartale Blutungen) und Thrombosen mit Verlegung der Nierenarterien zu nennen. Auch exsikkotische Zustände (inadäquate Flüssigkeitsaufnahme, massives Erbrechen, Diarrhö) können für ein prärenales Nierenversagen ursächlich sein.

Renales Nierenversagen Die meisten Veränderungen führen zu einem chronischen Nierenversagen. Häufige Ursachen einer Nierenparenchymschädigung sind diabetische Nephropathie, entzündliche Nephropathien, Einsatz von Kontrastmittel, Medikamente (ACE-Hemmer, Antibiotika, NSAID, Ciclosporin A, Cisplatin, Methotrexat), Zystennieren, Nierenschaden durch Hypertonie, Abstoßungsreaktion der Transplantatniere, Crush-Niere, Rhabdomyolyse.

Postrenales Nierenversagen Dies ist häufig bedingt durch eine (beidseitige) Harnabflussbehinderung. Infrage kommen Verlegungen durch Harnsteine, intraluminale Harnleitertumoren, von außen komprimierende Tumoren (z. B. Ovarialkarzinom), Morbus Ormond (Ummauerung durch retroperitoneale Fibrose), den Harnleiter okkludierendes Harnblasenkarzinom, obstruktives Prostataadenom, Harnröhrenstrikturen. Eine einseitige Harnabflussbehinderung kann, bei gesunder Gegenniere, in der Regel kompensiert werden.

→ Tab. 45.1 im Anhang zeigt die Schweregradeinteilung des akuten Nierenversagens anhand der RIFLE-Kriterien (Risk, Injury, Failure, Loss, End stage kidney disease).

Ursachen der chronischen Niereninsuffizienz

Ausdruck der chronischen Niereninsuffizienz ist eine **fortschreitende Destruktion** und damit eine **Abnahme an funktionstüchtigen Nephronen.** Dies führt letztendlich zu einer Dialysepflichtigkeit des Patienten. Hauptursachen für diese Art der Schädigung sind eine diabetische Nephropathie, der arterielle Hypertonus und der dadurch bedingten vaskulären Nephropathie, die chronische Glomerulonephritis, interstitielle Nephropathien, die rezidivierende Pyelonephritis und Zystennieren. Die Einteilung der klinischen Schweregrade erfolgt anhand des Ausmaßes der GFR-Einschränkung (→ Tab. 45.2 im Anhang).

Klinik

Neben den Laborbefunden mit Erhöhung der harnpflichtigen Substanzen kommt es zu weiteren charakteristischen Befunden (→ Abb. 9.1): Abnahme der GFR und der Harnausscheidung, Störung des Elektrolythaushalts, Pruritus, Foetor uraemicus, Anämie durch Erythropoetinmangel, renale Osteopathie mit Knochenschmerzen, Polyneuropathie mit Somnolenz, Parästhesien und Paresen, hormonelle Störungen, Ödeme im Augenlid und an den Unterschenkeln, Kopfschmerzen, Müdigkeit, Depressionen, Krampfanfälle, metabolische Azidose mit Hyperventilation, Herzinsuffizienz, Perikarditis, Arrhythmien, Hypertonie, Stauung der Lunge und gastrointestinale Störungen.

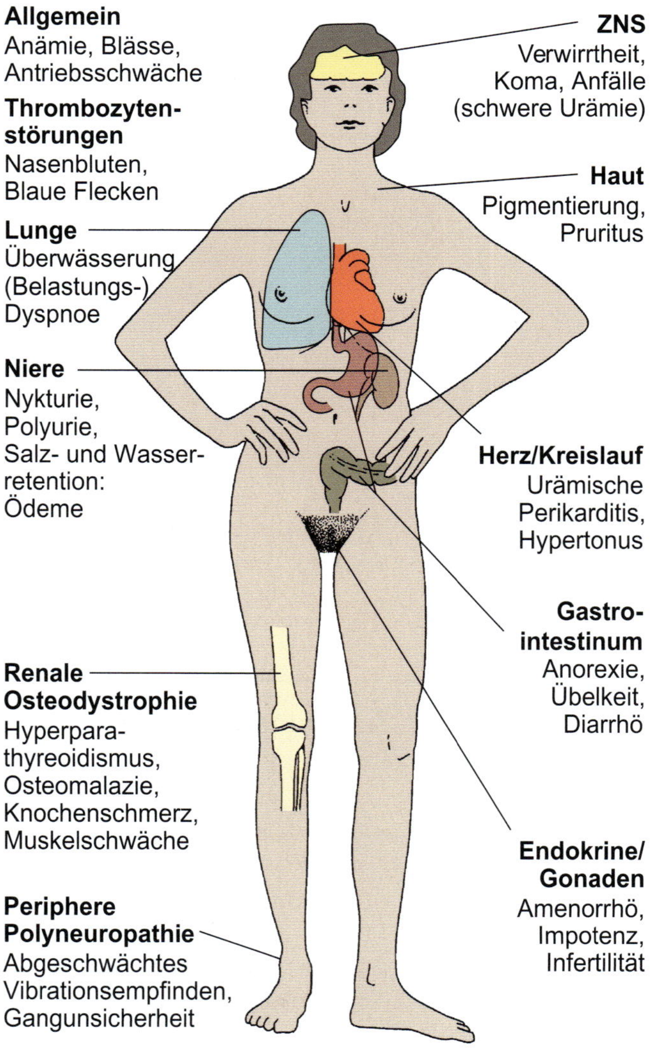

Abb. 9.1 Symptome und klinische Befunde bei chronischer Niereninsuffizienz [L157]

Diagnostik

- Anamnese (OP, Trauma, Medikation, Begleiterkrankungen?) und körperliche Untersuchung
- Labor: Harnstoff, Harnsäure, Kreatinin, Elektrolyte, Blutgasanalyse, Urin-Diagnostik
- Sonografie: Nierenmorphologie, Stauungszeichen, Abflussstörungen, farbkodierte Duplex-Untersuchung zur Einschätzung der renalen Blutperfusion
- Röntgen des Thorax: Überwässerung (= Fluid lung)
- Evtl. Nierenbiopsie bei Verdacht auf eine glomeruläre Erkrankung (z. B. RPGN)

Therapie

Akutes Nierenversagen (ANV)

In der Regel werden Patienten mit einem ANV intensivmedizinisch betreut. Primäres Ziel ist die **Sicherstellung der Nierendurchblutung** und der adäquaten Sauerstoffversorgung des Nierenparenchyms. Zum Erreichen eines ausreichenden Blutdrucks kommen bei Hypotonie auch Katecholamine zum Einsatz.
Die Ursache des ANV muss umgehend beseitigt werden. Also: für ein ausreichendes Volumenangebot sorgen, Abflussbehinderungen beseitigen und die Diurese ggf. mit Schleifendiuretika in hoher Dosierung (500 mg pro Tag per Perfusor) forcieren. **Cave!** Vor dem Einsatz von Schleifendiuretika muss sichergestellt sein, dass keine Exsikkose vorliegt, da beim exsikkierten Patienten Schleifendiuretika die Prognose des ANV deutlich verschlechtern!
Zur Therapiekontrolle empfehlen sich eine Flüssigkeitsbilanzierung und die Messung des ZVD (Zielwert: 8–12 mmHg). Erneute Evaluierung der aktuellen Medikamenteneinnahme; nierenschädigende Substanzen umgehend absetzen oder auf nicht schädigende Therapeutika umsetzen. Die Prognose bezüglich einer Ausheilung des akuten Nierenversagens ist im Gegensatz zum chronischen Nierenversagen gut.

Chronisches Nierenversagen (CNV)

Primäres Ziel: **Stabilisierung und Erhaltung der Nierenrestfunktion** sowie Beseitigung bzw. Linderung der Begleitsymptome der Niereninsuffizienz. Essenziell sind konsequente Blutdruckeinstellung auf Normalwerte, optimale BZ-Einstellung sowie eiweißarme Diät (≤ 1 g/kg KG pro Tag). Dadurch kann die Aminosäuren- und Peptidkonzentration im Blut gesenkt werden, was eine schädliche Hyperperfusion der noch intakten Glomeruli verhindert. Behandlung möglicher Begleitsymptome der renalen Anämie, der Hyperphosphatämie, der Hyperkaliämie und metabolischer Azidosen.

Nierenersatztherapie

Ab einer GFR von < 10–15 ml/min (Stadium V) kann es zu medikamentös nicht mehr beherrschbaren Komplikationen der Urämie kommen (z. B. Lungenödem, Hyperkaliämie mit metabolischer Azidose und urämische Perikarditis). Sie stellen eine absolute Indikation zur Hämodialyse dar. Relative Indikationen liegen bei einem konservativ nicht einstellbaren Hypertonus und einem Anstieg des Serumharnstoffs > 40 mmol/l vor. Mögliche Verfahren sind extrakorporale Hämodialyse und Peritonealdialyse (CAPD).
Die **Hämodialyse** arbeitet nach dem physikalischen Prinzip der Stoffdiffusion entlang einem Konzentrationsgradienten. Das Patientenblut wird über einen zuvor operativ angelegten Shunt an einer semipermeablen Membran vorbeigeführt und danach dem Patienten wieder zugeführt. Auf der Gegenseite der Membran befindet sich eine Dialysatflüssigkeit. Durch den hydrostatischen Druckgradienten findet der Stoff- und Flüssigkeitsaustausch statt (→ Abb. 9.2).
Bei einer Nierenrestfunktion von mindestens 5 ml/min kann bei geistiger und körperlicher Eignung dem Patienten eine **Peritonealdialyse**angeboten werden. Dabei wird operativ ein Katheter in den Bauchraum eingebracht. Bei diesem Verfahren bringt der Patient über den Katheter eine sterile Flüssigkeit mithilfe spezieller Beutelsysteme in den Bauchraum. Als semipermeable Membran dient hier das gut durchblutete Peritoneum. Ein Beutel- bzw. Flüssigkeitswechsel findet vier- bis fünfmal täglich statt. Absolut essenziell ist steriles Arbeiten des Patienten, da die Gefahr einer Peritonitis sehr hoch ist.
Zuletzt sei noch auf die Möglichkeit der **Nierentransplantation** hingewiesen. Diese kommt jedoch aufgrund des allgemeinen Spenderorganmangels nur für wenige Patienten in Betracht.

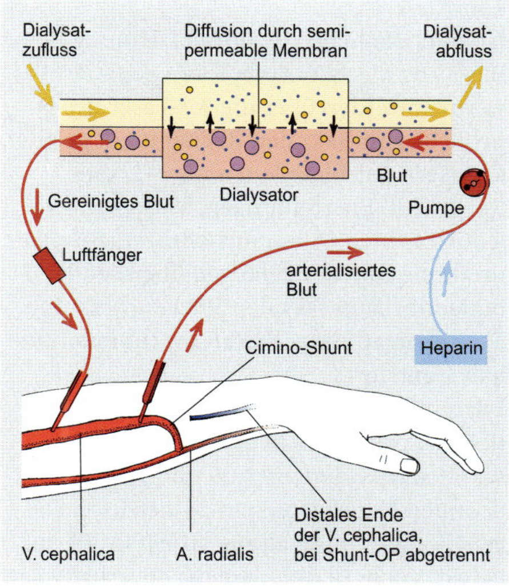

Abb. 9.2 Prinzip der Hämodialyse [L215]

Zusammenfassung

- Ätiologie des ANV: prärenal – Kreislaufschock und Stenosen/Infarkte, renal – glomeruläre Erkrankungen und toxische Schäden, postrenal – Abflussbehinderung der ableitenden Harnwege z. B. durch Tumoren.
- Therapie des ANV: Volumen- und Elektrolytausgleich, Sichern des Harnabflusses, adäquate Blutdruckverhältnisse, Weglassen nephrotoxischer Substanzen.
- Ätiologie des CNV: langjähriger Diabetes mellitus, Hypertonus, Glomerulonephritis.
- Therapie des CNV: optimale Einstellung eines Diabetes und eines Hypertonus, eiweißarme Diät, ab einer GFR < 15 ml/min Nierenersatztherapie.

Bei den neurogenen Blasenentleerungsstörungen entsteht durch eine Läsion des zentralen Nervensystems oder der peripheren Innervation von Blase und Sphinkter eine frühzeitige, verspätete oder unvollständige Blasenentleerung.

Anatomie

Zum Grundverständnis der neurogenen Blasenentleerungsstörungen muss man zwischen der zentralen und der peripheren Innervation des M. detrusor vesicae bzw. des Sphinkterapparats unterscheiden.

Die periphere Innervation

Peripher erfolgt die Innervation aus sympathischen, parasympathischen und somatischen Nervenfasern. Thorakolumbal (Th12–L2) liegt das sympathische spinale Zentrum, sakral (S2–S4) das parasympathische Miktionszentrum und gleichzeitig das somatische Zentrum. Diese drei Zentren stehen in Verbindung zueinander und werden von supraspinalen Zentren kontrolliert.
Afferente Signale, die durch Dehnung der Blase aus Mechanorezeptoren generiert werden, werden über die Aδ-Faser des N. pelvicus zum sakralen Rückenmark geleitet. C-Fasern der Blase leiten nur stärkste Reize, z. B. Entzündungen, Verletzungen, jedoch keinen Dehnungsschmerz. Afferente urethrale Impulse gelangen über den N. pudendus zum sakralen Rückenmark und über sympathische Fasern ins thorakolumbale Zentrum.
Efferente Impulse zur Auslösung der Miktion entspringen dem parasympathischen sakralen Miktionszentrum und gelangen über den N. pelvicus zum M. detrusor. Die ganglionäre Umschaltung erfolgt im Plexus pelvicus oder in der Blasenwand selbst. Über Acetylcholin werden an muskarinergen Rezeptoren der Detrusortonus bzw. die Detrusorkontraktion reguliert.
Nach Umschaltung im Grenzstrang gelangen die efferenten Signale des sympathischen thorakolumbalen Zentrums über den N. hypogastricus zur Blasenwand und zum Blasenhals. Noradrenalin relaxiert über β-Rezeptoren die Blasenwand und tonisiert über α-Rezeptoren den Blasenhals bzw. die proximale Urethra.
Das sakrale somatische Zentrum sendet Kontraktionsimpulse über den N. pudendus zur quergestreiften Muskulatur des externen Urethralsphinkters. Transmitter ist Acetylcholin, das an nikotinerge Rezeptoren bindet. Somit sind die beiden letztgenannten Zentren maßgeblich für die unwillkürliche und willkürliche Kontinenz verantwortlich.

Die zentrale Innervation

Die zentrale Steuerung erfolgt über das pontine Speicherzentrum und das pontine Miktionszentrum. In der Speicherphase inhibiert das Speicherzentrum die parasympathische Innervation und aktiviert den somatischen und sympathischen Schenkel. Während der Miktionsphase wird durch das Miktionszentrum die parasympathische Komponente gesteigert und die somatische und sympathische Komponente werden gehemmt.
Die pontinen Zentren unterstehen der Kontrolle des Kortex, der Basalganglien, Teilen des Kleinhirns und den thalamischen Kernen. Erst diese obersten Instanzen können die willkürliche Speicherung bzw. Miktion steuern.

Ätiologie

Neben der neurologisch geprägten Einteilung unterscheidet man je nach Lokalisation der Schädigung drei Formen: suprapontin, suprasakral spinal und sakral/subsakral.
Kommt es zu einer Schädigung der **suprapontinen Strukturen** durch Schädel-Hirn-Traumen, Apoplexie, Parkinsonismus, multiple Sklerose, Entzündungen oder Demenz, so entsteht eine neurogene Detrusorüberaktivität mit Störung der willkürlichen Beeinflussung (früher: „Reflexblase"). Der Synergismus zwischen Detrusor und Sphinkter bleibt erhalten.
Schädigungen des Rückenmarks **suprasakral** durch Trauma (Querschnitt), Bandscheibenvorfälle, Tumoren, Entzündungen, Gefäßverschlüsse oder Missbildungen (Myelomeningozelen) zeigen häufig eine Detrusorhyperaktivität mit Detrusor-Sphinkter-Dyssynergie. Dabei entsteht eine Harninkontinenz durch die Detrusorhyperaktivität mit begleitender subvesikaler Obstruktion bei mangelnder Relaxation des Sphinkterapparats. Restharnentwicklung kann die Folge sein.
Sakrale oder **subsakrale** Läsionen (Bandscheibenvorfälle, Tumoren, Entzündungen, Nervenläsionen durch Operationen im kleinen Becken, Neuropathien wie bei Diabetes mellitus oder Vitaminmangel) führen meist zur Detrusorareflexie, aber auch inkomplette Läsionen führen zu Detrusorüberaktivität mit Sphinkterareflexie oder Detrusorareflexie mit Sphinkterhyperreflexie. Folge ist die sog. **Überlaufblase** oder **Pelvic bladder.**
Neben der klassischen neurologischen Einteilung erfolgt heute die Klassifikation vor allem der ICS-Nomenklatur (International Continence Society), siehe dazu → Tab. 10.1.
Wesentliche Komplikationen vor allem bei Restharnbildung sind dauerhafte Schädigungen der Niere durch Harnstau und durch rezidivierende Harnwegsinfektionen mit Sepsis.

Tab. 10.1 ICS-Klassifikation der neurogenen Blasenentleerungsstörungen [F1041-002]

Messgröße/ Blasenfunktion	Speicherphase	Miktionsphase
Detrusoraktivität	Normal/stabil Hyperaktiv/ instabil Hyperreflexiv	Normal Hypoaktiv Akontraktil
Blasensensitivität	Erhöht/hypersensitiv Reduziert/ hyposensitiv Fehlend	
Blasenkapazität	Normal/stabil Hoch Niedrig	
Compliance	Normal/stabil Hoch Niedrig	
Urethrale Funktion	Normal Inkompetent	Normal Obstruktiv/ Hyperaktiv/ Mechanisch

Diagnostik

Die Hauptsäule der Diagnostik ist eine ausführliche **Anamnese.** Es sollte gezielt nach Operationen oder Erkrankungen des ZNS, des Rückenmarks oder des kleinen Beckens gefragt werden. Auch Bestrahlungen in diesen Bereichen, Medikamente (v. a. solche, die Sympathikus und Parasympathikus beeinflussen), Alkohol, Drogen, Rauchen und Ernährung sollten genau erfragt werden. Anschließend sollte eine genaue Miktionsanamnese (Harndrang, Menge, Dauer, willkürlich/unwillkürlich, Trinkmenge, Inkontinenzauslöser) erhoben werden. Ebenso können Fragen zum Sexualverhalten (Erektionsfähigkeit, Orgasmus etc.) sowie Fragen zum Stuhlgang richtungweisend sein. Zur genauen Erfassung der Trink- und Miktionsgewohnheiten hat sich das Miktions- und Trinkprotokoll bewährt, worin der Patient über 24 h eine Dokumentation vornimmt.
Es folgt die exakte neurologische Untersuchung (Gangbild, Habitus, Dermatome, Reflexe, Sensibilität) sowie die digital-rektale und ggf. vaginale Untersuchung (wichtig zur Beurteilung des Beckenbodentonus und von anatomischen Veränderungen wie Prolaps, Fisteln).
Die sonografische Untersuchung nach einer Uroflowmetrie sollte bei allen Patienten durchgeführt werden, so lassen sich Restharnbildungen oder Harnstau evaluieren. Zugleich erhält man eine Aussage über die Geschwindigkeit der Blasenentleerung.

Die zweite wichtige Säule ist die **Urodynamik.** Bei dieser Untersuchung wird die Blase über einen Katheter langsam mit handwarmem Wasser bis zum durch den Patienten tolerierten Maximum gefüllt. Während der Füllung und anschließenden Miktion wird ein EMG des Beckenbodens abgeleitet, zugleich werden der urethrale, der rektale (abdominelle) und der intravesikale Druck über eine Sonde gemessen (→ Abb. 10.1). Der Detrusorkontraktionsdruck ist die Differenz aus vesikalem und rektalem Druck. Bei einem gesunden System sollte der Patient in der Füllungsphase bei 150–250 ml den ersten Harndrang verspüren und die Miktion willkürlich vermeiden können. Der Blasendruck sollte bei entsprechend relaxierendem Detrusor bis maximal 15 cm H_2O ansteigen. Im Beckenboden-EMG sollte ein kontinuierlicher Aktivitätsanstieg zu messen sein und der urethrale Druck sollte über dem vesikulären Druck liegen (willkürliche Kontinenz). In der Miktionsphase sollte der vesikale Druck gewisse Normwerte nicht übersteigen, das EMG sollte eine fallende Aktivität zeigen und es sollte ein Fluss von > 15 ml/s erreicht werden.
Anhand dieser Messgrößen lassen sich konkrete Aussagen über Abflusshindernisse, Detrusoraktivität, Sphinkteraktivität und willkürliche Beeinflussung und letztendlich den Ort der Schädigung treffen.

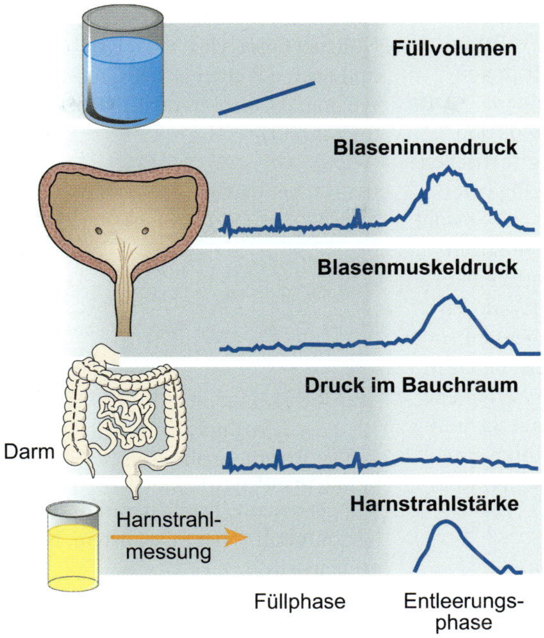

Abb. 10.1 Schema urodynamische Untersuchung [L106]

Therapie

Ziel der Therapie ist an erster Stelle ein Schutz des oberen Harntrakts vor Harnstau und Infektionen. Dem untergeordnet sind eine Kontinenz- und Lebensqualitätsverbesserung. Die neurogenen Blasenentleerungsstörungen sind in der Mehrzahl nicht heilbar, sondern nur symptomatisch therapierbar. 70–80 % der Patienten kann mit einer **konservativen** Therapie geholfen werden:

- Toilettentraining (Miktion zu festgelegten Tageszeiten, besonders bei zerebralen Läsionen)
- Elektrostimulation (bei hyposensitivem und hypokontraktilem Detrusor, inkompletten Läsionen)
- Ausdrücken der Blase (hohe Refluxgefahr, weniger gut geeignet)
- Medikamente (Anticholinergika bei Detrusorüberaktivität, α-Blocker bei hohem Sphinktertonus)

Minimalinvasive Therapien

- Goldstandard: intermittierender Katheterismus (bei Detrusorareflexie)
- Transurethraler Dauerkatheter (hohe Komplikationsrate, nur peri- und postoperativ geeignet)
- Suprapubischer Katheter (nur wenn intermittierender Katheterismus nicht möglich ist)
- Botulinum-Toxin-A-Injektion in den Detrusor vesicae (refraktäre Detrusorhyperaktivität, Detrusor-Sphinkter-Dyssynergie)
- Sphinkterotomie (Inzision des externen Urethralsphinkters bei hohen Rückenmarksläsionen, Detrusor-Sphinkter-Dyssynergie, wenn intermittierender Katheterismus nicht möglich ist)

Operationen

- Neuromodulation (Stimulation von S3, nicht bei Querschnitt, genaue Wirkung unbekannt)
- Sakrale Deafferenzierung und sakrale Vorderwurzelstimulation (bei hohem Querschnitt, S2–S5-Durchtrennung, hypertone Blase wird atonisch, Stimulus über Fernbedienung der Vorderwurzel zur Miktion, Defäkation und Erektion)
- Artifizieller Sphinkter
- Ileumaugmentation zur Vergrößerung des Blasenvolumens

Zusammenfassung

- Störungen der Blasenentleerung entstehen durch Läsionen der zentralen oder peripheren Innervation. Drei Zentren im Rückenmark, zwei pontine Strukturen und die Willkür über den Kortex regulieren die Blasenentleerung.
- Je nach Läsionshöhe sind Detrusor und Sphinkter hyper- oder hypokontraktil, eine Detrusor-Sphinkter-Dyssynergie ist möglich.
- Die Diagnose erfolgt über Anamnese und Urodynamik.
- Therapieziel ist der Schutz des oberen Harntrakts. Meist ist die Störung nicht heilbar, aber in 70–80 % konservativ beherrschbar, v. a. mit intermittierendem Einmalkatheterismus oder minimalinvasiv mit Botulinum-Toxin-A-Injektion.

11 Urolithiasis

Eine Konkrementbildung im Bereich der ableitenden Harnwege wird als **Urolithiasis** bezeichnet. Während in den früheren Zeiten gehäuft Blasensteine auftraten, überwiegen heute vor allem Nieren- und Harnleitersteine mit ihren symptomatischen Beschwerden. Die Harnsteinbildung tritt gehäuft im mittleren Lebensalter auf. Sowohl die Zusammensetzung als auch die Lokalisation des Konkrements unterliegen einem fortwährenden Wandel. Erklären lässt sich dies durch einen veränderten Lebensstil, verbesserte Hygienebedingungen, aber auch das sich verändernde Ernährungsverhalten. Weiter spielen genetische, geografische und klimatische sowie ethnische Faktoren eine Rolle bei der Entstehung und Lokalisation von Harnsteinen.

Epidemiologie

In Deutschland liegt die Prävalenz bei etwa 5 %. Die Inzidenz beträgt zurzeit etwa 1,5 %. International schwankt die Prävalenz zwischen 1 % und 20 %. Aufgrund der genannten Einflüsse hat sich die Inzidenz in Deutschland in den letzten 10 Jahren fast verdreifacht. Die geschlechtsspezifische Verteilung zeigt noch eine leichte Dominanz bei den Männern (Verteilung m > w = 1,5 : 1). Häufig wird die Urolithiasis zwischen dem 30. und dem 50. Lebensjahr symptomatisch. Bei etwa 50 % der Patienten mit einer positiven Steinanamnese kommt es in den Folgejahren zu einem Rezidivstein.

Ätiologie

Viele für die Steinbildung verantwortliche Stoffwechselvorgänge sind noch nicht geklärt. Letztendlich sind die **Übersättigung des Urins** mit steinbildenden Substanzen und damit die Überschreitung des Löslichkeitsprodukts Voraussetzung der Lithogenese. Dies kann z. B. durch eine Hyperkalziurie (z. B. bei Hyperparathyreoidismus) oder eine Hyperurikämie bedingt sein. Es kommt zu einer vermehrten Kristallbildung. Das günstige Umgebungsmilieu fördert ein weiteres Wachstum und die Aggregation der Kristalle zu Steinen unterschiedlichen Ausmaßes. Risikofaktoren für die Steinentstehung sind neben dem falschen Ess-/Trinkverhalten, Adipositas, Hypertonie, Bewegungsmangel, iatrogenen Ursachen (Medikamente) und Stoffwechselerkrankungen auch genetische Faktoren sowie eine familiäre Disposition. Der induzierte Tumorzerfall bei der Behandlung von Malignomen durch Chemotherapeutika oder durch Bestrahlung kann ebenfalls eine Steinentstehung im Bereich der ableitenden Harnwege begünstigen.

Klassifikation

Üblicherweise wird nach der Lokalisation und nach der chemischen Zusammensetzung des Konkrements eingeteilt (→ Tab. 11.1):

Tab. 11.1 Typische Konfiguration von Harnsteinen

Steinart	Kristallkonfiguration
Kalziumoxalat	Hantelförmig
Kalziumphosphat	Hexagonale Form
Urat	Wetzsteinförmig
Struvit	Orthorhombische Form
Zystin	Sechseckige, flache Form

Lokalisation

- Nierenstein (Papillenkonkrement, Nierentubuli-/Nierenkelchstein, Nierenbeckenstein)
- Harnleiterstein (proximaler/distaler Harnleiterstein)
- Blasenstein
- Urethrastein (selten, 3 % d. F.)

Steinzusammensetzung

- Kalziumoxalat-/Kalziumphosphatstein (70 % d. F.)
- Harnsäuresteine (= Uratsteine) (15 % d. F.)
- Infektsteine (= Magnesiumammoniumphosphatsteine = Struvit; 10 % d. F.); bakterielle Ureasen produzieren aus Harnstoff Ammoniumionen. Typische Bakterien sind Pseudomonas aeruginosa, Proteus mirabilis und Klebsiellae. Vor allem Frauen sind aufgrund häufigerer Harnwegsinfekte betroffen.
- Xanthinsteine (1 % d. F.); genetischer Defekt der Xanthinoxidase
- Zystinsteine (1 % d. F.); renale Zystin-Reabsorbtionsstörungen führen zu einer Zystinurie.
- Indinavirsteine; bei etwa 10 % der Behandelten unter medikamentöser HIV-Therapie mit dem Proteasehemmer Indinavir (Crixivan®).

Weitere Klassifikationen wie z.B. nach der Steinätiologie (genetisch/Infektstein/iatrogen bedingt) oder nach dem Röntgenverhalten (röntgenpositiv/röntgennegativ; s. u.) sind möglich. Die Art der Rezidivprophylaxe richtet sich hauptsächlich nach der Steinzusammensetzung. Daher sind die Gewinnung von Konkrementen und die anschließende Steinanalyse von immenser Bedeutung.

Röntgenverhalten von Harnsteinen

- Nicht schattengebend: Harnsäure, Xanthin
- Schwach schattengebend: Struvit, Zystin
- Schattengebend: Kalziumoxalat, Kalziumphosphat

Klinik

Die **akute Nierenkolik** ist einer der häufigsten urologischen Notfälle. Dabei kommt es meist zur Einklemmung von einem Konkrement in einer Engstelle des Ureters. Dessen Muskelkontraktionen sowie der durch den Harnaufstau erhöhte intraureterale Druck führen zum typischen kolikartigen starken Flankenschmerz. Das Schmerzbild kann je nach Steinlokalisation variieren:

Proximale Harnleitersteine Flankenschmerzen imponieren mit einer Schmerzausstrahlung in den Rücken und in die Lendenregion.

Prävesikale und im intramuralen Blasenanteil gelegene Steine Sie verursachen Schmerzen in Blase, Leiste, Hoden, Penis und Schamlippen. Begleitende Symptome sind oftmals Fieber, Übelkeit, Infektzeichen und eine Mikro- oder Makrohämaturie.

Obstruierende Steine Es kommt es zum Harnaufstau mit der Gefahr der Entwicklung einer Pyelonephritis bis hin zur Urosepsis. Eine weitere Komplikation stellt die Entwicklung einer **Fornixruptur** dar. Hierbei kommt es aufgrund der plötzlichen Druckerhöhung zu einem Einriss des Nierenbeckens mit konsekutivem Urinaustritt und der Bildung eines Urinoms. Patienten mit Steinen im Bereich der ableitenden Harnwege müssen aber nicht zwingend Symptome aufweisen. So können z. B. Steine in den Nierenkelchen oder Ausgusssteine beim Patienten keine oder nur geringe Symptome haben. Kleine Konkremente mit einem Durchmesser von ca. 3–5 mm können mitunter auch unbemerkt abgehen.

Diagnostik

Klinische Diagnostik

Anamnese Patienten mit Nierenkoliken zeigen ein typisches klinisches Bild. Sie sind meist sehr unruhig und geben oft starke Schmerzen an. Richtungweisend ist auch der kolikartige Schmerzcharakter.

Kinder können im Zusammenhang mit einer Steinerkrankung auch unspezifische Zeichen wie Nabelkoliken und Bauchschmerzen angeben.

Aufgrund der relativ hohen Rezidivsteinrate sollten Patienten nach früheren Steinereignissen und nach einer positiven Familienanamnese gefragt werden. Des Weiteren muss nach Begleiterkrankungen (z. B. Gicht, Tumoren, Morbus Crohn) und der aktuellen Medikamenteneinnahme gefragt werden. Die Frage nach den Ernährungsgewohnheiten des Patienten kann sehr hilfreich und richtungweisend für das Vorhandensein und die Zusammensetzung eines Konkrements sein.

Körperliche Untersuchung Bei obstruierenden Steinen kann oft auf der betroffenen Seite ein Klopfschmerz im Nierenlager ausgelöst werden. Differenzialdiagnostisch sollte man dabei auch an eine durch den Harnaufstau begünstigte Pyelonephritis denken. Sowohl Hodentorsionen als auch inkarzerierte Leistenhernien können beim Patienten ähnliche Symptome auslösen. Sie lassen sich durch körperliche Untersuchungsmethoden (Prehn-Zeichen,→ Kap. 18) oder technische Untersuchungsmethoden (z. B. Sonografie) unterscheiden bzw. abgrenzen.

Urin- und Blutdiagnostik Routinemäßig wird heute ein Urinstatus mittels Schnelltest (Urin-Stix) durchgeführt. Dabei handelt es sich um ein semiquantitatives Verfahren, mit dem gleichzeitig mehrere Analyte aus dem Nativ-Urin bestimmt werden können. Wichtig sind bei der Diagnostik einer Steinerkrankung vor allem die Testfelder, die eine Hämaturie, eine Leukozyturie, eine Bakteriurie sowie den pH-Wert des Urins anzeigen. Durch die Einklemmung von Konkrementen im Harnleiter kommt es oftmals zu Verletzungen des Endothels, welches sich in einer Makrohämaturie äußert oder nur als positives Hämoglobin-Testfeld im Urin-Stix bei einer Mikrohämaturie auffällig wird. Liegt der Verdacht auf eine Infektion nahe, sollte zum definitiven Keimnachweis eine Urinkultur ggf. mit Antibiogramm angelegt werden. Für eine steinartspezifische Diagnostik kann die Auswertung der Zusammensetzung von 24-h-Sammelurinen hilfreich sein. Zu beachten ist hierbei, dass wachsende Kristalle dem Urin die lithogenen Substanzen entziehen und damit das Ergebnis verfälschen können.

Die Blutuntersuchung ist heute ebenfalls ein diagnostischer Standard. Hiermit lassen sich neben metabolischen Störungen auch organische Störungen nachweisen. Der Hyperparathyreoidismus mit einer Hyperkalziämie als Folge ist eine Erkrankung, die eine Steinentstehung verursachen und im Blutlabor (Kalzium, Parathormon) diagnostiziert werden kann. Die Analyse der Retentionswerte Kreatinin und Harnstoff ermöglichen die Risikobewertung.

Bildgebende Verfahren Die Sonografie hat einen hohen Stellenwert in der Diagnostik der Urolithiasis bei Konkrementen ab einer Größe von etwa 3 mm. Sie ermöglicht als nicht-invasives Verfahren neben der Bestimmung von Steinlokalisation und -größe auch eine Aussage zu einem möglichen Harnstau. Die Sensitivität der Sonografie liegt zwischen 60 und 90 %. Steine stellen sich ultrasonografisch in der Regel echoreich mit dorsalem Schallschatten dar.

Als weiteres Verfahren kommt die Abdomenübersichtsaufnahme zum Einsatz. Hiermit können röntgenpositive (s. o.), kalziumhaltige Steine sichtbar gemacht werden. Röntgennegative Steine lassen sich im AUG bzw. einer retrograden Darstellung als Kontrastmittelaussparung oder als „Kontrastmittelstopp“ darstellen (→ Abb. 11.1). Beim AUG wird dem Patienten ein Kontrastmittel intravenös appliziert und in definierten Zeitabständen werden Röntgenaufnahmen angefertigt. Bei gestauten Nieren können aufgrund der verringerten Kontrastmittelausscheidung Spätaufnahmen bis zu 24 h post injectionem erforderlich sein.

Zu beachten sind die Kontraindikationen bei Vorliegen einer Kontrastmittelunverträglichkeit, überhöhten Kreatininwerten und im Fall einer Schwangerschaft. **Cave!** Das Kontrastmittel hat eine diuretische Wirkung! Daher darf ein AUG wegen der Gefahr einer Harnleiter- oder Fornixruptur nur im schmerzfreien Intervall durchgeführt werden.

Letztendlich ist durch die native Spiral-CT ein sehr sicherer Steinnachweis mit einer Sensitivität von bis zu 98% möglich.

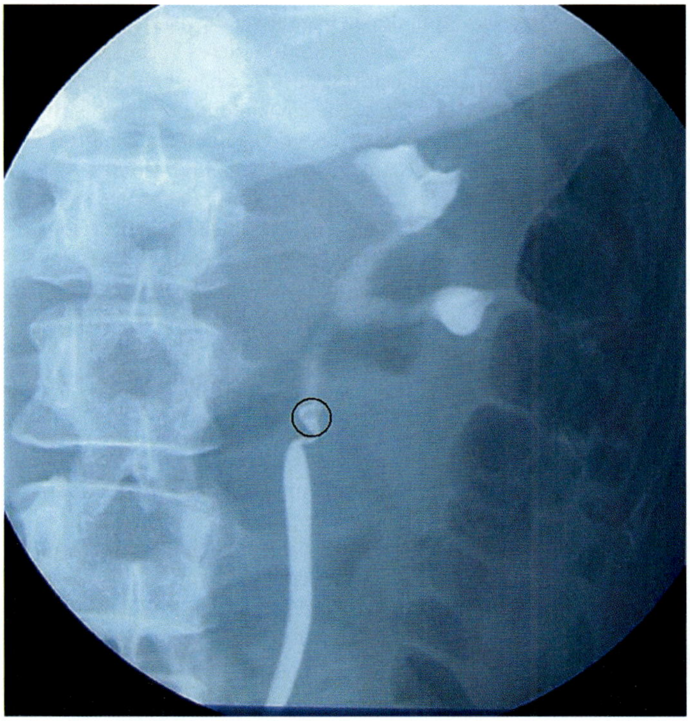

Abb. 11.1 Harnleiterstein in retrograder Darstellung [M532]

Harnsteinanalyse

Konnte ein Harnstein asserviert werden, besteht die Möglichkeit der Harnsteinanalyse. Zum Einsatz kommen Verfahren wie die Infrarotspektrometrie, die Polarisationsmikroskopie oder die Röntgendiffraktometrie. Für die Analyse genügen schon kleinste Steinmengen zur Differenzierung. → Tab. 11.1 zeigt die typische Konfiguration der Steine.

Therapie

Die Therapie der Urolithiasis umfasst die Akuttherapie, die konservativ-medikamentöse Therapie, die Stoßwellentherapie, die minimalinvasive endourologische Therapie und, wenn auch nur noch selten angewandt, die offene operative Steinsanierung.

Akuttherapie

Primäres Ziel ist die umgehende Kolikschmerzbehandlung des Patienten. Erreicht wird dies durch die Gabe von Spasmoanalgetika wie z. B. Metamizol. Um eine kontinuierliche Analgesie zu erreichen, ist eine zusätzliche Gabe von Diclofenac als Komedikation möglich. Ist damit keine ausreichende Analgesie erreichbar, kommen auch potente Opioide wie z. B. Pethidin oder Piritramid zur Anwendung. Die Gabe von Butylscopolamin zur Spasmolyse gilt heute als obsolet.
Kommt es durch Konkremente zu einer Obstruktion mit konsekutivem Harnaufstau und der Patient erreicht durch die medikamentöse Schmerztherapie keine ausreichende Schmerzreduktion oder es besteht der Verdacht auf eine infizierte Harnstauungsniere, muss eine Druckentlastung der Niere erfolgen. Sowohl eine innere Ableitung durch Einlage eines Doppel-J-Katheters in den Harnleiter als auch eine äußere Ableitung durch eine perkutane Nephrostomie (PCN) sind möglich. Bei gleichzeitigem Vorhandensein einer Pyelonephritis sollte eine intravenöse Antibiotikatherapie erfolgen. Nach der Behandlung der Infektion kann mit der Steinsanierung begonnen werden.

Konservative Therapie

Bei Konkrementen, deren Durchmesser ≤ 4 mm sind und die keine Harnstauung verursachen, kann unter suffizienter Spasmoanalgesie ein spontaner Steinabgang abgewartet werden. Dies kann durch Erhöhung der Trinkmenge und durch Bewegung gefördert werden. Die Patienten sollten angewiesen werden, den Urin zu filtrieren, um eventuell abgehende Konkremente einer Steinanalyse zuführen zu können.

Medikamentöse Therapie

Handelt es sich um Harnsäure- oder Zystinsteine, kann bei unkompliziertem Verlauf eine medikamentöse Urolitholyse versucht werden. Durch die Verabreichung von Alkalizitraten erreicht man eine Harnalkalisierung mit einem Ziel-pH zwischen 7,0 und 7,2.
Handelt es sich um Indinavirsteine, kann durch die Verabreichung von L-Methionin eine Ansäuerung des Urins erreicht werden. Die Litholyse dauert bei dieser Methode ca. 3 Monate. Die Steine müssen dabei frei von Kalzium sein. Therapieunterstützend ist bei Harnsäuresteinen die Gabe von Urikostatika wie z. B. Allopurinol.
Kontraindikationen für eine Harnalkalisierung sind eine Niereninsuffizienz und der unbehandelte Harnwegsinfekt.

Extrakorporale Stoßwellentherapie

Die extrakorporale Stoßwellentherapie (ESWL) ist ein geeignetes, komplikationsarmes Verfahren für nicht spontan abgangsfähige Steine, die nicht größer als 2 cm sind. Bei dem erstmals 1980 eingesetzten Verfahren werden mit einem sog. Lithotripter gepulste elektromagnetische Schallwellen gebündelt und transkutan auf den Stein fokussiert. Das Ausrichten des Fokus auf das Konkrement erfolgt je nach Gerät mittels eines mit dem Lithotripter gekoppelten Röntgen- oder Ultraschallgeräts.
Für eine effektive Wirksamkeit ist bei dieser Methode wichtig, dass der Schallkopf des Lithotripters direkt auf der Haut des Patienten aufliegt. Eine weitere Verlustreduktion der Schallwellen wird durch den Einsatz von z. B. Ultraschallgel im Kontaktbereich (Schallkopf – Haut) erreicht. Unter Umständen sind mehrere Sitzungen zur Desintegration des Steins notwendig.
In der Regel kommt dieses Verfahren ohne eine Narkose aus. Dies hängt vor allem von der Stoßwellenanzahl und -energie ab. Bei Bedarf wird bei den Patienten eine intravenöse Analgosedierung durchgeführt.
Je nach Größe des Konkrements hat sich die Einlage einer Harnleiterschiene (Doppel-J-Katheter) zur Vermeidung eines Harnstaus als vorteilhaft erwiesen. Kontraindikationen für die ESWL sind Gerinnungsstörungen, Harnwegsinfekte und eine bestehende Schwangerschaft.

Operative Steintherapie

Zystoskopie/Ureterorenoskopie (URS) Durch die Erfindung und Entwicklung der Endoskopie ist es heute möglich, Erkrankungen im Bereich der ableitenden Harnwege minimalinvasiv zu erkennen und zu therapieren. In der urologischen Praxis kommen sowohl starre als auch flexible Endoskope zum Einsatz.
Zystoskopien können mit starren oder flexiblen Endoskopen durchgeführt werden. Bei der Verwendung eines flexiblen Zystoskops kann auf eine Steinschnittlagerung des Patienten verzichtet werden. Mithilfe eines starren Ureterorenoskops kann der Harnleiter und das Nierenbeckenkelchsystem begutachtet werden. Der Vorteil der starren Endoskope besteht in größeren Arbeitskanälen und damit besseren Spül- und Manipulationsmöglichkeiten.
Flexible Ureterorenoskope haben den Vorteil, sich den anatomischen Gegebenheiten (z. B. des Ureters) anzupassen. Durch die Möglichkeit einer Flexion der Optik kann in die einzelnen Kelche der Niere eingespiegelt werden. Mit einer flexiblen URS lassen sich so auch Konkremente in der unteren Kelchgruppe therapieren, was mit der starren URS aufgrund der Anatomie des Kelchsystems in der Regel nicht gelingt. Über die Arbeitskanäle der Endoskope können Arbeitsgeräte wie Zangen und Drahtkörbchen zum Bergen von Konkrementen, aber auch pneumatische Lithotripter und Laser zur Steindesintegration vorgebracht werden.
Eine Kontraindikation für die Endoskopie stellt ein Harnwegsinfekt mit der Gefahr einer Keimverschleppung dar. Die wichtigsten möglichen Komplikationen bei der Ureterorenoskopie sind Harnleiter- oder Nierenbeckenperforationen.

Perkutane Nephrolithotomie (PCNL) Bei dieser Technik wird der Stein über eine perkutane Nierenpunktion mit anschließender Einführung eines Endoskops geborgen. Der Eingriff wird in Vollnarkose durchgeführt. Zu Beginn wird mit einer Hohlnadel unter Ultraschall und Röntgenkontrolle die Niere punktiert. Ähnlich der Seldinger-Technik wird der Stichkanal nun mit Hülsenrohren aufsteigenden Durchmessers aufbougiert, sodass letztendlich ein spezielles Endoskop in das Nierenkelchsystem vorgebracht werden kann. So kann der Stein entweder direkt gefasst oder mit einer Lasersonde zunächst zerkleinert werden. Das Verfahren eignet sich besonders für größere Steine bzw. Steinmassen, die zu groß für andere Verfahren (ESWL, URS) sind.

Offene Steinsanierung Die offene Steinsanierung wird heute nur noch sehr selten durchgeführt. Sie ist durch die ESWL, URS und die PCNL verdrängt worden. Seltene Indikationen sind multiple Steinmassen und Ausgusssteine.

Steinmetaphylaxe

Die Verhinderung einer erneuten Steinentstehung wird **Steinmetaphylaxe** genannt.

Allgemeine prophylaktische Maßnahmen sind ausreichende Bewegung und Flüssigkeitszufuhr.
Als spezielle Maßnahmen sind die **Infektprophylaxe,** eine Harnansäuerung bei Infekten und eine Harnalkalisierung bei Harnsäuresteinen zu nennen. Dafür ist jedoch die Kenntnis der Steinzusammensetzung von essenzieller Bedeutung.
Zur Ursachenfindung der Steinbildung kann eine Untersuchung des über 24 h gesammelten Urins hinsichtlich Volumen, pH-Wert und Gehalt an Kalzium, Natriumsalzen, Harnsäure, Oxalat, Zitrat und Kreatinin durchgeführt werden.

Im Folgenden eine kurze Übersicht der speziellen prophylaktischen Maßnahmen:
Oxalathaltigen Steine Die Bildung von oxalathaltigen Steinen kann durch ausreichend Kalzium in der Nahrung (etwa 1.000–1.200 mg/Tag) und Meiden oxalathaltigen Lebensmittel (Rhabarber, Spinat, Mangold) vermindert werden. Eine Einschränkung der Aufnahme von Milchprodukten und kalziumreichen Nahrungsmitteln ist bei Patienten, die zur Bildung solcher Steine neigen, nicht erforderlich. Das durch die Nahrung aufgenommene Kalzium kann Oxalat im Darm binden und auf diese Weise mit dem Stuhl ausscheiden.

Harnsäuresteine Patienten mit Harnsäuresteinen sollten Fleisch, Fisch und Geflügel meiden, da diese Nahrung Purin enthält, dessen Abbau zu Harnsäure den Urin-pH zu stark absenkt. Mit einem erhöhten Harnsäurespiegel steigt auch das Steinbildungsrisiko.
Zystinsteine Eine Zystinsteinbildung verhindert man am besten durch eine erhöhte Flüssigkeitsaufnahme. Somit werden die Zystinkonzentration im Urin und die Gefahr der Kristallbildung verringert. Um dies zu erreichen, müssen täglich mehr als 3 l Flüssigkeit getrunken werden, ein Drittel davon in der Nacht.

Zusammenfassung

- Die Steinentstehung kann durch vielerlei Faktoren begünstigt werden, z. B. familiäre Disposition, Ernährung, Bewegungsmangel, Adipositas, Medikamente.
- Zur Steinbildung kommt es durch Übersättigung des Urins mit lithogenen Substanzen. Häufig sind Kalziumoxalatsteine (70 % d. F.).
- Symptome sind Unruhe, kolikartiger Flankenschmerz, Makro- oder Mikrohämaturie, evtl. Harnstau und Infektzeichen.
- Zur Diagnostik dienen Anamnese, körperliche Untersuchung, Blut- und Urindiagnostik, Sonografie, Spiral-CT, Abdomenübersichtsaufnahme, AUG (**Cave!** Kontraindikationen).
- Therapeutische Optionen bei Urolithiasis sind die konservative Therapie, Stoßwellentherapie, minimalinvasive/endourologische Therapie, operative Steinsanierung durch Laparoskopie oder offene Operation.
- Wichtig ist die Gewinnung von Steinkonkrementen zur Steinanalyse.
- Prophylaktisch werden Bewegung, ausreichende Trinkmenge und Ernährungsumstellung gemäß der Steinanalyse empfohlen.

12 Die benigne Prostatahyperplasie

Die benigne Prostatahyperplasie (BPH) ist eine gutartige Vergrößerung der Prostata, die durch numerische Zunahme von Muskel-, Bindegewebs- und Drüsenzellen entsteht (Fibroadenomyomatose).
Die Hyperplasie geht von der transitionalen (Übergangs-)Zone und den periurethralen Drüsen aus, wodurch der entstehende Druck auf die Urethra zu den klinischen Symptomen führt. Die ursprünglich kastaniengroße Prostata kann so das Fünffache (Faustgröße) ihrer Größe erreichen.

Rund 70 % der 60-jährigen und 90 % der über 70-jährigen Männer leiden an einer Prostatahyperplasie.

Pathogenese

Androgene, hauptsächlich das im Vergleich zum Testosteron zehnmal aktivere Dihydrotestosteron (DHT), spielen eine zentrale Rolle bei der Entstehung der BPH. Folgende Mechanismen werden diskutiert:

- Die vermehrte Bildung von DHT aus der weniger aktiven Vorstufe Testosteron aufgrund einer erhöhten Aktivität von 5-α-Reduktase Typ 2 in den Stromazellen der Prostata
- Eine vermehrte Androgenrezeptorbildung, stimuliert durch einen relativen 17-β-Östradiolüberschuss in den periurethralen Drüsen

Als Folge kann mehr DHT an eine größere Zahl von Androgenrezeptoren binden, was zu einem verstärkten Wachstumsstimulus führt. Es müssen auch weitere Faktoren für die Entstehung der Prostatahyperplasie in Erwägung gezogen werden.

Die BPH ist keine Präkanzerose. Sie beginnt in der transitionalen Zone, während das Prostatakarzinom in der Außenzone entsteht.

Klassifikation

Die Einteilung der BPH erfolgt nach Stadien:

- **Stadium 1:** Miktionsbeschwerden
- **Stadium 2:** zusätzliche Restharnbildung
- **Stadium 3:** zusätzlicher Aufstau des oberen Harntrakts

Der International Prostate Symptome Score (IPSS) ist ein Fragebogen, der die subjektiven Miktionsbeschwerden des Patienten erfasst. Er kann zur Einschätzung und Verlaufsbeurteilung herangezogen werden.

Klinik

Durch Obstruktion der prostatischen Harnröhre kommt es zur Behinderung des Harnflusses und zu einer unvollständigen Harnblasenentleerung (→ Abb. 12.1). Mittels verstärkter Blasenmuskelkontraktion wird versucht, dies zu kompensieren. Dadurch entwickelt sich die Blase im Verlauf durch die Hypertrophie des Detrusors zur sog. **Balkenblase.** Im Vordergrund der Symptomatik stehen **Pollakisurie** (vermehrter Harndrang), **Dysurie** (erschwertes Harnlassen), **Nykturie** (nächtlicher Harndrang), **Startschwierigkeiten, Nachträufeln, Abschwächung** des Harnstrahls sowie in schweren Fällen **Harnverhalt.**
Der retinierte Urin fungiert als Nährboden für Bakterien, dies führt zu unteren und oberen Harnwegsinfekten (Zystitis, Urethritis und Pyelonephritis), die sich bis zu einer lebensbedrohlichen Uro-Sepsis entwickeln kann.
In seltenen Fällen breiten sich die Bakterien retrograd über die Samenwege aus. Meist sind in solchen Fällen der Hoden (→ Kap. 19 „Orchitis") und der Nebenhoden (→ Kap. 18 „Epididymitis") betroffen.

Eine Einengung der Uretermündung kann Hydroureter und Hydronephrosen verursachen, die eine Urämie zur Folge haben.

Durch Resturin können sich **Blasensteine** bilden. In ausgeprägten Fällen führt dies unbehandelt zum **postrenalen Nierenversagen!**

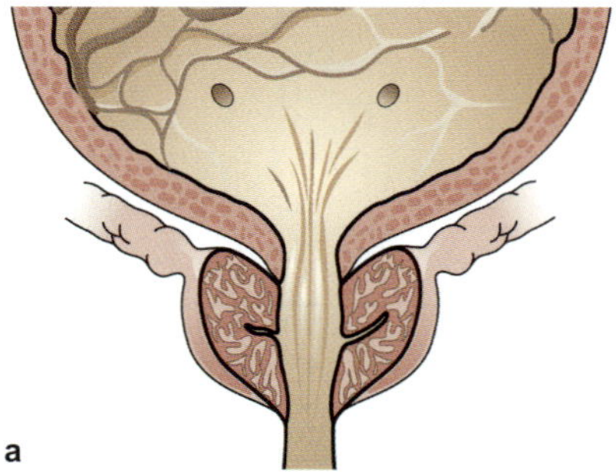

a

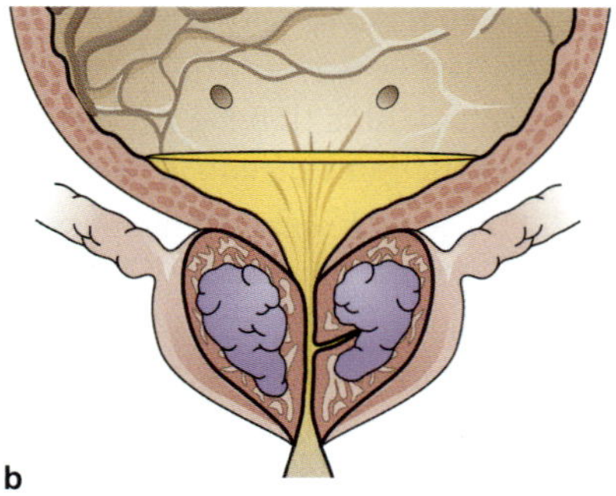

b

Abb. 12.1 Darstellung einer gesunden Prostata (a), im Vergleich zu einer durch eine Gewebehyperplasie in der Transitionalzone veränderte Prostata mit Einengung der prostatischen Harnröhre und Restharnbildung (b) [L106]

Pollakisurie, Dysurie, Startschwierigkeiten, Nachträufeln sowie Abschwächung des Harnstrahls stellen die ersten und häufigsten Symptome der Prostatahyperplasie dar.

Diagnostik

Eine ausgeprägte BPH kann eine Erhöhung des PSA-Werts mit sich bringen. Wichtigste Differenzialdiagnose ist dann das Prostatakarzinom.
Folgende Verfahren werden zur Diagnostik eingesetzt.

- **Digital-rektale Untersuchung:** Es werden Größe, Konsistenz und Oberfläche der Prostata beurteilt.
- **Transrektale Sonografie der Prostata:** Es werden Größe und der Struktur der Prostata bestimmt.
- **Uroflowmetrie** (→ Kap. 3, Funktionsdiagnostik): Bei positiven Befund ergibt sich eine für die BPH typische Kurve.
- **Transabdominale Sonografie:** Es werden Restharn und Harnsteine bestimmt sowie die Nierenfunktion beurteilt.
- **Labor:** Urinstatus, PSA-Wert, Kreatinin

Differenzialdiagnosen zur BPH: chronische Prostatitis, Prostatatuberkulose, obstruierendes Prostatakarzinom.

Therapie

Bei einer gering ausgeprägten BPH (Stadium 1) können die Symptome meist durch dekongestive Maßnahmen (Verringerung der Alkohol- und Koffeinaufnahme, Vermeidung von kalten Getränken, keine Getränke vor dem Schlafengehen und ausreichend Bewegung) verringert werden.
Pharmakologisch können folgende Präparate eingesetzt werden:

- α_1-Adrenozeptorantagonisten (z. B. Prazosinderivate, Tamsulosin) → Senkung der Restharnmenge
- 5-α-Reduktase-Hemmer (z. B. Finasterid) → Rückbildung der Hyperplasie (**Cave!** Senkung des PSA-Wertes!)
- Kombination von α_1-Adrenozeptorantagonisten und 5-α-Reduktase-Hemmer
- Dekongestiv wirkende Phytotherapeutika (z. B. Sitosterin)

Ab dem Stadium 2 entscheidet man zwischen folgenden Operationsverfahren (→ Kap. 3):
Transurethrale Resektion der Prostata (TUR-P) Dies ist die gängige operative Therapie der BPH. Eine Schlingenelektrode entfernt mittels Hochfrequenzstrom hyper-

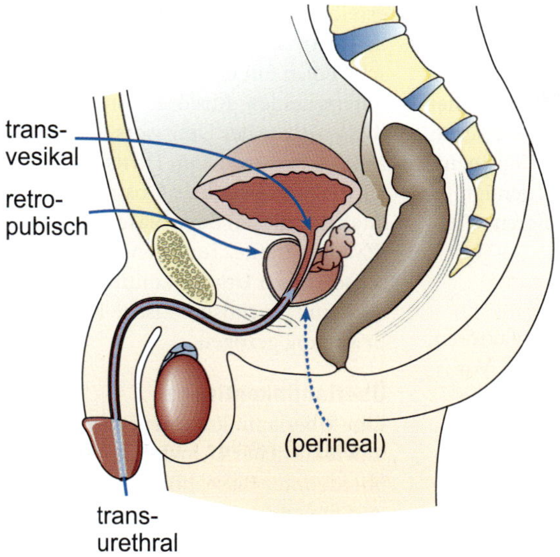

Abb. 12.2 Darstellung der drei möglichen OP-Zugänge bei der Enukleation [L141]

plastisches Gewebe und Blasenhalsmuskulatur. Die Außenzone der Prostata bleibt als chirurgische Kapsel erhalten. Deshalb hat ein mit der TUR-P behandelter Patient auch kein geringeres Risiko, an einem Prostatakarzinom zu erkranken. Bei etwa 2 % der Operierten entsteht intraoperativ ein TUR-Syndrom (hyponatriämische Hyperhydratation durch intraoperative Einschwemmung von Spülflüssigkeit).

Chirurgisch offene Enukleation Da die TUR-P nur bei Patienten mit einer Prostata von bis zu ca. 80 cm^3 durchgeführt werden kann, findet bei größeren Hyperplasien die offene chirurgische Enukleation Anwendung. Der Chirurg wählt zwischen suprapubischem, retropubischem oder perinealem Zugang (→ Abb. 12.2). Durch die Weiterentwicklung der weniger invasiven transurethralen Laserenukleationsverfahren, verliert die offene Enukleation zunehmend an Bedeutung.

Suprapubischer Katheter Bei nichtoperablen Patienten bzw. bei Patienten mit persistierenden Problemen bei transurethraler Katheterableitung, besteht die Möglichkeit der Anlage eines suprapubischen Katheters (Fistel). Diese kann in lokaler Anästhesie eingelegt werden. Kontraindikationen für eine solche Harnableitung sind eine zu geringe Blasenkapazität, um eine sichere Punktion der Blase zur gewährleisten, eine laufende Antikoagulation oder massive Vernarbungen nach Unterbauchoperationen. Die Einlage erfolgt sonografisch kontrolliert.

Weitere Verfahren:

- Holmium-/Thulium-Laserenukleation
- Greenlight-Laservaporisation
- Transurethrale Vaporisation der Prostata (TUVP)
- Transurethrale mikrowelleninduzierte Thermotherapie (TUMT)
- Transurethrale Nadelablation
- Stenteinlage mittels Metall- oder Polyurethanstent
- Wasserstrahlablation

Bei akutem Harnverhalt steht die Katheterisierung des Patienten an erster Stelle.

Komplikationen

Intraoperativ können unter anderem (neben dem TUR-Syndrom bei der TUR-P) starke Blutungen (Transfusion!), Prostatakapsel- und Rektumperforationen auftreten. Die häufigsten postoperativen Spätfolgen sind Inkontinenz, retrograde Ejakulation, Erektionsstörungen und Dysurie (durch Harnröhrenstriktur etc.).

Das **TUR-Syndrom:** Durch die intraoperativ über eröffnete prostatischen Venen in die Blutzirkulation gelangte Spülflüssigkeit kommt es zur Elektrolytverschiebung mit folgender Symptomatik (nach steigendem Schweregrad geordnet): Übelkeit, Atemnot, Blutdruckanstieg, Zyanose, Bradykardie, Blutdruckabfall, Ödeme, Krämpfe, Koma.

Zusammenfassung

- Die BPH ist die häufigste urologische Erkrankung des älteren Mannes.
- Die Größe der BPH korreliert nicht mit den Symptomen.
- Die Therapie ist abhängig von den Symptomen des Patienten.
- Absolute OP-Indikation besteht bei rezidivierenden Harnwegsinfekten, rezidivierender Makrohämaturie, Blasensteinbildung, Niereninsuffizienz aufgrund Harnaufstauung und rezidivierenden Harnverhalten.

13 Harninkontinenz

Der Begriff **Harninkontinenz** bezeichnet das Unvermögen, Harn zu speichern und zu willkürlich bestimmter Zeit an einem gewissen Ort abzugeben. Die Patienten haben einen hohen Leidensdruck und nehmen aus Scham weniger am sozialen Leben teil.
Fünf Millionen Deutsche (6 %) leiden unter Harninkontinenz. Dabei sind doppelt so viele Frauen wie Männer betroffen. Die Prävalenz steigt mit dem Lebensalter deutlich an, die Hälfte aller Heimbewohner ist inkontinent.

Anatomie

Zum Verständnis der Inkontinenz ist die Kenntnis der Kontinenzmechanismen bei Mann und Frau erforderlich.

Der weibliche Kontinenzmechanismus

Bei der Frau strahlt die glatte Detrusormuskulatur direkt in die Längsmuskelschicht der Urethra ein (innerer Sphinkter).
Der äußere Sphinkter wird aus zirkulären Fasern quergestreifter Muskulatur und aus quergestreiften Anteilen der Beckenbodenmuskulatur gebildet.
Die intramurale quergestreifte Muskulatur der Urethra kann eine Kontraktion über einen längeren Zeitraum aufrecht erhalten (Slow-twitch-Fasern). In der Kontinenzphase tonisieren α-Rezeptoren die glatte Muskulatur des inneren Sphinkters, β-Rezeptoren verhindern eine Detrusorkontraktion und der äußere Sphinkterapparat wird willkürlich kontrahiert.
Um optimale Druckverhältnisse zu erzielen, ist zum einen die Urethra durch die Ligg. pubourethralia mit der Symphysenkante fixiert, zum anderen sind Blase und Harnröhre über den M. pubococcygeus an der Beckenwand befestigt. Verkürzungen der Harnröhre, Veränderungen der Lagebeziehungen und unzureichende Verschlussdrücke der Muskulatur führen zur Inkontinenz.

Der männliche Kontinenzmechanismus

Auch beim Mann finden sich zwei Kontinenzzonen. Der Blasenhals wird α-adrenerg, der distale urethrale Sphinkter über den N. pudendus willkürlich innerviert.
Während der proximale Kontinenzmechanismus bei der Frau nur eine untergeordnete Rolle spielt, fungiert beim Mann hingegen der gesamte glattmuskuläre Abschnitt vom Blasenhals bis zum Ende der membranösen Harnröhre als entscheidender unwillkürlicher Kontinenzmechanismus.
Der äußere Sphinkter beginnt am Apex prostatae und besteht aus glatter und quergestreifter Muskulatur. Die intramurale quergestreifte Muskulatur setzt sich aus Slow-twitch-Fasern (s. o.) zur passiven Kontinenz zusammen. Die äußere quergestreifte Muskulatur besteht aus Fast-twitch-Fasern, die willkürlich über den N. pudendus innerviert sind, aber schnell ermüden. Zusammen mit dem M. levator ani bildet dieser externe Sphinkter den zweiten wichtigen Kontinenzmechanismus. Für die Kontinenz genügt beim Mann die Funktion des äußeren Sphinktermechanismus.

Ätiologie und Klassifikation

Es gibt eine ganze Reihe von Risikofaktoren, eine Harninkontinenz zu entwickeln. Vor allem Frauen sind betroffen, da bei ihnen nur ein Kontinenzmechanismus ausschlaggebend ist.
Risikofaktoren, die besonders bei Frauen zur Schwäche des Beckenbodens und zu anatomischen Abweichungen des Kontinenzapparats führen, sind Alter, Adipositas, Schwangerschaft, vaginale Geburt, Hysterektomie, Postmenopause und Mobilitätseinschränkungen.
Ursachen männlicher Inkontinenz sind hauptsächlich Operationen der Prostata, Prostatahypertrophie, Tumoren/Entzündungen der Blase, Demenz oder andere zerebrale/spinale Schädigungen.
Klassifikation der Harninkontinenz nach der International Continence Society (ICS):

- Belastungsinkontinenz (Stressinkontinenz)
- Dranginkontinenz (Urge-Inkontinenz)
- Überlaufinkontinenz
- Reflexinkontinenz
- Extraurethrale Inkontinenz
- Enuresis

Belastungsinkontinenz

Die Belastungsinkontinenz ist charakterisiert durch einen unwillkürlichen Urinabgang bei intraabdomineller Druckerhöhung ohne Detrusoraktivität (z. B. Husten, Niesen, Lachen, Treppensteigen, Heben). Ursache sind bei Frauen meist eine Beckenbodenschwäche, neuromotorische Läsionen, eine verkürzte Harnröhre oder selten operative Verletzungen. Beim Mann ist fast immer eine iatrogene (radikale Prostatektomie mit Verletzungen des externen Sphinkters) oder traumatische Ursache (Beckenfrakturen) der Auslöser.

- Grad I bezeichnet den Urinverlust beim Husten, Pressen, Niesen und schwerem Heben,
- Grad II beim Gehen, Aufstehen,
- Grad III im Liegen.

Dranginkontinenz

„Dranginkontinenz" bezeichnet einen starken, imperativen Harndrang mit unwillkürlichem Urinverlust (Toilette wird nicht mehr erreicht). Es lassen sich die motorische Form mit Detrusorüberaktivität und die sensorische Form mit erhöhter Blasensensibilität unterscheiden. Auslöser können degenerative Prozesse des Detrusors, Läsionen des Miktionszentrums im Hirnstamm, spinale Läsionen, subvesikale Obstruktionen (Prostatahyperplasie) oder Blasenerkrankungen (Zystitis, Steine, Tumoren) sein. Bei der sensorischen Urge-Inkontinenz wird besonders eine psychosomatische Komponente in Erwägung gezogen.

Überlaufinkontinenz

Eine Überlaufinkontinenz liegt vor, wenn ein unwillkürlicher Urinverlust bei gleichzeitig überdehnter Blase, hoher Restharnmenge und fehlender Detrusoraktivität besteht. Subvesikale Obstruktionen (Prostatavergrößerung, Harnröhrenstriktur, Blasenhalsenge) oder sakrale/subsakrale Läsionen (Prolaps, Trauma, Tumor) führen zu diesem Inkontinenzbild.

Reflexinkontinenz

Die Reflexinkontinenz ist definiert durch eine unkontrollierte Detrusoraktivität mit Urinverlust. Sie hat immer eine neurogene Ursache (Querschnitt, multiple Sklerose, Morbus Parkinson).

Extraurethrale Inkontinenz

Als „extraurethrale Inkontinenz" bezeichnet man den unwillkürlichen Urinverlust, der nicht über die Harnröhre erfolgt. Dies geschieht durch ektope Uretermündungen oder Fisteln (traumatisch [Pfählungsverletzung], postoperativ, Morbus Crohn).

Enuresis

Enuresis ist die wiederholte unwillkürliche Miktion nach dem 5. Lebensjahr. Ursache ist meist eine Miktionsreifungsstörung.

Diagnostik

Wichtig ist zu Beginn der Diagnostik eine ausführliche Anamnese hinsichtlich Voroperationen, Schwangerschaften, Geburtsverlauf, Sexualfunktion, neurologischer Erkrankungen, Medikamenten (besonders solche, die in Sympathikus und Parasympathikus eingreifen) oder Diabetes mellitus.
Bestehende Harnwegsinfekte sollten gleich zu Beginn durch die Untersuchung eines Mittelstrahlurins ausgeschlossen werden.
Die klinische Untersuchung der Frau sollte immer eine vaginale und digital-rektale Untersuchung beinhalten. Dabei ist auf Hautveränderungen, Prolapszeichen (unter Husten/Pressen) wie Rektozelen/Zystozelen/Descensus uteri und Tonus des Analsphinkters zu achten. Zusätzlich sollte immer

auch eine neurologische Untersuchung der sakralen Segmente erfolgen.
Auch beim Mann gehört eine neurologische Untersuchung zum festen Bestandteil. Daneben werden der Penis und der Meatus urethrae inspiziert und palpiert, um Stenosen oder Fehlbildungen zu diagnostizieren. Ebenso wichtig ist eine digital-rektale Untersuchung mit Beurteilung der Prostata.

> Bei beiden Geschlechtern sollte obligat eine sonografische Restharnbestimmung durchgeführt werden.

Zur Objektivierung der Inkontinenz führt der Patient anschließend ein Miktions- und Trinkprotokoll. Darin werden Trinkmenge, Miktionsmenge, Uhrzeit und Inkontinenzphasen mit eventuellen Auslösern erfasst. Zur genauen Ermittlung der Inkontinenzmenge können zuvor abgewogene Vorlagen des Patienten nach Inkontinenz erneut gewogen werden.
Die eindeutige Abklärung der Inkontinenzform erfolgt mittels Urodynamik (nähere Erläuterungen → Kap. 10 „Neurogene Blasenentleerungsstörungen"). Anhand der gewonnenen Messgrößen lassen sich konkrete Aussagen über Abflusshindernisse, Detrusoraktivität, Sphinkteraktivität und willkürliche Beeinflussung treffen.
Um anatomische Abweichungen besser zu objektivieren, hat sich die Miktionszystourethrografie bewährt. Anhand vieler Einzelbilder bei Miktion nach Kontrastmittelgabe können anatomische Veränderungen beurteilt werden. Anschließend kann auch eine endoskopische Abklärung erfolgen.

Therapie

Konservativ

- Pessare (bei schlechtem Allgemeinzustand und in hohem Lebensalter)
- Penisklemme (nur zur Kurzzeitversorgung bei Stressinkontinenz)
- Vorlagen oder Kondomurinale für Männer, suprapubische Katheter, intermittierender Einmalkatheterismus
- Biofeedback-Training

Medikamentös

Belastungsinkontinenz Duloxetin, ein SSRI, galt lange als Goldstandard bei Frauen. Ein schlechtes Nebenwirkungsprofil führte jedoch zu hohen Abbruchsraten der Therapie. Ein Off-Label-Use bei Männern ist ebenfalls möglich. Beckenbodengymnastik sollte supportiv erfolgen. Die Östrogensubstitution kann hilfreich sein, sollte jedoch erst nach einer genauen Risiko-Nutzen-Abwägung erfolgen (Induktion von Endometriumkarzinomen, Mammakarzinomen).

Dranginkontinenz und Reflexinkontinenz Anticholinergika, welche die Detrusoraktivität senken, sind hier der Goldstandard (Trospiumchlorid, Oxybutynin, Propiverin, Tolterodin, Mirabegron). Typische Nebenwirkungen sind anticholinerger Natur (Mundtrockenheit, Glaukom, Tachykardie etc.). Botulinum Toxin-A-Injektionen sind eine Erfolg versprechende weitere Therapieoption (→ Kap. 10 „Neurogene Blasenentleerungsstörungen").

Operativ

Belastungsinkontinenz Vaginale, abdominale oder kombinierte Verfahren zur Rekonstruktion, spannungsfreie Bandplastiken (Tension-free vaginal tape [TVT], Transobturator tape [TOT]), artifizieller Sphinkter oder suburethrale Bänder beim Mann.

Dranginkontinenz Obstruktionsbeseitigung, Botulinum Toxin-A-Injektion, Neuromodulation, Blasenaugmentation (→ Kap. 10 „Neurogene Blasenentleerungsstörungen").

Zusammenfassung

- Inkontinenz kommt bei Frauen doppelt so häufig vor wie bei Männern, vor allem durch Schwangerschaft, Alter, Postmenopause, Operationen, neurogene Läsionen und Adipositas.
- Belastungsinkontinenz entsteht durch abdominelle Druckerhöhung, Dranginkontinenz mit imperativem Harndrang durch unkontrollierte Detrusoraktivität. Weitere Formen sind Reflexinkontinenz, Überlaufinkontinenz, extraurethrale Inkontinenz und Enuresis.
- Die Diagnose erfolgt durch Anamnese, Urodynamik, Miktionsprotokoll und körperliche Untersuchung.
- Therapiert wird die Belastungsinkontinenz v. a. durch Beckenbodentraining, Duloxetin, TVT, TOT und Rekonstruktion, die Dranginkontinenz durch Anticholinergika, Botox, Biofeedback, Obstruktionsbeseitigung und Neuromodulation.

14 Harnwegsinfektionen (HWI)

In diesem Kapitel werden die Harnwegsinfektionen (HWI) im Allgemeinen behandelt, auf die Zystitis und Pyelonephritis wird in den beiden folgenden Kapiteln eingegangen.
Brennen beim Wasserlassen deutet auf eine der häufigsten bakteriellen Erkrankungen hin: den Harnwegsinfekt. Hierbei handelt es sich um eine entzündliche Erkrankung der Harnwege, die hauptsächlich durch Enterobakterien hervorgerufen wird.

Klassifikation

Die Harnwegsinfekte werden nach der Topografie wie folgt eingeteilt:

- **Untere Harnwegsinfekte:** Urethritis (Harnröhrenentzündung) und Zystits (Harnblasenentzündung)
- **Obere Harnwegsinfekte:** Ureteritis und Pyelonephritis

Eine weitere Einteilung erfolgt nach der Genese:

- **Primäre unkomplizierte Entzündung:** singulärer Infekt bei normalem anatomischen und funktionellen Zustand
- **Sekundäre komplizierte Entzündung:** Infekt kommt zum urologischen Grundleiden (Harnabflussbehinderung, Fremdkörper, Blasenfunktionsstörung etc.) hinzu.

Unter einem **asymptomatischen Harnwegsinfekt** versteht man eine zufällig nachgewiesene Bakteriurie bei einem beschwerdefreien Patienten.

Ätiologie

Eine natürliche Keimbesiedelung findet sich beim Mann im Bereich der Vorhaut und des distalen Drittels der Harnröhre, bei der Frau in der Vagina und der distalen Hälfte der Harnröhre. Alle weiteren Bereiche der Harnwege sind beim Gesunden steril.
Die weibliche Harnröhre ist mit einer Länge von 3–5 cm im Vergleich zur bis zu 30 cm langen männlichen Harnröhre keine schwer zu überwindende Barriere (kurze Strecke zu Harnblase und Nieren) für Bakterien!

> Frauen erkranken sehr viel häufiger an einem HWI als Männer!

Bakterien können über folgende Mechanismen in die sterilen Bereiche der Harnwege gelangen und eine Entzündung auslösen:

- **Aszendierend:** Der aszendierende Infektionsweg ist der häufigste (80–90 %), besonders bei Frauen. Aufsteigende Bakterien binden über Fimbrien oder Pili an Rezeptoren des Urothels und entziehen sich so dem hydrodynamischen Auswascheffekt des Harnstroms.
- **Hämatogen** und **lymphogen:** Dieser Infektionsweg ist selten und trifft beispielsweise für das *Mycobacterium tuberculosis* zu.
- **Deszendierend:** Auch dies ist eine sehr seltene Form, bei der sich aus den oberen, primär befallenen Organen Bakterien in distal gelegene Organe absetzen (z. B. bakterienbesiedelte Nierensteine).

Folgende Faktoren erhöhen das **Risiko,** an einem HWI zu erkranken:

- Schwangerschaft
- Obstruktionen (auch Fehlbildungen)
- Steinleiden
- Alter
- Iatrogene Faktoren (Katheter, Operationen etc.)
- Analgetikaabusus
- In die Vagina eingeführte Objekte (z. B. Kontrazeptiva
- Genetische Disposition
- Immunsuppression
- Stoffwechselstörungen wie Diabetes mellitus, Gicht etc.

Histopathologisch handelt es sich je nach Erreger um eine spezifische oder eine unspezifische Entzündung. Spezifische Entzündungen werden von Erregern (z. B. *Mycobacterium tuberculosis*) verursacht, die auch ohne Erregernachweis allein am histologischen Bild zu erkennen sind.
Abhängig von Geschlecht und Lokalisation kommen verschiedene Erreger vor. Am häufigsten ist **E. coli,** gefolgt von **Proteus mirabilis** und den **Staphylokokken.** Bei der isolierten, meist symptomlosen Urethritis können auch **Chlamydien** und weitere sexuell übertragbaren Keime die Ursache sein.

Klinik

Ein HWI hat folgende Symptome:

- Algurie
- Ausfluss
- Juckreiz
- Imperativer Harndrang
- Ausstrahlende Schmerzen

Komplikationen

- Chronifizierung
- Sepsis
- Orchitis/Epididymitis (→ Kap. 18)
- Sterilität bei Frauen

Diagnostik

Wichtig ist, eine Mitbeteiligung der oberen Harnwege früh zu erkennen. Indizien sind Fieberschübe, Flankenschmerz und klopfschmerzhafte Nierenlager.
Neben der ausführlichen Anamnese (Risikofaktoren s. o.) und einer körperlichen Untersuchung (Ausfluss, Fieber, Rötungen, Schmerzen bei Palpation) besteht die Labordiagnostik aus folgenden Untersuchungen:

- **Urinuntersuchung:** Die richtige Interpretation einer Urinprobe ist nur möglich, wenn bei der Abnahme keine Fehler gemacht wurden. Nicht zu vergessen ist, dass die Urinprobe vor Antibiotikatherapie zu entnehmen ist. Keimzahlen über 10^5/ml im Mittelstrahlurin gelten als pathologisch (→ Kap. 3).
- **Blutuntersuchung**
- **Untersuchung von Abstrichmaterial**
- Bildgebende Verfahren zum Ausschluss von Obstruktionen der Harnwege (bei rezidivierenden HWI): **Sonografie,** ggf. **Urografie**

Therapie

Die Therapie sollte bei sexuell übertragenen Infektionen auch den/die Partner(in) des Patienten einbeziehen.
Handelt es sich um einen komplizierten HWI, müssen primär die Abflussstörung oder der prädisponierende Faktor beseitigt werden.
Zusätzlich zur Antibiose sollte die **Flüssigkeitszufuhr** erhöht werden. Blasentee eignet sich bei gering ausgeprägten Infekten als Erstmaßnahme unter Verlaufskontrolle.
Antibiose Resistenzen sind nicht selten, die Erstellung eines Antibiogramms ist daher unerlässlich. Bei ausgeprägter Klinik wird initial mit einer kalkulierten antibiotischen Therapie begonnen und nach Eintreffen des Antibiogramms muss ggf. auf ein testgerechtes Antibiotikum umgestellt werden. Nach Möglichkeit sollte auf eine „ungezielte" Antibiotikagabe verzichtet werden.
Wie bei jeder Antibiotikatherapie sollte nicht vergessen werden, dass die Darmflora in Mitleidenschaft gezogen wird. Der Einsatz von Probiotika wird jedoch immer noch kontrovers diskutiert.

Zusammenfassung

- Frauen sind wesentlich häufiger betroffen als Männer.
- Bei der Antibiose ist auf Resistenzen zu achten.
- Häufigster Erreger ist *E. coli.*
- Bei Rezidiven sollten Harnwegsobstruktionen ausgeschlossen werden.

15 Zystitis

Die Zystitis (Blasenentzündung) ist die häufigste entzündliche Erkrankung des Urogenitaltrakts. Etwa 15 % aller Frauen haben einmal im Jahr eine Zystitis. Die Inzidenz bei den Männern steigt mit dem Alter, was durch die Risikoerhöhung aufgrund einer Prostatahyperplasie zu erklären ist.
Die Zystitis ist meist auf Mukosa und Submukosa begrenzt, nur in seltenen Fällen ist die Muskularis befallen.

Pathogenese

Beim Mann ist der häufigste Prädispositionsfaktor für eine Zystitis die **Prostatahyperplasie.** Das Miktionshindernis ist der Nährboden für typische Keime.
Auch Dauerkatheter erhöhen das Risiko, an einer Zystitis zu erkranken. Eine weitere Ursache sind Fisteln zum Darm, die Bakterien den Zugang in die sterile Blase ermöglichen.
Frauen erkranken häufiger, da ihre kurze Harnröhre aszendierende Infektionen begünstigt. Nach Geschlechtsverkehr kann bei der Frau innerhalb weniger Stunden eine Zystitis entstehen (Honeymoon-Zystitis).
Neben der häufigen bakteriellen Zystitis gibt es auch radiogen, durch Zytostatika und parasitär bedingte Zystitiden, bei denen die Gefahr besteht, dass sich zusätzlich eine bakterielle Entzündung aufpfropft.

Klassifikation

Die Zystitis gehört zu den (unteren) HWI. Tritt die Entzündung ohne weitere Erkrankungen auf, spricht man von einer **unkomplizierten Zystitis;** eine **komplizierte Zystitis** ist gegeben, wenn zusätzlich ein Risikofaktor (welcher die Zystitis begünstigt), z. B. BPH, Phimose, Diabetes mellitus, Schwangerschaft etc., besteht.

Klinik

Die Symptome setzen sich aus **Tenesmen, Algurie** (Schmerz beim Wasserlassen), **Pollakisurie** (häufiges Wasserlassen) und einem **imperativen Harndrang** zusammen.

> Fieber tritt im Allgemeinen nur auf, wenn weitere Organe betroffen sind!

Diagnostik

Eine Zystitis tritt meist singulär auf, jedoch ist beim Mann die Untersuchung der umliegenden Organe immer angezeigt.
Erste Hinweise auf einen Infekt gibt die **Teststreifenuntersuchung,** da sie pH, Glukosurie, Proteinurie, Hämaturie etc. und Nitrit im Urin nachweist. Nitrit wird von einigen gramnegativen Erregern (*E. coli,* Proteus) gebildet und deutet somit auf Erreger hin. Auch eine ausgeprägte Leukozyturie und ein Erythrozytennachweis im Urin sprechen für eine Zystitis (→ Kap. 3).
Die mikrobielle Untersuchung des Urins umfasst:

- **Keimzahlbestimmung:** Eine Erregerzahl über 10^5/ml im Mittelstrahlurin zeigt einen Infekt an, bei Katheterurin wird eine Anzahl über 10^4/ml als signifikant betrachtet. Falls eine Blasenpunktion durchgeführt wird, reicht ein einziger im Punktionsurin nachgewiesener Keim zur Diagnose der Zystitis aus.
- **Erregernachweis** und **-differenzierung:** Hierfür wird Mittelstrahlurin verwendet; für die weitere Diagnostik werden die Keime auf den entsprechenden Nährböden angezüchtet. Für spezielle Erreger wird die PCR benötigt.
- **Resistenzbestimmung:** Sie erfolgt mittels Reihenverdünnungs-, Agardilutions- oder Plättchendiffusionstests.

Nicht zu vergessen ist, stets die Urinprobe vor der Antibiotikatherapie zu entnehmen.

> Der signifikante Urinbefund (Mittelstrahlurin > 10^5 Keime/ml) sichert die Diagnose ausreichend.

Bei der unkomplizierten Zystitis findet sich in der Regel ein **normales Blutbild.**
Wichtig ist die Entscheidung, ob eine Zystitis antibiotisch therapiert werden muss, und ob es einer weiteren urologischen Diagnostik (komplizierte Zystitis) bedarf.
Eine erweiterte urologische Diagnostik muss generell in Erwägung gezogen werden bei männlichem Geschlecht, Rezidiven, Fieber.
Für eine erweiterte Diagnostik werden Sonografie, Urethrozystoskopie (nicht im akuten Zustand), Urogramm und Uroflowmetrie eingesetzt.

Differenzialdiagnosen

Als Differenzialdiagnosen der Zystitis sind die chronische Pyelonephritis, Fremdkörper, Steinleiden, die Urethritis, Tumoren sowie speziell beim Mann die Prostatitis und bei der Frau Vulvovaginitis, Adnexitis und das Urethralsyndrom (klinische Symptome ohne Erregernachweis) zu nennen.

Therapie

Basistherapie: Erhöhung der Trinkmenge, um den hydrodynamischen Auswascheffekt des Harnstroms zu verstärken.
Wenn eine **unkomplizierte Zystitis** vorliegt, kann neben der zu favorisierenden alleinigen Basistherapie eine antibiotische Kurzzeittherapie oder eine Einmaldosierung erfolgen.
Zur primären Anwendung kommen:

- Cotrimoxazol (3 Tage)
- Nitrofurantoin (bakteriostatisch, 5–7 Tage)
- Pivmecillinam (3 Tage)
- Amoxicillin/Clavulansäure (3 Tage)

Eine **komplizierte Zystitis** wird mit einer 7 Tage dauernden Antibiose und ggf. durch operative Beseitigung der disponierenden Faktoren behandelt.
Rezidivierende Zystitiden werden neben der erweiterten Diagnose mit einer längeren Antibiose (7 Tage mit Fluorchinolon oder gezielt nach Antibiogramm) behandelt.
Bei **rezidivierenden unkomplizierten Zystitiden** kann auch eine „Impfung" mit *E.-coli*-Fragmenten erwogen werden.
Nicht bakterielle Zystitiden (z. B. die radiogene Zystitis) benötigen je nach Ursache und Schweregrad eine spezielle Therapie, die sich von einer peroralen Medikation bis zu endoskopischen Eingriffen erstrecken kann.

Rezidivprophylaxe

- Kälte vermeiden.
- Frauen verringern ihr Risiko, indem sie kurze Zeit nach dem Geschlechtsverkehr Wasser lassen und von vorne nach hinten abwischen beim Toilettengang.
- Harndrang nicht unterdrücken.

Zusammenfassung

- Die Zystitis ist die häufigste entzündliche Erkrankung des Urogenitaltrakts.
- Unkomplizierte Zystitiden sollten zunächst konservativ (Antiphlogistika, gesteigerte Diurese, Phytotherapeutika) behandelt werden.
- Risikofaktoren sind: weibliches Geschlecht, Restharnbildung, Phimose, Immunsuppression.
- 10^5 Keime/ml sichern die Diagnose.

Die Pyelonephritis

Die **Pyelonephritis** (Syn.: **Nierenbeckenentzündung**) ist eine Entzündung der oberen Harnwege mit Beteiligung des Niereninterstitiums und des Nierenbeckenkelchsystems. Unter den Nierenerkrankungen ist die Pyelonephritis am häufigsten. Frauen sind zwei- bis dreimal häufiger betroffen als Männer. Auch Kleinkinder bis zum 3. Lebensjahr gehören häufiger zu den Betroffenen. Siehe dazu → Kapitel 14 „Harnwegsinfektionen".

Es handelt sich immer um eine Infektion von Niereninterstitium und Nierenbeckenkelchsystem!

Klassifikation

Die Pyelonephritis gehört zu den oberen Harnwegsinfektionen und wird wie alle Infektionen der Harnwege in eine **komplizierte** (wenn disponierende Faktoren wie eine Harnstauung etc. vorhanden sind) und in eine **unkomplizierte** Form unterteilt. Neben einem akuten Auftreten gibt es die chronische Form der Pyelonephritis, die fast symptomlos verläuft und daher sehr schwer zu diagnostizieren ist. Hierbei besteht im weiteren Verlauf die Gefahr einer Parenchymschädigung oder Abszedierung.

Ätiologie und Pathogenese

Am häufigsten ist der aszendierende Infektionsweg, selten kommt es über den hämatogenen oder lymphogenen Infektionsweg zu einer Pyelonephritis. Zumeist entsteht eine Pyelonephritis auf dem Boden einer tiefer gelegenen Harnwegsentzündung.
Der häufigste Erreger ist *E. coli* (und weitere Enterobakterien). Daneben kommen Enterokokken, Proteus, Klebsiella, *Pseudomonas aeruginosa,* Staphylokokken und weitere vor.

Klinik

Neben den Symptomen eines unteren Harnwegsinfekts (**Algurie** [schmerzhafte Miktion], **Pollakisurie** [erhöhte Miktionsfrequenz], imperativer Harndrang, → Kap. 14) kommt es meist plötzlich zu folgenden Beschwerden:

- Kontinuierliches, hohes Fieber manchmal mit Schüttelfrost gepaart
- Flankenschmerz, teilweise ausstrahlend
- Schweres Krankheitsgefühl mit Kraftlosigkeit, Inappetenz und Diarrhö
- Übelkeit und Erbrechen (Zeichen der Sepsis)

Diagnostik

Bei der **körperlichen Untersuchung** finden sich klopfschmerzhafte Nierenlager. Im **Urin** lässt sich eine vermehrte Zahl an Bakterien (Bakteriurie: > 10^5 Keime/ml), Leukozyten (Leukozyturie) und Erythrozyten (Hämaturie) nachweisen. Finden sich Leukozytenzylinder im Urin, ist eine Pyelonephritis bewiesen. Das Blutbild zeigt eine Leukozytose und eine Linksverschiebung. Um Antibiotika gezielt verabreichen zu können, sollte ein Antibiogramm erstellt werden. **Sonografie** und **Urogramm** sollten genutzt werden, um prädisponierende Faktoren zu erkennen.
Differenzialdiagnosen sind akute und entzündliche Abdominalerkrankungen.

Therapie

Bei der Therapie muss zwischen der unkomplizierten und der komplizierten Form unterschieden werden.
Patienten mit einer komplizierten Pyelonephritis werden stationär behandelt. Hier wird primär die Harnstauung aufgehoben; bevor diese nicht erfolgreich therapiert ist, kann eine antibiotische Therapie nicht greifen, es kommt zu einem fulminanten septischen Verlauf.
Sowohl die komplizierte als auch die unkomplizierte Form müssen antibiotisch behandelt werden. Dazu stehen Wirkstoffe wie Amoxicillin und Clavulansäure oder Cephalosporine der Gruppe 2 oder 3 zur Verfügung, die über 7–10 Tage verabreicht werden. Bei Niereninsuffizienz ist auf eine Dosisreduktion zu achten.
Generell wird die Therapie vor Eintreffen des Antibiogramms begonnen, ein Wechsel des Wirkstoffs erfolgt dann bei Bedarf. Eine weitere wichtige therapeutische Maßnahme stellt die Erhöhung der Flüssigkeitszufuhr dar.

Risikofaktoren

Der wichtigste Risikofaktor, der jede Entzündung der Nieren und der ableitenden Harnwege verkompliziert, ist eine Obstruktion.

Komplikationen

Komplikationen der Pyelonephritis sind unter anderem die Entstehung eines Nierenabszesses, einer Urosepsis (von den Harnwegen ausgehende Sepsis), Parenchymnarben und die Entwicklung einer chronischen Entzündung (→ Abb. 16.1).

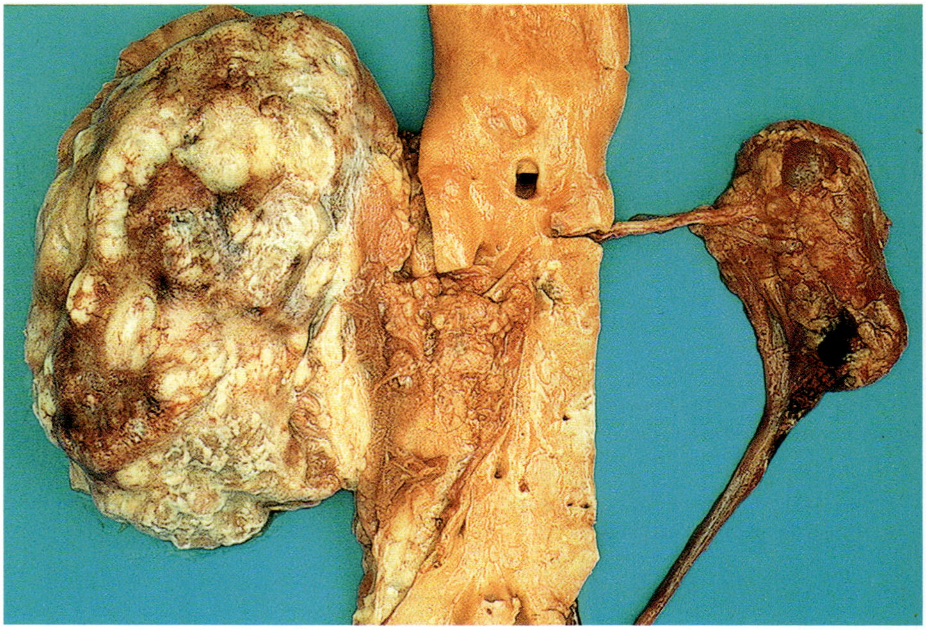

Abb. 16.1 Akute Pyelonephritis: multiple Abszesse der linken Niere (Ansicht von dorsal); rechts Schrumpfniere [M535]

Der Nierenabszess

Bei einem Nierenabszess handelt es sich um **kleine, konfluierende Eiterherde,** die unter anderem auf dem Boden einer eitrigen Pyelonephritis entstanden sein können. Neben dem Nierenabszess, bei dem die Eiterherde innerhalb der Niere liegen, gibt es auch den perinephritischen Abszess, eine Eiteransammlung zwischen Nierenkapsel und der die Niere umgebenden Faszie (Gerota-Faszie).

Ätiologie und Pathogenese

Meist entsteht ein Nierenabszess aufgrund einer hämatogenen Staphylokokken- oder Streptokokkeninfektion, aber auch eine aszendierende Pyelonephritis kann, wie oben beschrieben, zu einem Nierenabszess führen (→ Abb. 16.2).
Bei inadäquatem Ansprechen der antibiotischen Therapie der Pyelonephritis nach 3–5 Tagen sollte stets an einen möglichen Nierenabszess gedacht werden.

Klinik

Ein Nierenabszess kann die gleichen Symptome wie die akute Pyelonephritis verursachen.

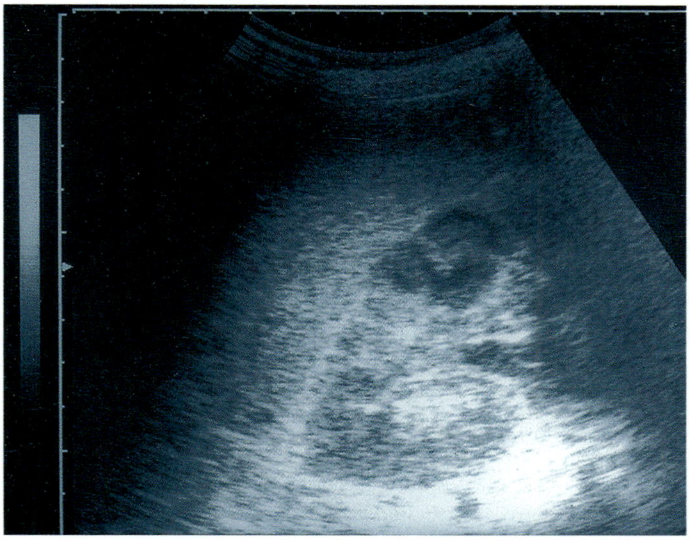

Abb. 16.2 Sonografischer Befund bei Nierenabszess [M181]

Diagnostik

- **Körperliche Untersuchung**
- Bildgebung: Sonografie, Computertomografie
- Urin: Bakteriurie, Leukozyturie
- Blut: Leukozytose, BSG-Beschleunigung und Thrombozytopenie

Therapie

Die Therapie der Wahl stellt die sofortige Abszessdrainage oder Punktion dar. In manchen Fällen ist eine Nephrektomie indiziert.

Zusammenfassung

- Die Pyelonephritis ist die häufigste Nierenerkrankung.
- Die Antibiose wird vor Eintreffen des Antibiogramms begonnen.
- Komplikation einer Pyelonephritis ist der Nierenabszess.
- Als Ultima Ratio steht beim Nierenabszess die Nephrektomie.

17 Prostatitis

Die Prostatitis ist eine häufige Erkrankung der Prostata. Patienten mit benigner Prostatahyperplasie erkranken vermehrt an einer Entzündung der Prostata. Das Auftreten der Prostatitis steigt mit dem Alter der Patienten.

Klassifikation

Das National Institute of Health (NIH) teilt das sog. **Prostatitis-Syndrom** in vier Kategorien ein (→ Tab. 17.1). Diese Klassifikation setzt Klinik, Erregernachweis, Leukozytenbefund und ggf. eine Biopsie voraus. Bei den meisten Patienten mit Prostatitis wird kein Erreger nachgewiesen.

> Die häufigste Form der Prostatitis ist das nicht entzündliche chronische abakterielle Schmerzsyndrom des Beckens (IIIb), auch **Prostatodynie** genannt; sie tritt in etwa der Hälfte der Fälle auf.

Ätiologie und Pathogenese

Die Ätiologie ist je nach der oben genannten Kategorie unterschiedlich und teils auch ungeklärt. So ist der Ursprung des nicht entzündlichen chronischen Schmerzsyndroms (Prostatodynie) ungeklärt. Vielfach wird hierbei von einem psychosomatischen Krankheitsbild gesprochen. Als prädisponierende Faktoren werden Alkoholabusus, sexuelle Abstinenz oder Exzesse und perineale Traumen diskutiert.

Die akute Prostatitis entsteht zumeist durch eine fortgeleitete Harnwegsinfektion. Der Reflux von infiziertem Urin in die Prostatagänge wird durch jede Art von Harnwegsstenosen (benigne Prostatahyperplasie, Urethrastriktur, Phimose etc.) gefördert und erleichtert so den Übertritt der Bakterien auf die Prostata. Dies kann Ursache für eine akute, häufig aber auch für eine chronische bakterielle Prostatitis sein.

> Katheterisierung und weitere urologische Eingriffe können zu einer akuten bakteriellen Prostatitis führen!

Weitere Infektionswege wie der hämatogene, der lymphogene und der lokoregionäre Infektionsweg können die Ansiedlung von Bakterien in der Prostata ermöglichen.

Klinik

Symptome, die typischerweise bei einer **akuten bakteriellen Prostatitis** auftreten, sind:

- Hohes Fieber, Schüttelfrost, allgemeines Krankheitsgefühl
- Starke Schmerzen im Rücken, in der Dammgegend und im After
- Initiale Pollakisurie, Algurie, selten Hämaturie
- Dysurische Beschwerden bis zum Harnverhalt
- Gelegentlicher Ausfluss aus der Harnröhre
- Schmerzen bei der Stuhlentleerung und Stuhldrang
- Der Prostataabszess ist eine Komplikation der akuten bakteriellen Prostatitis. Er stellt einen urologischen Notfall dar und hat die gleiche Symptomatik wie die akute bakterielle Prostatitis, nur in meist stärker ausgeprägter Form.

> Prostataabszess und Prostatitis unterscheiden sich klinisch nur durch die Stärke der Symptomatik.

Die **chronische bakterielle Prostatitis** und **die abakterielle Prostatitis** haben eine uncharakteristische Symptomatik. Meist klagt der Patient über ein Spannungs-, Druck- und Kältegefühl in Damm-, Hoden- und Leistengegend. Auch treten häufig Rückenschmerzen auf. Es kommt zu Miktionsbeschwerden. Die Sexualfunktion ist oft gestört.

> Die chronisch bakterielle und abakterielle Prostatitis verursachen kein Fieber!

Diagnostik

Akute bakterielle Prostatitis Die Diagnose wird mittels Anamnese, der klinischen Symptomatik und folgenden Untersuchungen gestellt:

- Digital-rektale Untersuchung
- Urinbefund
- Blutuntersuchung

Bei der digital-rektalen Untersuchung tastet man eine druckschmerzhafte, ödematös vergrößerte Prostata. Im Urin lassen sich Erreger, Leukozyten, Erythrozyten und Epithelien nachweisen. Die Blutuntersuchung ergibt einen erhöhten PSA-Wert, eine Leukozytose und einen CRP-Anstieg. Auf die in diesem Zustand sehr schmerzhafte Prostatasekretgewinnung wird verzichtet.

Chronische Prostatitis Die Diagnose wird mit der „Viergläserprobe" gestellt. Hierbei muss die Keimzahl in Prostatasekret und Exprimaturin um mindestens eine Zehnerpotenz höher sein als im ersten Urin. Das Prostatasekret weist zusätzlich eine erhöhte Leukozytenzahl auf. Die Diagnostik wird durch weitere Untersuchungen (Abdomenübersicht, Uroflowmetrie, Psychodynamik und weitere) komplettiert.

Chronische abakterielle Prostatitis Im Prostatasekret lässt sich kein Erreger nachweisen. Ein erhöhter Leukozytenwert grenzt die chronische abakterielle Prostatitis von der **Prostatodynie** ab.

Asymptomatische entzündliche Prostatitis Zufallsbefund. Im Zuge anderer Diagnostik findet sich eine erhöhte Leukozytenzahl im Prostatasekret.

Tab. 17.1 Die Einteilung des Prostatitis-Syndroms des NIH [H253-001]

Kategorie	Unterteilung	Bezeichnung	Charakteristikum
I		Akute bakterielle Prostatitis	Erregernachweis
II		Chronische bakterielle Prostatitis	Erregernachweis, kein Fieber, Verlauf mindestens 3 Monate
III		Chronische abakterielle Prostatitis/chronisches Schmerzsyndrom des Beckens	Kein Erregernachweis
	IIIa	Entzündliches chronisches Schmerzsyndrom des Beckens	Leukozyten im Prostatasekret
	IIIb	Nicht-entzündliches chronisches Schmerzsyndrom des Beckens/Prostatodynie	Keine Leukozyten im Prostatasekret
IV		Asymptomatische entzündliche Prostatitis	Keine Klinik! Meist Zufallsbefund, Leukozyten im Prostatasekret

Auf Probleme im Sexualleben des Patienten wie Erwartungsängste, Dysfunktionen und Partnerprobleme sollte anamnestisch eingegangen werden, um eine mögliche psychosomatische Komponente der Prostatareizung frühzeitig zu erfassen.

Differenzialdiagnose

Prostataabszess Bei einer akuten bakteriellen Prostatitis muss ein Prostataabszess ausgeschlossen werden. Meist lässt sich bei der digital-rektalen Untersuchung eine Fluktuation tasten, die durch einen transrektalen Ultraschall weiter untersucht werden muss.

Analfissuren, Hämorrhoiden, Analfisteln Auch proktologische Erkrankungen können zur Symptomatik der Prostatitis führen und sollten deshalb ausgeschlossen werden.

Therapie

Akute bakterielle Prostatitis Stationäre intravenöse Gabe von hoch dosierten Antibiotika. Präparatwahl nach Antibiogramm, im Verlauf orale Gabe über 3–4 Wochen. Suprapubischer Katheter bei Harnabflussstörung. Nach Bedarf medikamentöse Analgesie und Spasmolyse. Auf eine regelmäßige Darmentleerung ist zu achten.

Chronisch bakterielle Prostatitis Primärer Therapieversuch mit Antibiotika nach Antibiogramm. Da die chronisch bakterielle Prostatitis meist sehr schwierig therapierbar ist, wird in Einzelfällen auch eine transurethrale Resektion durchgeführt. Die Therapie ist meist langwierig; ihr Erfolg kann erst nach mehreren Verlaufskontrollen als gesichert angesehen werden.

Chronisch abakterielle Prostatitis Da keine Erreger nachweisbar sind, ist eine antibiotische Therapie kontraindiziert. Die symptomatische Therapie umfasst Phytotherapie (Pollenextrakt), Physiotherapie (Wärmebehandlung mit Sitzbädern, Sauna, Massagen) und Diät (Alkoholkarenz). Eine psychosomatische Therapie sollte bei der Prostatodynie angestrebt werden.

Bei der chronisch abakteriellen Prostatitis und der Prostatodynie ist eine Antibiotikatherapie kontraindiziert.

Komplikationen

Der Prostataabszess ist eine Komplikation der akuten bakteriellen Prostatitis. Abhängig von der Lage des Abszesses werden eine Punktion unter sonografischer Kontrolle oder eine Eröffnung mittels TUR-P erwägt. Parallel erfolgt eine antibiotische Therapie.

Zusammenfassung

- Das Prostatitis-Syndrom wird nach dem NIH in vier Kategorien eingeteilt.
- Die am häufigsten auftretende Prostatodynie hat eine psychosomatische Komponente.
- Therapieentscheidend ist der Erregernachweis.
- Der Prostataabszess, Komplikation der akuten bakteriellen Prostatitis, ist ein urologischer Notfall.

18 Epididymitis

In den folgenden beiden Kapiteln wird auf entzündliche Geschehen von Nebenhoden und Hoden eingegangen. Beide Krankheitsbilder weisen viele Ähnlichkeiten in Klinik und Therapie auf, es wird deshalb empfohlen, beide Kapitel gemeinsam zu bearbeiten. Bei der Epididymitis, der Entzündung des Nebenhodens, wird zwischen der **akuten** und der **chronischen** Form unterschieden. Selten tritt die Epididymitis isoliert auf, oft entsteht durch Übertreten auf den Hoden zusätzlich eine Orchitis (→ Kap. 19). In diesem Fall spricht man von einer **Epididymoorchitis.** Die Epididymitis hat eine höhere Inzidenz als die Orchitis.

Ätiologie und Pathogenese

Pathogene Keime, die zu einer Entzündung führen, erreichen den Nebenhoden auf unterschiedlichen Wegen:

- Lymphogene/kanalikuläre Verschleppung: Dies ist der häufigste Pathomechanismus der Epididymitis.
- Hämatogene Verschleppung: Die seltenen viralen Entzündungen des Nebenhodens entstehen über die Blutbahn.

> Die Erreger erreichen den Nebenhoden meist über die Lymphbahnen.

Erregerabhängig kommt es primär zu einer Epididymitis oder einer Orchitis. Erreger, die primär den Hoden infizieren, werden in → Kapitel 19 behandelt.
Je nach Alter des Patienten kann ein Verdacht auf bestimmte Erreger gestellt werden: Junge Männer erkranken (aufgrund vermehrt wechselnder Sexualpartner) häufiger an einer von sexuell übertragbaren Keimen **(Chlamydia trachomatis** und **Neisseria gonorrhoeae)** verursachten Epididymitis, wohingegen bei älteren Männern eher gramnegative Keime (**E. coli, Pseudomonas** etc.) gefunden werden.

Die tuberkulöse Epididymitis (genitale Tuberkulose)

Bei einer tuberkulösen Infektion (*Mycobacterium tuberculosis, Mycobacterium bovis* etc.) von Niere, Prostata oder Samenbläschen kommt es in drei Vierteln der Fälle zu einer **tuberkulösen Epididymitis** (→ Abb. 18.1). Im Verlauf breiten sich die Mykobakterien

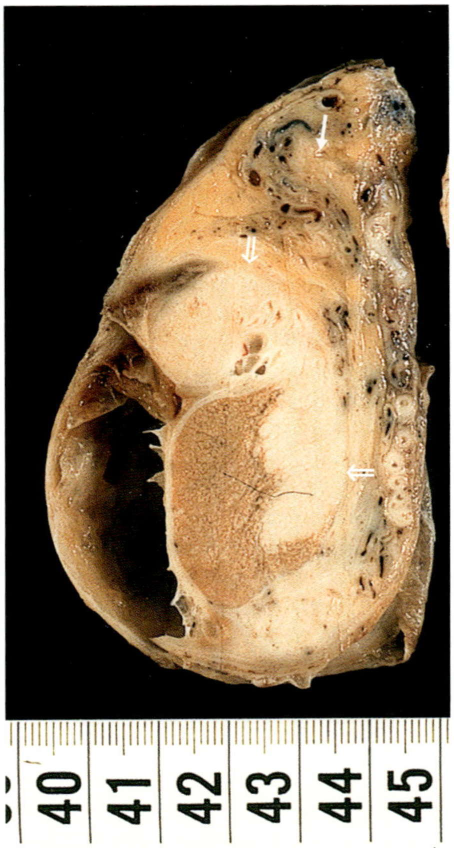

Abb. 18.1 Tuberkulöse Epididymitis (Pfeil) und Orchitis (Doppelpfeil) [M536]

auf den Hoden aus. Die tuberkulöse Epididymitis hat einen meist schleichenden Verlauf.

Klinik

Akute Epididymitis Klinische Merkmale sind:

- Anschwellung des Nebenhodens innerhalb weniger Stunden
- Rötung und Erwärmung der Skrotalhaut
- Schmerzqualität: akuter starker Schmerz im Skrotalfach, der sich meist entlang dem Samenstrang in Leistenregion und Unterbauch ausbreitet
- Zumeist hohes Fieber bis 40 °C
- Je nach Ursprung der Epididymitis zeigen sich Zeichen einer Harnwegsinfektion (*E. coli*).

Chronische Epididymitis Sie zeigt sich durch eine schmerzarme, meist druckdolente Schwellung des Nebenhodens. Sie kann auch Folge bzw. Komplikation der akuten Epididymitis sein.

Labor: Bei der Blutuntersuchung sind meist Leukozytose, Leukozyturie, Mikrohämaturie, erhöhtes CRP und eine erhöhte BSG zu beobachten.
Begleitend kann es zu folgenden Entzündungen kommen: **Deferentitis bzw. Vasitis** (Entzündung des Samenleiters), **Funikulitis** (Entzündung des gesamten Samenstrangs) und **Periorchitis** (Entzündung der Hodenhüllen).

Komplikationen und Risiken

Sowohl der Übertritt auf den Hoden als auch die Einschmelzung und Bildung eines **Abszesses** stellen eine Komplikation dar. **Begleithydrozelen** (→ Kap. 28) können ebenfalls auftreten.
In etwa 15 % der Fälle kommt es zu einer **Chronifizierung** der Epididymitis.
Mögliche Komplikation der Funikulitis ist die Thrombophlebitis des Plexus pampiniformis mit der Folge einer Samenstrangnekrose. Folge ist eine **Verschlussaspermie,** da die Verbindung zwischen Nebenhoden und Harnröhre nicht mehr besteht.
Viele **Infertilitätsfälle** sind auf eine verschleppte Epididymitis zurückzuführen!
Ein erhöhtes Risiko für eine Epididymitis haben Dauerkatheterträger und Patienten mit Katheteranlage nach Operationen.

Diagnostik

Anamnestisch sollte auf vorhergehende Symptome (z. B. Algurie etc.) eingegangen werden. Die weitere Untersuchung umfasst Inspektion, Palpation, Sonografie sowie Urin- und Blutuntersuchung.
Prehn-Zeichen: Man spricht von einem positiven Prehn-Zeichen, wenn es bei Anhebung des Hodens zu einer Aufhebung bzw. Abschwächung des Schmerzes im Hoden kommt. Bei einer Epididymitis ist das Prehn-Zeichen positiv.

> Das positive Prehn-Zeichen ist ein Charakteristikum der Epididymitis.

Stellt man bei der Anamnese eine Blasenentleerungsstörung (häufige Ursache eines Harnwegsinfekts) fest, sollte darauf nach Abklingen der Epididymitis genauer eingegangen werden.

Differenzialdiagnostisch kommen folgende Erkrankungen in Betracht:

- Orchitis (→ Kap. 19)
- Hodentorsion (→ Kap. 20)
- Hodentumor (→ Kap. 27)
- Hydrozele (→ Kap. 28)
- Varikozele (Krampfaderbildung des Plexus pampiniformis)
- Spermatozele (Retentionszyste im Nebenhoden oder Samenstrang)

Differenzialdiagnosen

Hodentorsion Sie ist auszuschließen. Die Dopplersonografie des Hodens kann als zusätzliches Diagnostikum und Verlaufskontrolle verwendet werden, ein 100-prozentiger Ausschluss einer Torsion ist jedoch nur durch eine operative Freilegung gewährleistet. Bei der Hodentorsion ist das Prehn-Zeichen negativ. Allerdings ist das Prehn-Zeichen zu unsicher und kann daher nicht einziges Merkmal sein, das zum Ausschluss der Hodentorsion führt.

Hodentumor Er zeigt sich meist als eine schmerzlose Raumforderung im Bereich des Hodens. Um keine Zeit zu verlieren, muss mittels Sonografie und ggf. Tumormarkern ein Hodentumor von der chronischen Epididymitis abgegrenzt werden.

> Ein positives Prehn-Zeichen alleine schließt eine Hodentorsion nicht aus.

Therapie

Die Therapie setzt sich aus folgenden Maßnahmen zusammen:

- Bettruhe
- Hodenhochlagerung (Hodenbänkchen)
- Kühlende Umschläge
- Antibiose
- Bei starken Schmerzen: Infiltration des Samenstrangs mit Lokalanästhetika

Eventuell muss die Therapie durch einen suprapubischen Katheter ergänzt werden, um den Harnabfluss bei Harnröhrenstriktur zu gewährleisten. Bei therapieresistenter Epididymitis ist eine Harnableitung bei Restharnbildung unumgänglich.

Im Fall einer Einschmelzung oder Abszessbildung kann die operative Hodenfreilegung nicht umgangen werden.

Zusammenfassung

- Klinisches Merkmal der Epididymitis ist ein rasch angeschwollener, warmer und schmerzhafter Nebenhoden.
- Die Epididymitis muss schnell behandelt werden, um Spätfolgen wie Infertilität zu vermeiden.
- Der Ausschluss einer Hodentorsion ist notwendig.
- Die Therapien von Epididymitis und Orchitis ähneln sich sehr.

Orchitis

Eine Hodenentzündung (Syn. **Orchitis, Epididymoorchitis**) ist meist durch eine Infektion bedingt; es gibt allerdings noch eine weitere, seltene Form, die autoimmune Orchitis.

> Entzündungen des Hodens kommen seltener als Nebenhodenentzündungen vor!

Pathogenese und Ätiologie

Neben der nicht komplett geklärten Pathogenese der autoimmunen Orchitis gibt es drei wichtige Entstehungsprozesse für die infektiöse Orchitis.

- Die Orchitis kann im Rahmen einer systemischen Infektion auftreten. Man spricht in einem solchen Fall von der **Begleitorchitis.** Mumpsviren (Rabula inflans), Epstein-Barr-Viren (infektiöse Mononukleose), Varizellen und viele weitere Erreger können die Verursacher einer Begleitorchitis sein. Diese tritt einige Tage nach der Ersterkrankung auf.
- Bakterielle Orchitiden entstehen häufig durch hämatogen verschleppte Bakterien (*E. coli,* Pseudomonas) aus Harnwegsinfektionen (→ Kap. 14). Auch sexuell übertragbare Bakterien (Chlamydieninfektion, Syphilis etc.) sind bei Männern jungen oder mittleren Alters eine häufige Ursache für eine Orchitis.
- Eine weitere Ursache für die Entstehung der Orchitis kann das Übergreifen eines entzündlichen Prozesses des Nebenhodens auf den Hoden sein (→ Kap. 18 „Epididymitis"). Auch Pilze, Würmer und Protozoen kommen als Verursacher einer Orchitis in Betracht.

Die Erreger erreichen den Hoden über das Vas deferens, den Ductus deferens und die Lymphbahnen.

> Eine Begleitorchitis tritt üblicherweise einige Tage nach dem Krankheitsbeginn der Ersterkrankung auf.

Klinik

Die Orchitis kann einen oder beide Hoden betreffen.
Folgende Symptomatik ist für eine Orchitis typisch:

- Starke bis unerträgliche Schmerzen mit Ausstrahlung in Rücken- und Leistenregion
- Schwellung, Rötung und Erwärmung des Hodens
- Hohes Fieber

> Klinisch unterscheidet sich die bakterielle Orchitis nicht von der viralen Form.

Begleitorchitis bei Mumps

Die meisten Mumpsinfektionen entstehen im Schulalter bei fehlendem Impfschutz. In diesem Alter ist eine Begleitorchitis sehr selten. Bei einer Mumpsinfektion im postpubertären Alter kommt es in 20–30 % der Fälle zu einer Begleitorchitis. Jede dritte dieser Begleitorchitis betrifft beide Hoden. Die Begleitorchitis tritt 4–7 Tage nach der Parotisschwellung auf. Sehr selten kommt es zu einer Mumpsorchitis ohne Parotisbeteiligung. Im Serum lässt sich bei einer Mumpsorchitis IgM gegen den Mumpsvirus nachweisen.

Begleitorchitis bei Syphilis

Bei einer Syphilis können sowohl Hoden als auch Nebenhoden betroffen sein, in den meisten Fällen betrifft die Infektion aber zuerst den Hoden. In vielen Fällen wird eine Syphilisorchitis nicht von einer Epididymitis begleitet.
Bei einer Orchitis im Rahmen der Gonorrhö und Tuberkulose kommt es primär zu einer Infektion der Nebenhoden.

> Erregerspektrum bei jüngeren Männern: hauptsächlich sexuell übertragbare Keime. Bei älteren Männern: Erreger, die auch die meisten Harnwegsinfekte verursachen.

Die autoimmune Orchitis

Diese seltene Form der Hodenentzündung tritt zumeist bei Männern mittleren Alters auf. Die Literatur ist sich über die Pathogenese uneins; es wird von einem autoimmunen Prozess ausgegangen, bei dem es zur Spermienantikörperbildung kommt. Auftreten vor allem nach Hodentorsion durch Freisetzung von Antigenen im Rahmen der Nekrose.

Die subakute Orchitis

Die subakute Orchitis hat einen milderen, meist ganz schmerzlosen Verlauf und ist deshalb differenzialdiagnostisch schwer von einem Hodenkarzinom abzugrenzen.

Diagnostik

Anamnese (Impfung gegen Mumps erhalten?), Inspektion (Schwellung und Rötung) und Palpation (Wärme, Schmerz) ermöglichen den schnellen Verdacht, der differenzialdiagnostisch gefestigt werden muss.
Bei viraler Genese erklärt die Serumuntersuchung mit erhöhten spezifischen Antikörpern die Ursache. Wie bei allen entzündlichen Prozessen sind eine Leukozytose sowie eine CRP-Erhöhung sehr wahrscheinlich.

Differenzialdiagnosen

- Hodentorsion: Bei einer Hodentorsion findet sich ein negatives Prehn-Zeichen, d. h., es kommt zu keiner Schmerzabnahme durch Hochheben des Hodens. Der Prehn-Zeichen-Test ist nicht diagnosestellend; neben der Doppler-Sonografie zur Durchblutungskontrolle wird bei unklarer Diagnose die Operation herangezogen, um irreversible Schäden zu vermeiden.

> Eine Hodentorsion muss immer ausgeschlossen werden. Ist dies nicht möglich, stellt die Situation eine Indikation zur Freilegung des Hodens dar.

- Hydatidentorsion
- Epididymitis

Bei einer subakuten Orchitis muss ein **Hodentumor** (meist schmerzlos) ausgeschlossen werden!

Therapie

Die Therapie orientiert sich an der auslösenden Früherkrankung. Bei einer bakteriellen Infektion wird somit zusätzlich zur symptomatischen Therapie eine antibiotische Therapie angestrebt. Virale Orchitiden können nur symptomatisch behandelt werden.
Die symptomatische Therapie besteht meist aus Bettruhe, Hodenhochlagerung, kühlenden Umschlägen, Infiltration des Samenstrangs mit Lokalanästhetika, Antiphlogistika (z. B. Kortikoide) und ggf. Antibiotika.
In komplizierten Fällen wie Einschmelzung und Abszessbildung muss eine operative Hodenfreilegung durchgeführt werden.

Komplikationen

Eine schlechte Abwehrlage führt zum Übertreten der Infektion auf Nebenhoden und Samenstrang. Dabei kann es begleitend zu einer Hydrozele kommen.
Als Folge der Hodenentzündung kommt es je nach Intensität zu einer mehr oder weniger ausgeprägten **Gewebsatrophie.** Die irreversibel geschädigten samenbildenden Zellen können ihre Aufgabe nicht mehr erfüllen. Bei stark ausgeprägter Zerstörung führt dies zur **Infertilität.** In seltenen ausgeprägten Fällen, die beide Hoden betreffen, kann es zum **Erliegen der Testosteronbildung** kommen.

> Die Orchitis ist eine häufige Ursache der Infertilität!

Prophylaxe

Die Injektion eines Impfstoffs gegen Mumps, Masern und Röteln (MMR) im 1. und 2. Lebensjahr stellt eine Prophylaxe gegen die Mumpsorchitis dar.

Fournier-Gangrän

Die Fournier-Gangrän stellt eine spezielle entzündliche Form einer nekrotisierenden Fasziitis des Leisten- und Genitalbereichs dar.

Ätiologie

Ursächlich ist eine Mischinfektion aus aeroben und anaeroben Bakterien. Eintrittspforte sind kleine Hautläsionen im Leisten- und Genitalbereich meist bei immunkompromittierten Patienten (höheres Alter, Diabetiker).

Klinik

Typisch sind ein rapides Voranschreiten der Entzündung und Hautnekrosen innerhalb von Stunden mit Ausbreitung im Subkutangewebe bis in die Axillen. Hinzu kommen eine schnelle Verschlechterung des Allgemeinzustands und ein septisches Krankheitsbild. Charakteristisch ist ein süßlich-beißender Geruch, der das Krankheitsbild schon ohne Inspektion erahnen lässt.

Therapie

Die Therapie besteht aus einer frühen radikal chirurgischen Exzision der Nekrosen und einer Breitspektrumantibiose. Je nach Stadium bei Therapiebeginn kann die Letalität bei bis zu 16% liegen.

Zusammenfassung

- Je nach Alter des Patienten sind unterschiedliche Erreger als Verursacher der Orchitis wahrscheinlich.
- Der Ausschluss einer Hodentorsion und eines Hodentumors ist notwendig.
- Die Therapie der viralen Orchitis besteht primär in einer symptomatischen Behandlung des Patienten mit Bettruhe, Hodenhochlagerung und kühlenden Umschlägen.
- Die Fournier-Gangrän ist eine nekrotisierende Fasziitis des Genitalbereichs durch eine Mischinfektion mit hoher Letalität.
- Typisch sind ein rasch progredientes Krankheitsbild und ein süßlich-beißender Geruch.
- Die Therapie besteht aus zügiger radikaler Nekrosektomie und Breitbandantibiose.

20 Hodentorsion

Plötzlich auftretende sehr starke Schmerzen im Bereich des Hodens sollten beim Jugendlichen immer Anlass zum Verdacht auf eine **Hodentorsion** geben. Doch auch im Erwachsenenalter muss, um keine Zeit zu verlieren, dieser urologische Notfall in Erwägung gezogen werden. Beim Säugling ist besondere Aufmerksamkeit geboten: In diesem Alter ist die Diagnose einer (häufig vorkommenden) Hodentorsion durch geringe Kommunikationsmöglichkeiten erschwert.

> Um eine Gangrän zu verhindern, muss eine Hodentorsion innerhalb von maximal 6 h operativ behandelt werden!

Die Hodentorsion stellt eine meist mehrfache Drehung von Hoden und Nebenhoden um ihre Längsachse dar. Hierbei gibt es abhängig von der Lokalisation der Drehung, die **extravaginale** und die **intravaginale Hodentorsion** (→ Abb. 20.1). Die Lokalisation der Stieldrehung hat keinen Einfluss auf die Therapie.
Die extravaginale Form tritt häufiger beim Säugling, die intravaginale Form meist beim Jugendlichen auf. Die Hodentorsion kann einseitig, aber auch an beiden Hoden auftreten. Die Drehungsrichtung der Hoden ist meist sowohl am rechten als auch am linken Hoden nach innen.

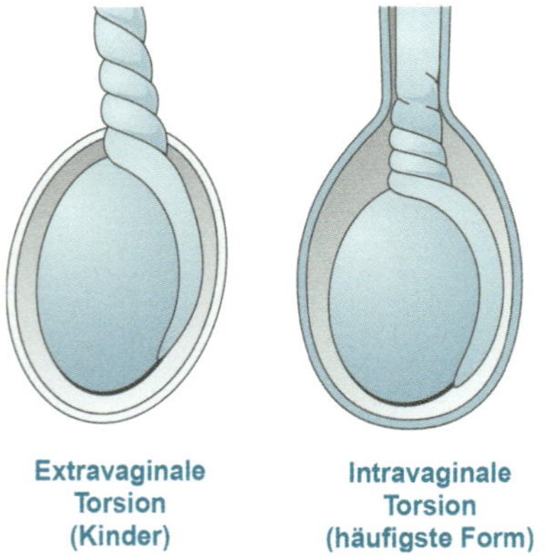

Abb. 20.1 Die extravaginale und die intravaginale Form der Hodentorsion [L157]

Ätiologie und Pathogenese

Bei einer extravaginalen Hodentorsion wird eine mangelnde Fixation des Hodens mit dem Hodensack durch das Gubernaculum testis (kaudales Keimdrüsenblatt) vermutet. Eine abnorme Beweglichkeit von Hoden und Nebenhoden innerhalb der Tunica vaginalis kann zu mehrfacher Drehung von Hoden und Nebenhoden führen. Dabei kommt es zu einer intravaginalen Hodentorsion.
Durch die Drehung von Hoden und Nebenhoden wird der **Funiculus spermaticus** stark komprimiert. Hierbei wird primär der Plexus pampiniformis (venöser Abfluss) so stark abgeklemmt, dass der venöse Rückstrom unterbunden wird. Es kommt durch **Blutstauung** und **Lymphstauung** zu einer Anschwellung des Hodens. Die arterielle Versorgung ist in der Frühphase und bei unvollständiger Drehung noch intakt, beginnt aber mit der sich immer stärker ausprägenden Stauung zu stagnieren. Dies führt zu einem akuten Sauerstoffmangel des Hodens, der sich zu einem Gangrän entwickeln kann. Nach **5–6 h** ist mit ersten irreversiblen Schäden (Schädigung der Spermatogenese und Hodennekrose) zu rechnen.

Klinik

Folgende Symptomatik deutet auf eine Hodentorsion hin:

- **Plötzlich eintretende massive Schmerzen** im betroffenen Hoden, teils in die Inguinalregion ausstrahlend
- **Hodenhochstand**
- **Peritonismus** (Durch Reizung des Peritoneums kommt es zu Schmerzen im Bauchraum, die von Übelkeit und Erbrechen begleitet werden können.)
- Eventuell auftretende **Schockzeichen**

Oft werden Patienten nachts durch den plötzlich eintretenden Schmerz aus dem Schlaf gerissen. Manche Patienten waren vor dem Ereignis sportlich aktiv.
Wenn eine Therapie nicht eingeleitet wird kommt es meist nach 12–24 h zu hohem Fieber und einem allgemeinen Krankheitsgefühl.

> Der Patient mit Hodentorsion berichtet von plötzlich einsetzenden, vernichtend starken Schmerzen im Hoden.

Diagnostik

- **Inspektion:** Hierbei ist ein geröteter, geschwollener und hoch stehender Hoden sichtbar.
- **Palpation:** Bei Druck auf den betroffenen, meist verhärteten Hoden verstärken sich die Schmerzen des Patienten. In vielen Fällen ist ein negatives Prehn-Zeichen (keine Abnahme des Schmerzes durch Anheben des Hodens) vorhanden (→ Kap. 18 „Epididymitis“).
- **Doppler-Sonografie:** Die nicht vorhandenen Strömungssignale (venöser und arterieller Blutstrom) weisen auf eine Hodentorsion hin. Der Ausschluss einer Hodentorsion ist allerdings mit der Doppler-Sonografie allein nicht möglich.
- **Urinsediment und Blutstatus:** Das Urinsediment ist unauffällig. Im weiteren Verlauf einer unbehandelten Hodentorsion entwickelt sich eine Leukozytose.

> Für die Diagnose der Hodentorsion bleibt nicht allzu viel Zeit. Falls Zweifel bestehen, müssen diese operativ und nicht durch weitere Diagnostik ausgeschlossen werden, um schnell auftretende irreversible Schäden zu vermeiden. In einem solchen Fall spricht man von der **diagnostischen Freilegung.**

Differenzialdiagnosen

- Akute und chronisch rezidivierende Epididymitis
- Hydatidentorsion
- Hodentumor
- Orchitis
- Hydrozele
- Skrotalhernie

Therapie

Auch wenn eine **manuelle Detorquierung** (Drehung des Hodens nach lateral unter Lokalanästhesie) erfolgreich durchgeführt werden kann, sollte eine operative Freilegung folgen. Hierbei wird sichergestellt, dass die Drehung des Hodens vollständig aufgelöst wurde.

Bei der **operativen Detorquierung** wird der Hoden freigelegt. Der minderdurchblutete Hoden zeigt wegen des Sauerstoffmangels eine livide (blassbläuliche) Verfärbung. Nach Auflösen der Stieldrehung sollte sich diese Verfärbung innerhalb von 10–15 min auflösen. Wenn der Hoden nicht innerhalb dieser Zeit seine physiologische hellrosa Farbe wiedererlangt, ist seine Erhaltung nicht mehr möglich. In diesem Fall muss eine **Orchiektomie** durchgeführt werden (→ Abb. 20.2).

Der erfolgreichen Detorquierung schließt sich eine **Orchidopexie** an. Darunter versteht man die operative Nahtfixation des Hodens am tiefsten Punkt des Skrotums sowie lateral. Hierbei wird die Mobilität des Hodens innerhalb des Hodensacks eingeschränkt. Eine **Retorquierung** (erneute Stieldrehung) kann so verhindert werden. Da meist auf der Gegenseite das Gubernaculum testis gleich schwach ausgeprägt ist, wird die Orchidopexie beidseits durchgeführt.

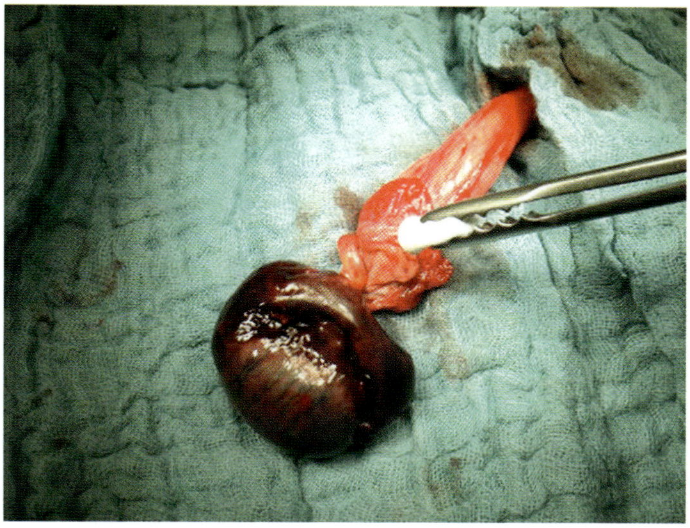

Abb. 20.2 OP-Situs bei einer Hodentorsion: nekrotisierter Hoden [M531]

> Am gegenüberliegenden gesunden Hoden wird in der Regel prophylaktisch eine Orchidopexie durchgeführt, um das Risiko für weitere Hodentorsionen zu vermindern.

Komplikationen

Die irreversible Schädigung des Keimepithels als Folge der Nekrose ist neben der Schockentwicklung mit allgemeinen Folgen die erheblichste Komplikation der unbehandelten Hodentorsion.

Zusammenfassung

- Es gibt für die Hodentorsion zwei Altersgipfel: vor dem 1. Lebensjahr und zwischen dem 13. und 17. Lebensjahr.
- Sehr starke, plötzlich auftretende Schmerzen sind typisch.
- Im Zweifelsfall ergibt sich die Diagnose durch die Operation (die sog. diagnostische Freilegung).
- Eine beidseitige Orchidopexie sollte sich jeder Detorquierung anschließen.

21 Nierenverletzungen

Die Hälfte aller polytraumatisierten Patienten weisen urogenitale Verletzungen auf; dabei ist die Nierenverletzung mit ca. 51 % die häufigste Verletzung des Urogenitaltrakts. In ca. 10 % der isolierten Abdominaltraumen zeigen sich auch Nierenverletzungen. Mit ca. 40 % sind Verkehrsunfälle die häufigste Ursache, gefolgt von Sport- und Arbeitsunfällen.

Verletzungsmechanismen

- Stumpfes Trauma (z. B. Schlag in die Flanke)
- Dezelerationstrauma (Verkehrsunfall mit abrupter Abbremsung, z. B. Frontalaufprall), Gefährdung durch Gefäßverletzung (Intimaläsion)
- Penetrierende Verletzungen

Klassifikation

Die Organ Injury Scale der American Association for the Surgery of Trauma (AAST) teilt die Nierenverletzungen wie folgt ein (→ Abb. 21.1):

- **Grad I:** Kontusion, nicht expandierendes subkapsuläres Hämatom
- **Grad II:** kleine Parenchymeinrisse (< 1 cm) ohne Urinextravasation, nicht expandierendes perirenales Hämatom
- **Grad III:** Parenchymeinriss ohne Urinextravasation > 1 cm
- **Grad IV:** ausgedehnter Parenchymeinriss bis ins Hohlsystem oder Nierenstammgefäßverletzung mit lokalisiertem Hämatom
- **Grad V** (→ Abb. 21.2 und → Abb. 21.3): multiple tiefe Parenchymeinrisse bis ins Hohlsystem hinein („Shattered kidney") oder Nierenstielverletzung mit ausgedehnter Blutung oder Thrombose der Nierenarterie (Intimaeinriss)

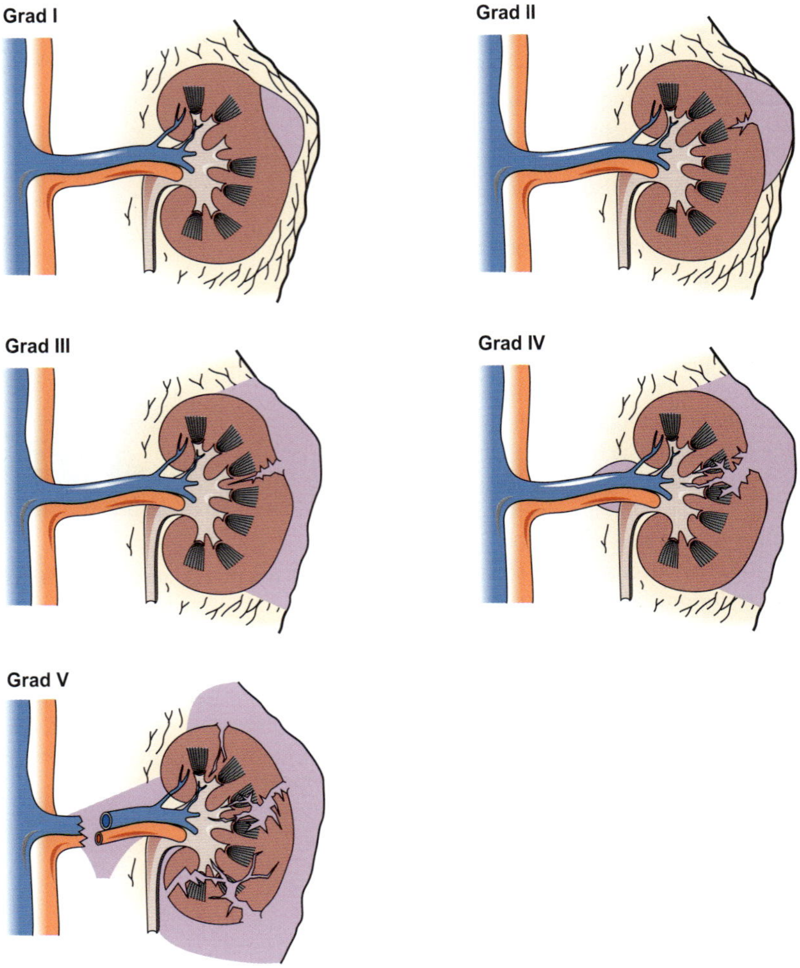

Abb. 21.1 Nierenverletzungsmuster (Organ Injury Scale) nach der American Association for the Surgery of Trauma [L141/M531]

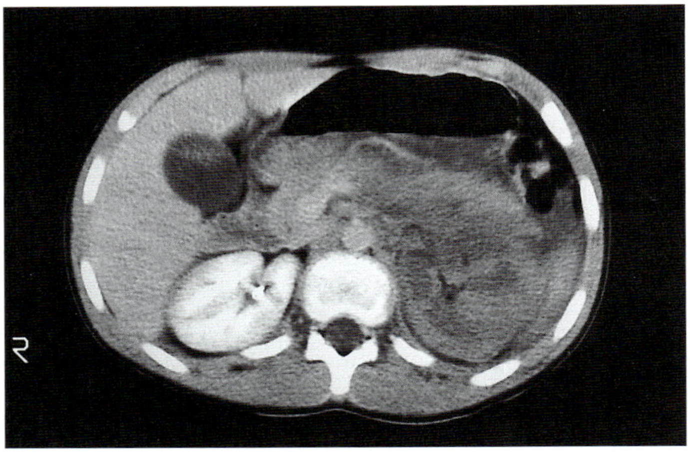

Abb. 21.2 CT-Bild einer Nierenverletzung vom Grad V links nach Verkehrsunfall [M531]

Diagnostik

- Die **Anamnese** (Fremd- und, falls möglich, Eigenanamnese) ist zur Einschätzung der zu erwartenden Verletzungen das wichtigste Instrument.
- Die **körperliche** Untersuchung hat als primäres Ziel die Einschätzung, ob der Patient kreislaufstabil oder -instabil ist. In weiterer Folge ist eine gesamte körperliche Untersuchung zur Erfassung des Verletzungsmusters durchzuführen.
- Bei der **Labordiagnostik** ist insbesondere auf die Verlaufskontrollen von Hämoglobin und Gerinnungsparametern zu achten. Im weiteren Verlauf sollten die Retentionswerte kontrolliert werden.
- Über eine **Urinanalyse** kann eine Hämaturie als Kardinalsymptom des Nierentraumas zuverlässig festgestellt werden. Das Fehlen einer Hämaturie schließt jedoch ein Nierentrauma nicht aus!
- Zur raschen Abklärung von intra- oder retroperitonealen Flüssigkeitsansammlungen ist die **Sonografie** unersetzlich und aus keinem „Schockraum" wegzudenken. Mangelnde funktionelle Aussagen und teils sonografisch schwer einsehbare Regionen, limitieren die Methode.
- Das **Computertomogramm (CT)** stellt die geeignetste Methode zur Evaluation von Nierenverletzungen dar. Durch i. v. Gabe von Kontrastmittel (KM) können genaue Aussagen über aktive Blutungen, Ausdehnung des Hämatoms und Gefäßstatus getroffen werden. Spätaufnahmen (ca. 20 min nach KM-Injektion) können zur Beurteilung der Abflussverhältnisse verwendet werden.
- Ist ein CT nicht verfügbar, kann ein **i. v. Pyelogramm (IVP)** durchgeführt werden.

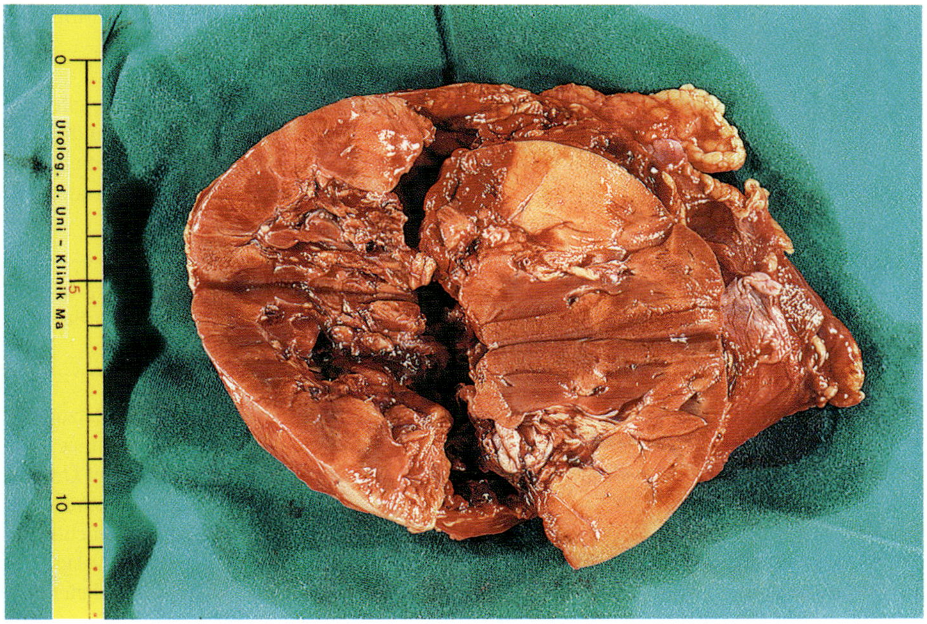

Abb. 21.3 Operationspräparat einer Nierenverletzung vom Grad V links nach Verkehrsunfall (CT-Bild → Abb. 21.2) [M531]

Bei Kontrastmittelallergie kann alternativ eine **MRT** oder eine retrograde Ureteropyelografie durchgeführt werden.

Therapie

Nicht-operativ sollten Nierenverletzungen der Grade I, II und III behandelt werden. Wird infolge von Begleitverletzungen eine Laparotomie durchgeführt, sollte die drittgradig verletzte Niere freigelegt werden. Maßnahmen: Bettruhe, Antibiose, Monitoring der Kreislaufparameter, Labor- und sonografische Kontrollen, bis die Hämaturie sistiert. Bei Verletzungen ab Grad III sollte eine CT-Kontrolle nach 2–4 Tagen erfolgen. Die **operative Therapie** ist in lediglich 10 % der Fälle erforderlich. Es wird ein transperitoneales Vorgehen zur frühzeitigen Sicherung des Nierenstiels empfohlen. Die selektive radiologische Embolisation ist nach Möglichkeit zu favorisieren.

Zusammenfassung

- Die Hälfte der polytraumatisierten Patienten weist eine urogenitale Verletzung auf.
- Die Kreislaufstabilität entscheidet über das initiale Vorgehen.
- Das CT-Abdomen mit intravenöser Kontrastmittelgabe ist das Diagnoseverfahren der Wahl.
- Die selektive Embolisation ist der Nierenfreilegung nach Möglichkeit vorzuziehen.

22 Blasenverletzungen

Das stumpfe Abdomen- und Beckentrauma ist die häufigste Pathogenese von Blasenrupturen (→ Abb. 22.1). Therapeutisch wichtig ist die Beziehung der Verletzung zum Peritonealüberzug der Blase. Die Blasenruptur wird in der Regel nur bei Traumen mit voller Blase beobachtet.

Klassifikation

Extraperitoneal → Abb. 22.2. Auftreten meist bei Beckenringfrakturen. Sehr häufig wird in diesen Fällen ein Harnröhrenabriss mit Prostatadislokation beobachtet.

Intraperitoneal → Abb. 22.3. Urinextravasation in die Bauchhöhle. Peritonismus ist ein entscheidender klinischer Hinweis.

Kombination Kommt sehr selten vor und vor allem bei massiven Beckenverletzungen.

Klinik

Harndrang ohne Miktion ist das typische Leitbild. Prellmarken, Eigen- bzw. Fremdanamnese geben Aufschluss über das Verletzungsmuster. Mikro- bzw. Makrohämaturie sind weitere Hinweise auf Blasenverletzungen bei Patienten mit noch funktionierender Miktion. Abdominelle Abwehrspannung (akutes Abdomen) ist ein Indikator für einen lokalen Peritonismus durch Urinextravasation in den Peritonealraum.

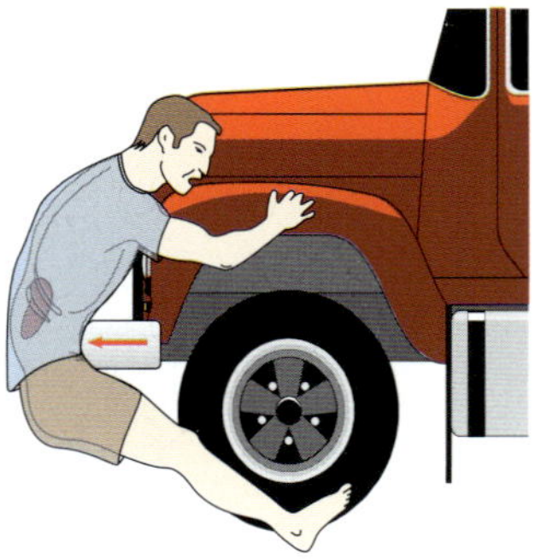

Abb. 22.1 Beispiel eines stumpfen Abdominal-/Beckentraumas [L141]

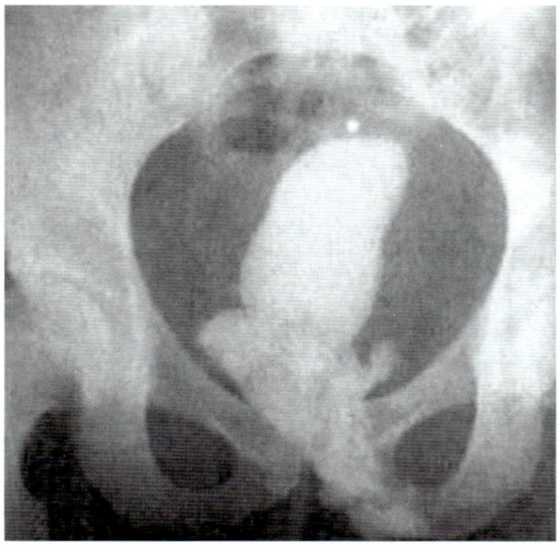

Abb. 22.2 Extraperitoneale Blasenruptur mit Kontrastmittelaustritt prä- und paravesikal mit Kompression der Blase [M531]

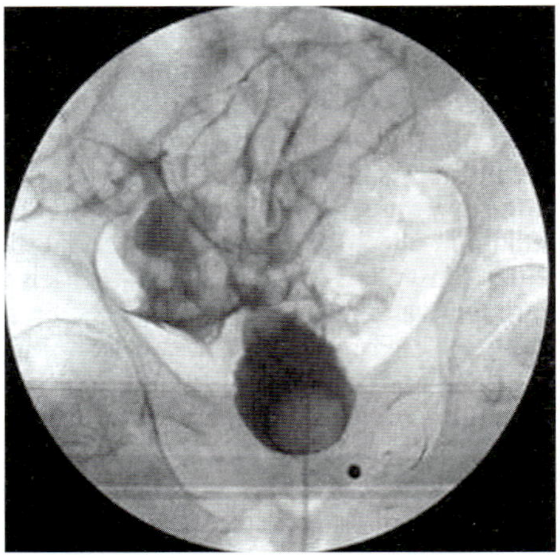

Abb. 22.3 Intraperitoneale Blasenruptur mit Kontrastmittelaustritt in die Bauchhöhle [M531]

Iatrogene Blasenperforationen durch endoskopische Eingriffe (z. B. TUR-Blase) werden meist während des Eingriffs erkannt. Perforationen nach intraperitoneal sollten sofort offen revidiert werden, um eine Peritonitis durch intraperitonealen Urin oder intraperitoneales Blut zu verhindern. Bei extraperitonealen Verletzungen reicht in den häufigsten Fällen eine ca. 3-tägige Katheteranlage, damit sich die Wunde wieder verschließt. Bei Hinweisen auf ein Beckentrauma ist vor jeglicher weiterer Intervention ein Beckenübersichtsröntgen zur primären Beurteilung durchzuführen.

Diagnostik

Zu Beginn der Diagnostik stehen die **Palpation** des Abdomens, im Speziellen der suprasymphysären Region und die **digital-rektale Untersuchung (DRU)** im Vordergrund. Abwehrspannung und Peritonismus weisen auf eine mögliche intraperitoneale Verletzung hin, Raumforderungen in der DRU auf einen Harnröhrenabriss oder auf eine extraperitoneale Urinextravasation.

Mittels **Sonografie** wird der Füllzustand der Blase einfach und zuverlässig beurteilt. Bei extraperitonealer Urinextravasation können sich im Ultraschall Flüssigkeitsansammlungen bis ins Retroperitoneum zeigen.

Als nächster wichtiger Schritt ist das **Beckenübersichtsröntgen** zur Beurteilung möglicher knöcherner Verletzungen durchzuführen. Idealerweise wird dies mit einem **AUG** kombiniert, damit eine Lokalisation der Urinextravasation möglich ist.

> Keine transurethrale Katheterisierung ohne vorherigen Ausschluss einer Harnröhrenverletzung!

Bei Verdacht auf eine Harnröhrenverletzung erfolgt vorrangig die Durchführung eines Urethrogramms. Bei Bestätigung einer Urethraverletzung kann eine vorsichtige Kathetereinlage unter Sicht oder Röntgendurchleuchtung erfolgen. Gegebenenfalls erfolgt die Anlage eines suprapubischen Zystostomiekatheters.

Therapie

Vor jeglicher Therapie ist eine sichere Unterscheidung zwischen intra- und extraperitonealer Ruptur ausschlaggebend, da es sich hierbei um zwei völlig unterschiedliche Behandlungskonzepte handelt.

Bei **intraperitonealer Ruptur** sollte eine sofortige Versorgung von abdominal erfolgen; das Leck muss zur Vermeidung einer Peritonitis verschlossen werden. Dies erfolgt durch einen zweischichtigen Nahtverschluss der Blase und einer 7- bis 10-tägigen konstanten Urinableitung über einen transurethralen oder suprapubischen Katheter. Eine Antibiotikaprophylaxe ist obligat.

Bei nachgewiesener kleiner bis mittlerer **extraperitonealer Ruptur/Perforation** (am häufigsten **iatrogen** durch TUR-Blase verursacht) genügt eine 3- bis 5-tägige Urinableitung über einen transurethralen Katheter. Vor der Katheterentfernung sollte ein Zystogramm erfolgen. Bei großer extraperitonealer Verletzung ist zur Vermeidung weiterer Komplikationen (z. B. infiziertes Urinom/Hämatom, Blasendivertikelbildung) die offene Revision anzustreben.

Zusammenfassung

- Häufigste Pathogenese ist das stumpfe Bauch- und Beckentrauma bei voller Blase.
- Ziel der Diagnostik ist die Unterscheidung zwischen extra- und intraperitonealer Ruptur.
- Ohne Ausschluss einer Harnröhrenverletzung darf keine transurethrale Katheterisierung erfolgen!
- Die intraperitoneale Ruptur bedarf einer operativen Intervention.
- Die Therapie der extraperitonealen Ruptur erfolgt über die Blasenentleerung mittels Katheter für 3–5 Tage.

Gutartige Nierentumoren

Raumforderungen im Bereich der Nieren können sowohl in benigner als auch in maligner Form auftreten. Mit der Ausnahme von Nierenzysten ist das Auftreten gutartiger Nierentumoren jedoch insgesamt selten (ca. 5% der Raumforderungen). Ausgehend von dem histologischen Bild können folgende gutartige Läsionen unterschieden werden: Angiomyolipom, Onkozytom, Nierenadenom, Lipom, Fibrom, Neurofibrom, metanephritisches Adenom, mesenchymaler Tumor, Nierenzyste.
Nicht immer kann bei solchen Raumforderungen mittels einer Bildgebung (Sonografie, CT, MRT) ein maligner Prozess ausgeschlossen werden, sodass in diesen Fällen eine operative Freilegung mit möglichst organerhaltendem Vorgehen indiziert ist. **Schmerzen** im Bereich der Flanke oder ein erhöhtes **Ruptur-Risiko** mit möglichen lebensbedrohlichen **Blutungen** bei großen Raumforderungen stellen ebenfalls eine Indikation zur operativen Therapie dar.

> Nur etwa 5% der Nierentumoren sind benigne. Bei unsicherer Abgrenzung zu malignen Prozessen, vorhandener Schmerzsymptomatik oder Rupturgefahr besteht eine OP-Indikation.

Maligne Nierentumoren

Das mittlere Erkrankungsalter für die malignen Nierentumoren liegt zwischen 60 und 80 Jahren. Die Inzidenz steigt mit dem Lebensalter, jedoch tritt der Tumor auch im Kindesalter auf. **Männer** erkranken etwa **doppelt so häufig** wie Frauen. In den letzten Jahrzehnten war eine ansteigende Inzidenz zu verzeichnen. Aktuell scheint sich die Neuerkrankungsrate für Männer bei 22/100.000 und für Frauen bei 10/100.000 zu stabilisieren. In absteigender Häufigkeit können folgende zytologische Phänotypen eingeteilt werden: klarzelliges Nierenzellkarzinom (79 %), papilläres Nierenzellkarzinom (10 %), chromophobes Nierenzellkarzinom (5 %), Duct-Bellini-Karzinom oder Sammelrohrkarzinom (1 %), nicht klassifizierbares Nierenzellkarzinom (ca. 5 %).

Ätiologie und Pathogenese

Während das **klarzellige Nierenzellkarzinom** seinen Ursprung im **proximalen Tubulus** hat, entstehen die **übrigen** Typen im Bereich der **distalen Nephronabschnitte.** Man nimmt an, dass bei der Entstehung von Nierenzellkarzinomen diverse Risikofaktoren gemeinsam beteiligt sein müssen. Als bekannte **Risikofaktoren** gelten: Tabakrauch, Teer, Kadmium, Blei, Analgetika, Diuretika, arterieller Hypertonus, Adipositas, Bestrahlung, fett- und proteinreiche Ernährung und eine Niereninsuffizienz. Daneben existieren auch genetische Risikofaktoren. So haben Patienten mit einem Von-Hippel-Lindau-Syndrom, einer tuberösen Hirnsklerose, einer hereditären Leiomyomatose oder einem Birt-Hogg-Dubé-Syndrom ein deutlich erhöhtes Risiko zur Entwicklung eines Nierenzellkarzinoms.

Klinik

Im Frühstadium zeigen Nierenzellkarzinome in der Regel keine Symptome. In mehr als der Hälfte der Fälle werden Nierenzellkarzinome als Zufallsbefund im Rahmen von Ultraschall- bzw. CT-/MRT-Untersuchungen zur Abklärung anderer Erkrankungen entdeckt. Mit der Etablierung und zunehmenden Verfügbarkeit der bildgebenden Diagnostik können heute deutlich mehr Befunde im frühen Stadium einer operativen Versorgung zugeführt werden.
Die klassische Symptom-Trias **(Virchow-Trias)** mit **Schmerzen, Hämaturie** und einem **tastbaren Tumor** ist daher in der Praxis selten geworden.
Eine B-Symptomatik mit Fieber, Nachtschweiß und Gewichtsverlust ist möglich. Abhängig vom Tumorstadium entwickeln zwischen 5–20 % der Patienten **Paraneoplasien.** Hierzu zählen das **Stauffer-Syndrom** (Leberfunktionsstörung mit erhöhten Transaminasen, Bilirubin und AP sowie einer Störung der Gerinnungsfunktion) und die **Hyperkalziämie.**

Diagnostik

Neben der Anamnese und der körperlichen Untersuchung stehen folgende weitere Untersuchungen zur Verfügung:

- **Urinstatus:** Mikro-/Makrohämaturie, Infekt
- **Labor:** Blutbild, Gerinnung, Klinische Chemie (inkl. Kreatinin, Leberwerte, Kalzium, AP, LDH)
- **Sonografie:** Zysten vs. soliden Raumforderungen (ggf. mit Kontrastmittel)
- **Röntgen-Thorax:** Nachweis von Lungenmetastasen, ggf. CT-Thorax
- **Computertomografie** (→ Abb. 23.1): Staging (TNM-Klassifikation, → Tab. 23.1), Tumorlage und Ausdehnung, Gefäßversorgung der Niere, Nachweis eines Tumorthrombus in der V. renalis/V. cava
- **MRT:** bei Kontraindikationen für eine CT oder zusätzlicher Abklärung bei nicht eindeutigen Befunden
- **Ausscheidungsurografie:** Darstellung des Hohlsystems
- **Knochenszintigrafie:** bei Verdacht auf eine ossäre Metastasierung (erhöhte AP, suspekte Befunde in der Bildgebung, Knochenschmerzen, fortgeschrittener Tumorprozess)
- **Feinnadelbiopsie:** histologischer Nachweis vor geplanter Chemotherapie (wenn OP nicht gewünscht oder möglich), bei V. a. Lymphome/Abszesse

Therapie

Operation

Die Therapie der Wahl bei der Behandlung von Nierenzellkarzinomen besteht in einer **vollständigen Tumorentfernung** mittels organerhaltender Tumorexzision oder radikaler Nephrektomie.

> Den einzig kurativen Ansatz stellt die **chirurgische Intervention** mit vollständiger Tumorentfernung dar!

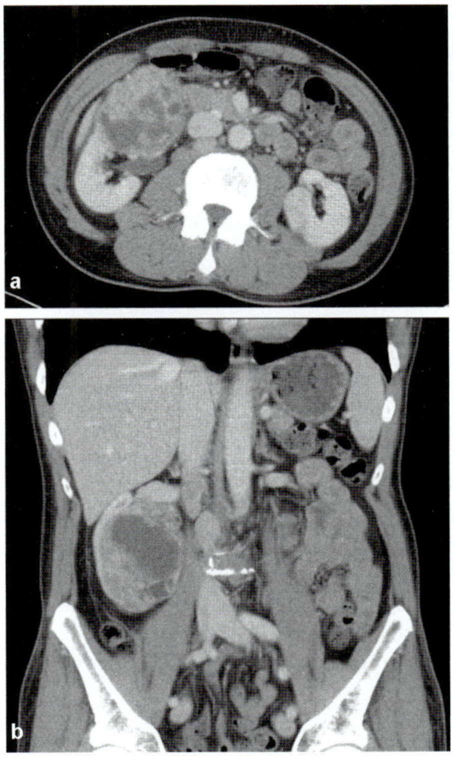

Abb. 23.1 CT-Befund eines Nierenzellkarzinoms [M532]

Tab. 23.1 TNM-Klassifikation des Nierenzellkarzinoms [G924]

Primärtumor		
T1	Begrenzung des Tumors auf die Niere < 7 cm (in maximaler Ausdehnung)	
	T1a	Tumordurchmesser < 4 cm
	T1b	Tumordurchmesser 4–7 cm
T2	Tumordurchmesser > 7 cm, begrenzt auf die Niere	
	T2a	Tumordurchmesser 7–10 cm
	T2b	Tumordurchmesser > 10 cm
T3	Infiltration von perirenalem Fettgewebe (innerhalb der Gerotafaszie)/Ausbreitung in das Venensystem	
	T3a	Infiltration von perirenalem/peripelvinem Fett oder Nebenniere
	T3b	Tumorthrombus in der V. cava (unterhalb des Zwerchfells)
	T3c	Tumorthrombus in der V. cava (oberhalb des Zwerchfells)
T4	Tumorwachstum über die Gerota-Faszie/direkte Nebenniereninfiltration	
Lymphknotenmetastasen		
N0	Keine Lymphknotenmetastasen	
N1	Nachweis einer Lymphknotenmetastase	
N2	> 1 Lymphknotenmetastase	
Fernmetastasen		
M0	Keine Fernmetastasen	
M1	Fernmetastasen	
Grading		
G1	Gut differenziert	
G2	Mäßig differenziert	
G3	Schlecht differenziert	
G4	Undifferenziert	

Vorzugsweise erfolgt die Tumornephrektomie in laparoskopischer Technik. Zunehmend wird die Laparoskopie bzw. roboterassistierte bei der Nierentumorexzision eingesetzt.

> Die laparoskopische Tumornephrektomie ist bei den T1-/T2-Tumoren die Technik der ersten Wahl.

Je nach Tumorlage und Tumorgröße muss die Entfernung der tumortragenden Niere jedoch durch einen retroperitonealen Zugang über die Flanke (**Lumbokostalschnitt**) oder einen transperitonealen Zugang erfolgen. Bei sehr großen Tumoren oder bei Vorliegen eines Tumorzapfens kann auch ein Rippenbogenrandschnitt (**Chevron-Schnitt**) erforderlich sein. Liegt der Tumorzapfen in der V. cava über dem Zwerchfellniveau, muss der Eingriff unter Zuhilfenahme einer Herz-Lungen-Maschine durchgeführt werden.
Bei T1a-Tumoren (ggf. auch bei größeren Tumoren) kann alternativ eine Nierentumorexzision erfolgen. Vor allem bei Patienten mit vorbestehender Niereninsuffizienz, bilateralen Nierentumoren oder bei Vorliegen einer anatomischen/funktionalen Einzelniere sollte ein Organerhalt angestrebt werden. Folgende OP-Techniken sind möglich:
Nierentumorexzision ohne Ischämie Kleine Befunde können je nach Erfahrung des Operateurs auch ohne ein Abklemmen der Gefäßversorgung der Niere entfernt werden.
Nierentumorexzision in warmer Ischämie
Nach dem Abklemmen der A. renalis wird der Tumor exzidiert, ggf. das Hohlsystem verschlossen, blutende Gefäße werden mit Umstechungsligaturen versorgt und der entstandene Defekt wird mit Matratzennähten verschlossen. Um eine postoperative Störung der Nierenfunktion zu vermeiden, darf die Zeit in warmer Ischämie max. 30 min betragen!
Nierentumorexzision in kalter Ischämie
Organkühlung durch Crush-Eis oder Anlage eines Shunts zur arteriellen Kühlung verlängert die Ischämietoleranz. Dies ist vor allem bei schwer zugänglichen Befunden oder Tumoren im Hilusbereich hilfreich.

Strahlentherapie

Nierenzellkarzinome sind nur wenig strahlenempfindlich, sodass eine Radiatio nur zur Schmerzkontrolle, einer Frakturgefahr bei Skelettmetastasen und bei Hirnmetastasen eingesetzt wird.

Kryotherapie und Radiofrequenzablation

Kryotherapie Laparoskopisch werden mehrere Kühlsonden in den Tumor platziert und dieser damit in 2 Zyklen bis auf –75 °C gefroren. Zwischen den Zyklen liegt eine schnelle Auftauphase. Durch dieses Vorgehen kommt es zum Zelltod. Mit diesem Verfahren können Tumore bis zu einem Durchmesser von 4 cm behandelt werden.
Radiofrequenzablation Mittels Sonografie-, CT- oder MRT-Kontrolle werden spezielle Elektroden innerhalb des Nierentumors platziert. Danach wird das Tumorgewebe über einen Zeitraum von 10–20 min auf bis zu 105 °C erhitzt. Dies verursacht eine Koagulationsnekrose. Gerade bei größeren Tumoren über 3,5 cm kann durch eine zusätzliche selektive Embolisation die Perfusion des Nierentumors reduziert und damit die Effektivität der Ablation gesteigert werden.
Für beide Verfahren existieren noch **keine Langzeitergebnisse** und sie sollten daher nur in ausgewählten Fällen, z. B. bei Hochrisikopatienten zum Einsatz kommen.

Klassische Chemotherapie

Sowohl für das lokalisierte als auch für das metastasierte Nierenzellkarzinom gibt es aufgrund allenfalls mäßiger Wirkung keine Empfehlung für deren klinischen Einsatz.

Therapie des metastasierten Nierenzellkarzinoms

Bei einer Metastasierung kann, bei Operationsfähigkeit des Patienten, dennoch eine Tumornephrektomie zur Reduktion der Tumormasse erfolgen. Auch in der metastasierten Situation kann, falls möglich, eine chirurgische Sanierung angestrebt werden. Einige Studien zeigen ein verlängertes Überleben nach zytoreduktiver Nephrektomie.

Eine **Tumornephrektomie** zur Zytoreduktion kann auch bei einer Metastasierung zur Vermeidung von lokalen Beschwerden (Schmerzen, Blutungen) angeboten werden. Studien zeigen einen Überlebensvorteil.

Eine Ausnahme für die Tumornephrektomie zur Zytoreduktion stellen Ductus-Bellini-Karzinome und sarkomatoide Nierentumore dar.

Medikamentöse Tumortherapie

Für die medikamentöse Tumortherapie stehen verschiedene systemische Therapieansätze zur Verfügung. Insgesamt handelt es sich bei allen Wirkstoffen um sehr kostenintensive Therapeutika, die im Sinne einer Palliativtherapie zur Stabilisierung des Krankheitsbilds eingesetzt werden. Abhängig vom Risikoprofil (→ Tab. 23.2, IMDC-Score) kommen monoklonale Antikörper (Bevacizumab), Tyrosinkinaseinhibitoren (Sunitinib/Sorafenib/Pazopanib/Axitinib) oder mTOR-Inhibitoren (Temsirolimus/Everolimus) zum Einsatz:

- **Erstlinientherapie – gutes + intermediäres Risikoprofil:** Bevazizumab + IFN; Pazopanib, Sunitinib, (optional: hochdosiertes IL-2)
- **Erstlinientherapie – ungünstiges Risikoprofil:** Temsirolimus, (optional: Pazopanib, Sunitinib)
- **Zweitlinientherapie – (Abhängigkeit von der vorausgegangenen Erstlinientherapie):** Axitinib, Cabozantinib, Nivolumab, Sunitinib, Sorafenib, Pazopanib, Everolimus, Lenvatinib+ Everolimus

Tab. 23.2 IMDC-Score (International Metastatic Renal-Cell Carcinoma Database Consortium Score) [F895-005]

	Ja	Nein
Karnofsky-Index < 80%	1	0
Zeit von Erstdiagnose bis zum Beginn der medikamentösen Therapie im Rezidiv < 1 Jahr	1	0
Hämoglobin unterhalb des unteren, geschlechtsspezifischen Normwerts	1	0
Kalzium (korrigierter Wert) > 2,5 mmol/l (> 10 mg/dl)	1	0
Absolute Neutrophilenzahl oberhalb des Normwerts	1	0
Absolute Thrombozytenzahlen oberhalb des Normwerts	1	0

Risikoklassen

Risikofaktoren	Prognose nach IMDC-Kriterien	Medianes Gesamtüberleben
0	Niedriges Risiko	43,2 Monate
1–2	Intermediäres Risiko	22,5 Monate
> 3	Ungünstiges Risiko	7,8 Monate

Zusammenfassung

- Nur ca. 5 % der Raumforderungen der Nieren sind benigne.
- Häufig handelt es sich um Zufallsbefunde.
- Risikofaktoren sind: Tabakrauch, Teer, Kadmium, Blei, Analgetika, Diuretika, arterieller Hypertonus, Adipositas, Bestrahlung, fett- und proteinreiche Ernährung und eine Niereninsuffizienz.
- In der Frühphase hat das Nierenzellkarzinom meist keine Symptome.
- Zur Diagnose kommen vor allem bildgebende Verfahren wie die Sonografie, CT oder MRT zum Einsatz.
- Die operative Tumorentfernung (möglichst laparoskopisch) ist die einzige kurative Therapie.
- Je nach Befund kann auch eine Nierentumorexzision erfolgen.
- Auch im metastasierten Stadium kann eine Tumornephrektomie zu einem verlängerten Überleben führen und lokale Probleme wie Blutungen oder Schmerzen reduzieren.
- Es existieren systemische Therapeutika zur palliativen Tumortherapie.

24 Nierenbecken- und Harnleitertumoren

Die ableitenden Harnwege, d. h. Nierenkelche, Nierenbecken, Harnleiter und Harnblase, werden von einem mehrschichtigen Übergangsepithel, dem Urothel, ausgekleidet. Die Bildung eines Urothelkarzinoms ist somit an jeder Stelle dieses Systems möglich. Aufgrund ihrer großen Oberfläche und der relativ langen Verweildauer von Urin in der Harnblase entsteht hier die Mehrzahl der Urothelkarzinome. Benigne Tumoren des Nierenhohlsystems bzw. des Harnleiters, wie z. B. das Fibroepitheliom oder das Leiomyom, sind sehr selten. Über 50 % der Patienten mit einem Urothelkarzinom des oberen Harntrakts weisen auch Tumoren in der Blase auf.

Ätiologie

Die Entwicklung von Urothelkarzinomen wird häufig bei Patienten beobachtet, die verstärkt **aromatischen Aminen** (Chemie, Plastik, Teer, Koks) ausgesetzt sind. Raucher haben aufgrund der im **Zigarettenrauch** enthaltenen aromatischen Amine ein stark erhöhtes Risiko. Zusammenhänge mit chronischen Infekten, chronischer Harnstauung, Bilharziose sowie **Phenacetinabusus** sind ebenfalls bekannt. Endemisch gehäuftes Vorkommen beobachtet man bei der „Balkannephritis“ mit Vorkommen in den Balkanstaaten. Diese Patienten entwickeln häufig beidseitig Nierenbeckenkarzinome.

Pathogenese

90 % der malignen Nierenbecken- (→ Abb. 24.1) und Harnleitertumoren (→ Abb. 24.2) sind papillär wachsende Urothelkarzinome. Die restlichen 10 % entfallen auf Plattenepithelkarzinome sowie sehr seltene Adenokarzinome oder Sarkome. Ein organüberschreitendes Wachstum ist aufgrund der geringen Wanddicke häufig zu beobachten. 25–50 % der Tumoren wachsen multizentrisch. Die Metastasierung erfolgt vorwiegend lymphogen in paraaortale, parakavale, iliakale und paravesikale Lymphknoten. Die seltenere hämatogene Absiedelung erfolgt vorwiegend in Knochen, Leber und Lunge.

Klinik

Die schmerzlose Makrohämaturie ist das häufigste Zeichen eines Urothelkarzinoms. Durch Koagelabgänge können die Patienten Nierenkoliken aufweisen. Häufig werden auch dumpfe Flankenschmerzen durch die zunehmende Nierenstauung beschrieben. Schmerzen können durch das Tumorwachstum oder Metastasierung entstehen. Unspezifische malignomassoziierte Symptome wie Gewichtsverlust oder Anämie bestehen meist erst bei fortgeschrittenen Tumorstadien.

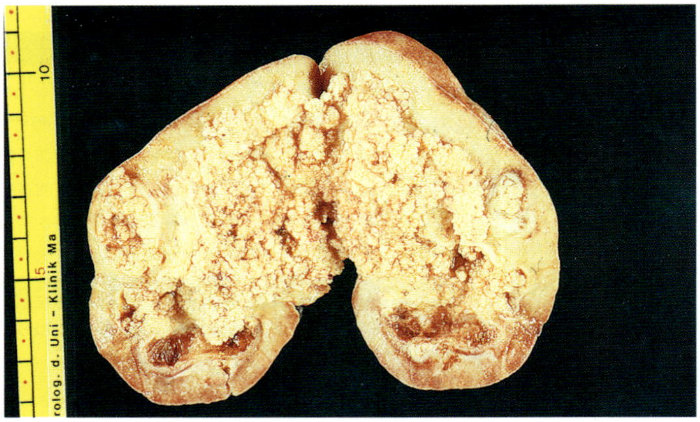

Abb. 24.1 Nephrektomiepräparat mit einem großen Urothelkarzinom des Nierenbeckens [M531]

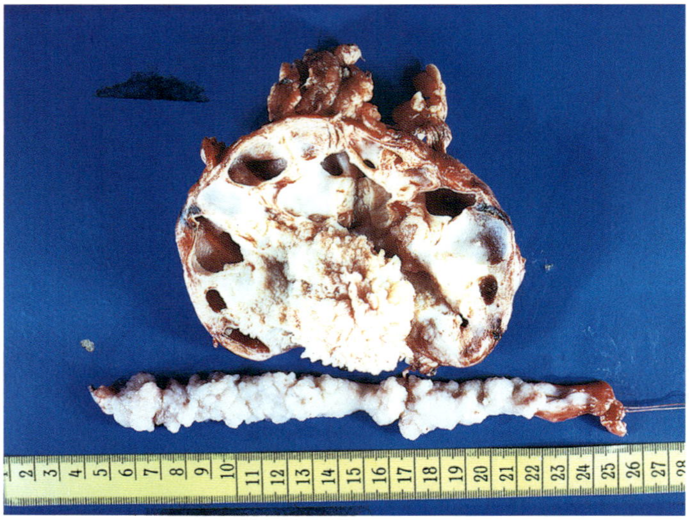

Abb. 24.2 Nephroureterektomiepräparat mit einem großen Urothelkarzinom des Harnleiters mit Ausbreitung in das [M531]

> Bei jeder persistierenden Hämaturie ist bis zum Beweis des Gegenteils der Verdacht auf ein Urothelkarzinom zu stellen.

Diagnostik

Basisdiagnostik ist die **Urinuntersuchung,** da auch eine Mikrohämaturie ein Hinweis auf ein Urothelkarzinom sein kann.
In der **Sonografie** zeigt sich der Nierenbeckentumor als Verbreiterung des zentralen Reflexbands, weiter kann eine Ektasie der vorgeschalteten Kelche gesehen werden.
Im **Ausscheidungsurogramm (AUG,** → Abb. 24.3) ist eine wandständige Kontrastmittelaussparung im Nierenbecken oder im Harnleiter charakteristisch.

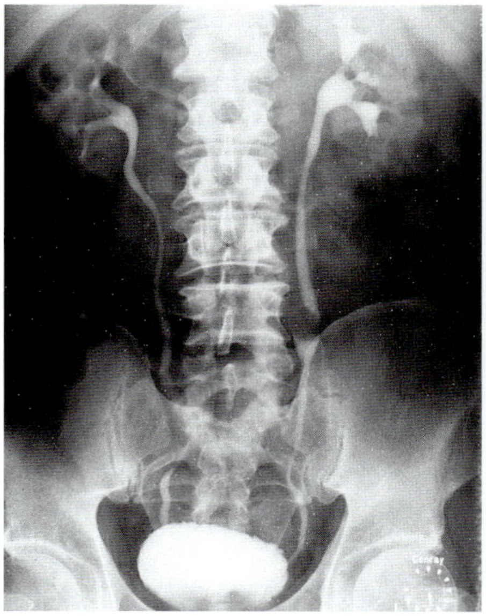

Abb. 24.3 Ausscheidungsurogramm mit einer deutlichen Kontrastmittelaussparung im linken Harnleiter und Stauung des darüber liegenden Hohlsystems [M531]

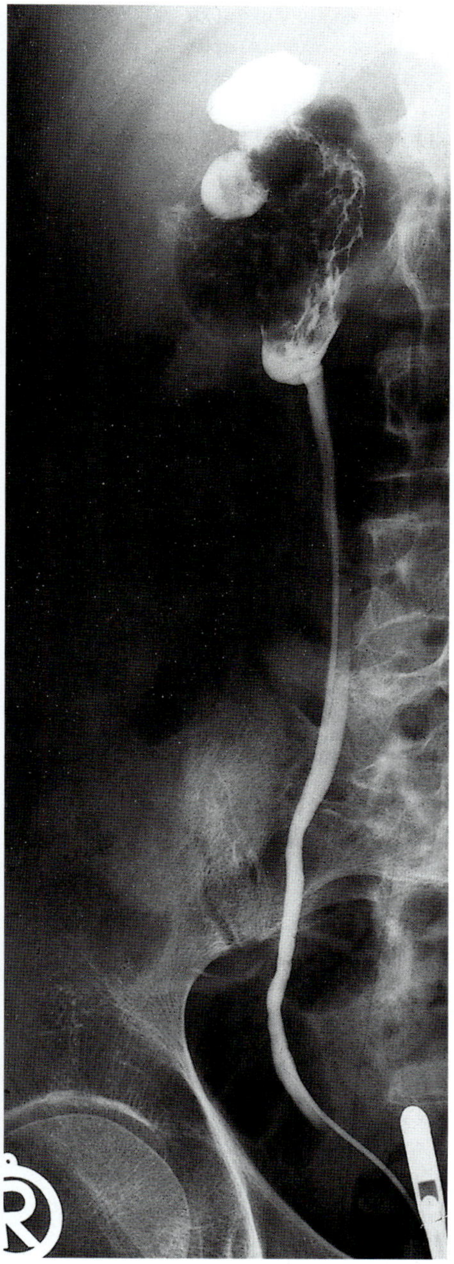

Abb. 24.4 Retrograde Darstellung des rechten Hohlsystems mit einer deutlichen Kontrastmittelaussparung im Nierenbecken [M531]

Mittels einer **Urethrozystoskopie** kann die Blutungsquelle (Harnröhre, Blase, rechtes/linkes Hohlsystem) festgestellt werden.
Eine zusätzliche **retrograde Kontrastmitteldarstellung** des Hohlsystems (→ Abb. 24.4) stellt einen Tumor wie im AUG als Kontrastmittelaussparung dar.
Am sensitivsten ist eine triphasische CT mit Kontrastmittel, welche gleichzeitig als Staging dient.
Eine **Spülzytologie** mittels Ureterkatheter im Rahmen der retrograden Darstellung kann bei einem wenig differenzierten Karzinom den Verdacht bestätigen.

Differenzialdiagnosen

- **Nierenzellkarzinom:** retrograde Darstellung unauffällig, zytologisch meist negativ, im T4-Stadium nicht zu unterscheiden
- **Harnsäuresteine:** zytologisch meist negativ, im Ultraschall dorsale Schallauslöschung, Ureterorenoskopie beweisend
- **Nieren-Tbc:** distale Harnleiterengen und Kelchhalsengen typisch, Nachweis von Mykobakterien, sterile Leukozyturie
- **Blutkoagel:** Zytologie negativ, Kontrastmittelaussparung evtl. variabel, Koliken durch Koagelabgang
- **Extrinsische Harnleiterkompression:** zytologisch negativ, retrograde Darstellung zeigt Stenosen, oft durch gynäkologische Tumoren im kleinen Becken.
- **Papillennekrosen:** kleine Kontrastmittelaussparungen in der Papillenregion, Anamnese: Diabetes mellitus

Therapie

Bei der gesicherten Diagnose eines Urothelkarzinoms im oberen Harntrakt ist die Nephroureterektomie unter Mitnahme einer Blasenmanschette indiziert. Bei Belassen des Ureters bei Nierenbeckentumoren beträgt die Rezidivrate ca. 30 %. In seltenen Fällen wie einem G1-Tumor im distalen Harnleiter und funktionsloser kontralateraler Niere kann eine Harnleiterteilresektion mit Neueinpflanzung durchgeführt werden. Bei fortgeschrittenen und bereits metastasierten Tumoren wird bei entsprechendem Allgemeinzustand des Patienten eine Polychemotherapie (Cisplatin, Gemcitabin, Epirubicin, Vinblastin, Vinflunin, Atezolizumab, Nivolumab, Pembrolizumab, Avelumab) versucht.

Fünf-Jahres-Überlebensraten nach Tumorstadium

- Oberflächliche Tumoren (pTa–1, G1–G3): 65–95 %
- Muskelinfiltrierende Tumoren (pT2–4, G1–G3): < 30–50 %
- Metastasierte Tumoren (N^+/M^+): < 20 %

Nachsorge

Nach Nephroureterektomie: CT Abdomen bis Becken, Zystoskopie und AUG.
Nach endoskopischer Tumorabtragung: AUG und Zystoskopie, ggf. Ureterorenoskopie.

- 1.–2. Jahr: vierteljährlich
- 3.–5. Jahr: halbjährlich
- Ab 5. Jahr: jährlich

Zusammenfassung

- Urothelkarzinome können in allen Bereichen der ableitenden Harnwege vorkommen.
- Aromatische Amine (betrifft z. B. Chemiearbeiter, Raucher) sind karzinogen für das Urothel.
- Häufig kommt es zu einem multizentrischen Wachstum.
- Hauptsymptom ist eine schmerzlose Makrohämaturie.
- Das Ausscheidungsurogramm ist die wichtigste Basisdiagnostik.
- Die Nephroureterektomie ist die First-line-Therapie beim nicht metastasierten Urothelkarzinom des oberen Harntrakts.
- Die Prognose ist bei oberflächlichen Tumoren sehr gut, bei muskelinfiltrierenden Tumoren sehr schlecht.

25 Das Urothelkarzinom der Harnblase

Die zweithäufigste maligne Entartung im Urogenitaltrakt des Mannes stellt mit einer Gesamtinzidenz (für Männer und Frauen) von ca. 50 pro 100.000 Einwohner in Deutschland das Blasenkarzinom dar. Männer erkranken etwa viermal häufiger als Frauen. Die Erkrankung tritt am häufigsten zwischen dem 60. und dem 80. Lebensjahr auf.

Rund 90 % aller malignen Tumoren der Harnblase sind **Urothelkarzinome,** daneben kommen **Plattenepithelkarzinome, Adenokarzinome** und diverse Raritäten (Sarkome, Paraganglien etc.) vor. Da nicht nur in der Blase Urothel vorhanden ist, begrenzt sich auch die Lokalisation des Karzinoms nicht nur auf die Blase, sondern kann sich über die ableitenden Harnwege, von den Nierenkelchen bis zum distalen Drittel der Urethra, erstrecken (siehe Nierenbecken-, Harnleiterkarzinom in weiterführender Literatur).

Ätiologie und Pathogenese

Die Entstehung des Harnblasenkarzinoms wird durch viele Faktoren begünstigt. Zu den wichtigsten Risikofaktoren gehören die folgenden:

Zigarettenrauch Er ist der wichtigste exogene Risikofaktor.

Aromatische Amine (Benzidin etc.) Sie können das Karzinomrisiko erhöhen. Zum Auftreten eines Blasenkarzinoms kommt es 15–40 Jahre nach Exposition. Arbeiter in der Farbindustrie (Textilindustrie, Druckindustrie), Chemieindustrie, Aluminiumindustrie, gummiverarbeitenden Industrie etc. sind hauptsächlich durch eine Exposition gefährdet. Auch der Umgang mit Haarfärbemittel oder Ruß kann das Erkrankungsrisiko erhöhen.

Schistosoma haematobium (Pärchenegel) Dieser spielt als Risikofaktor in den endemisch betroffenen Ländern (Ägypten, Sudan etc.) eine Rolle. Der Parasitenbefall führt hauptsächlich zu Plattenepithelkarzinomen und nur in wenigen Fällen zu Urothelkarzinomen.

Chronische Harnwegsinfektionen, Bilharziose, Urinstase und Restharn Sie sind gesicherte Risikofaktoren.

Genetik und Molekularbiologie Multiple genetische Veränderungen können die Entstehung begünstigen und den Verlauf beeinflussen.

> Im Hinblick auf die Karzinomrisikoerhöhung durch aromatische Amine spielt das Urothelkarzinom eine große Rolle im Bereich der Berufskrankheiten!

Pathogenese

Bei der Pathogenese des Urothelkarzinoms wird von zwei Entwicklungswegen ausgegangen.

- Durch Dysplasie entsteht ein Carcinoma in situ, welches sich zu einem invasiven soliden Karzinom entwickelt.
- Durch Dysplasie entsteht ein nicht invasives papilläres Karzinom, welches sich erst langsam zu einem invasiv wachsenden (die Lamina propria überschreitenden) Karzinom weiterentwickelt.

Diese Unterschiede der Entwicklung lassen das Urothelkarzinom entweder solide oder papillär erscheinen. Die Mehrzahl der Urothelkarzinome zeigt ein papilläres Wachstumsmuster.

Klassifikation

Das **Grading** unterteilt das Urothelkarzinom in zwei Malignitätsgrade:

- Low-grade-Karzinom
- High-grade-Karzinom

Das **Staging** teilt das Karzinom nach Ausbreitung, Metastasierung und Lymphknotenbefall ein (→ Abb. 25.1).

Wachstum, Metastasierung und Lokalisation

Das Blasenkarzinom metastasiert lymphogen über regionale Lymphknoten in die lumbalen Lymphknoten. Hämatogen metastasiert es in Knochen, Leber und Lunge.
Blasentumoren sind häufig an Hinter- und Seitenwand der Blase lokalisiert.

Klinik

Das Hauptsymptom des Blasenkarzinoms ist die **schmerzlose Hämaturie (Mikro- oder Makrohämaturie).** Häufig stellt sie die alleinige Symptomatik eines Blasenkarzinoms dar und fällt als Mikrohämaturie nur im Rahmen von Check-up-Untersuchungen auf. Wenn Ureter oder Urethra vom Urothelkarzinom befallen sind, kommt es zu weiteren Symptomen, die durch Obstruktion des befallenen Abschnitts auftreten **(Dysurie, Hydronephrose, Harnwegsinfekte).**
Durch die Tumorausbreitung und Harnabflussstörung kann es zu **Schmerzen** kommen.
Schnelle Gewichtsabnahme und Appetitlosigkeit weisen allgemein auf ein Karzinomgeschehen hin.

Diagnostik

Begonnen wird mit einer nicht-invasiven Methode.
Die **Urinzytologie** ermöglicht die Untersuchung und Beurteilung der Malignität von abgeschilferten Epithelzellen. Hierfür wird lediglich eine Urinprobe (kein Morgenurin) benötigt. Die Lokalisation eines Blasentumors kann mit dieser Untersuchung nicht geklärt werden, auch ist sein Ausschluss so nicht möglich. Durch Entzündungen kann es zu falsch positiven Ergebnissen kommen.
Zur weiteren Abklärung der Hämaturie werden **Ausscheidungsurogramm, triphasisches CT** und **Sonografie** herangezogen.
Um die Diagnose eines Blasenkarzinoms zu sichern, wird eine **Urethrozystoskopie** mit **transurethraler Resektion** in Narkose durchgeführt (→ Abb. 25.2). Die histologische Untersuchung des Resektats ermöglicht die Aussage über die Infiltrationstiefe des Tumors (Staging).

> Allein die Urethrozystoskopie mit Probeentnahme ist für die Diagnosesicherung beweisend!

Bei muskelinvasiven Tumoren wird mittels weiterer Bildgebung (CT-Becken, Röntgen-Thorax, Oberbauchsonografie, Knochenszintigrafie) nach vorhandenen Metastasen gesucht.

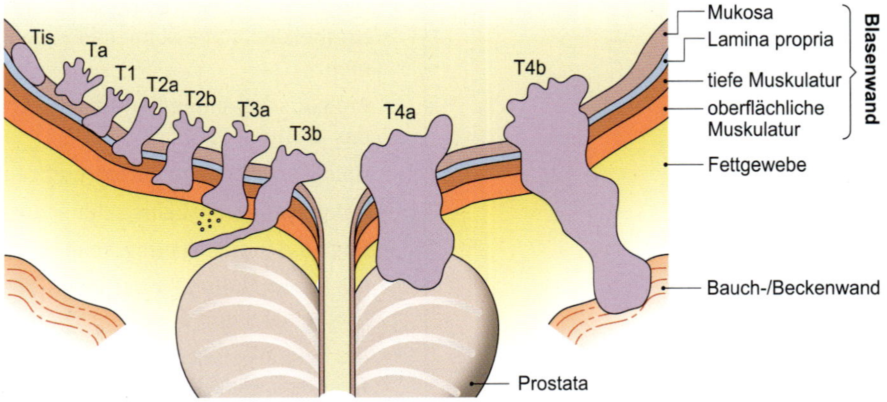

Abb. 25.1 Die Stadieneinteilung des Wachstums bei Blasentumoren [L141]

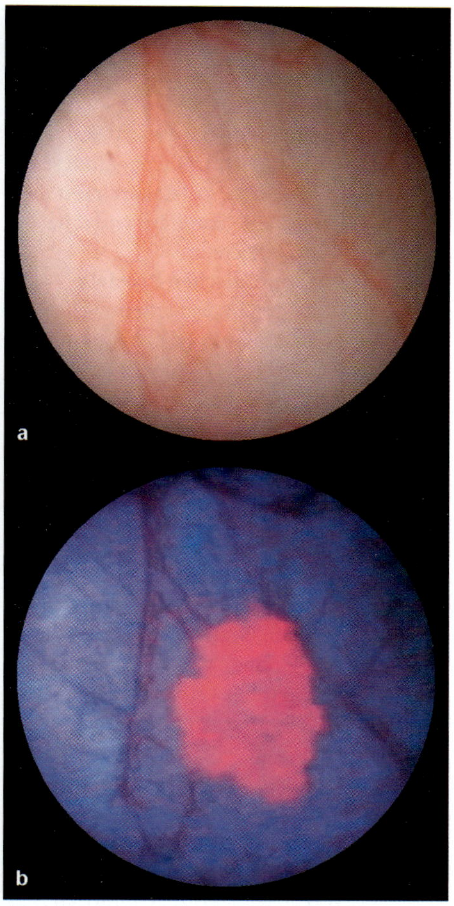

Abb. 25.2 Papillärer Blasentumor in konventioneller Weißlicht-Zystoskopie (a) und photodynamischer Diagnostik (PDD) mit Hexvix® Zystoskopie (b) [T462]

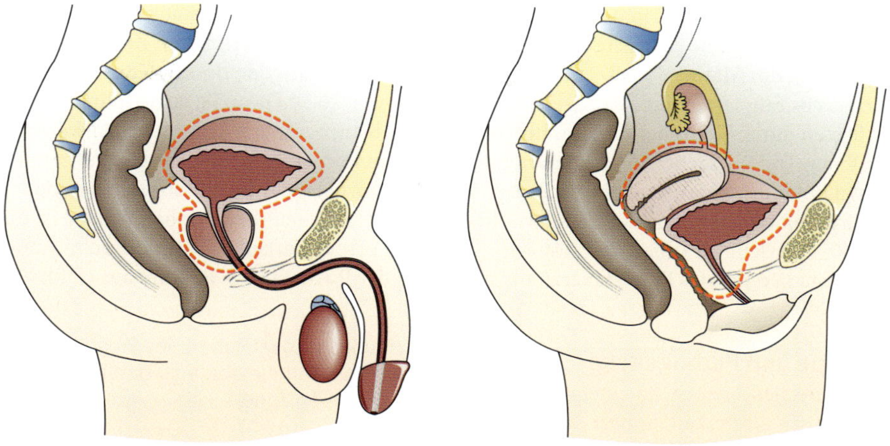

Abb. 25.3 Die radikale Zystektomie beim Mann und bei der Frau [L141]

Differenzialdiagnose

Differenzialdiagnosen zum Blasenkarzinom können Steine, Blasenhalsvarizen, eine hämorrhagische oder interstitielle Zystitis und Fremdtumorinfiltration sein.

Therapie und Prognose

- Oberflächliche Blasenkarzinome werden mittels **transurethraler Resektion** (TUR-B) chirurgisch komplett entfernt (→ Kap. 4). Mittels lokal applizierter Zytostatika wird versucht, das häufig auftretende Rezidiv zu verhindern.
- Eine **radikale Zystektomie** (teils kombiniert mit neoadjuvanter oder adjuvanter Chemotherapie) wird bei nicht metastasierten, lokalinvasiven Karzinomen durchgeführt (→ Abb. 25.3). Impotenz und Infertilität resultieren meist aus der OP. Über die Art der Harnableitung muss individuell entschieden werden (→ Kap. 4, Harnableitung).
- Bei einem metastasierten Blasenkarzinom wird eine **Chemotherapie** angestrebt.

Zusammenfassung

- Die schmerzlose Hämaturie (Mikro- oder Makrohämaturie) stellt das Leitsymptom des Blasenkarzinoms dar.
- Raucher erhöhen durch ihre Sucht ihr Risiko, am Harnblasenkarzinom zu erkranken, um das Vierfache.
- Wichtigstes Diagnostikum für das Blasenkarzinom ist die Zytoskopie.

26 Prostatakarzinom

Das Prostatakarzinom ist in den westlichen Industrienationen die häufigste Krebserkrankung des Mannes. Nach Lungen- und Darmkrebs rangiert es auf Platz drei der am häufigsten durch Krebs beim Mann hervorgerufenen Todesursachen. Meist entartet die Prostata in Form eines Adenokarzinoms.
Die Erkrankung tritt hauptsächlich zwischen dem 50. und dem 70. Lebensjahr auf. In frühen Stadien gilt das Prostatakarzinom als heilbar.

Ätiologie und Pathogenese

Die Wahrscheinlichkeit, an einem Prostatakarzinom zu erkranken, nimmt mit **steigendem Alter zu.** Es wird davon ausgegangen, dass jeder Mann irgendwann in seinem Leben an einem Prostatakarzinom erkrankt, wenn er nur das nötige Alter erreicht.
Eine **positive Familienanamnese** erhöht das Entartungsrisiko der Prostata.
Nicht nur genetische, sondern auch exogene Faktoren (z. B. Ernährung) spielen eine Rolle. Bei nach Amerika ausgewanderten Asiaten ist die Inzidenz des Prostatakarzinoms wesentlich höher als bei ihren daheimgebliebenen Landsleuten.
Rauchen, als typischer Risikofaktor anderer Krebsarten (Bronchial-, Ösophagus-, Pankreaskarzinom) ist bis zum jetzigen Zeitpunkt kein anerkannter Risikofaktor des Prostatakarzinoms.

> Unumstritten ist die Tatsache, dass Testosteron eine fördernde und Östrogen eine hemmende Wirkung auf das Karzinomwachstum hat. Jedoch führt ein hoher Testosteronspiegel nicht automatisch zu einem Prostatakarzinom.

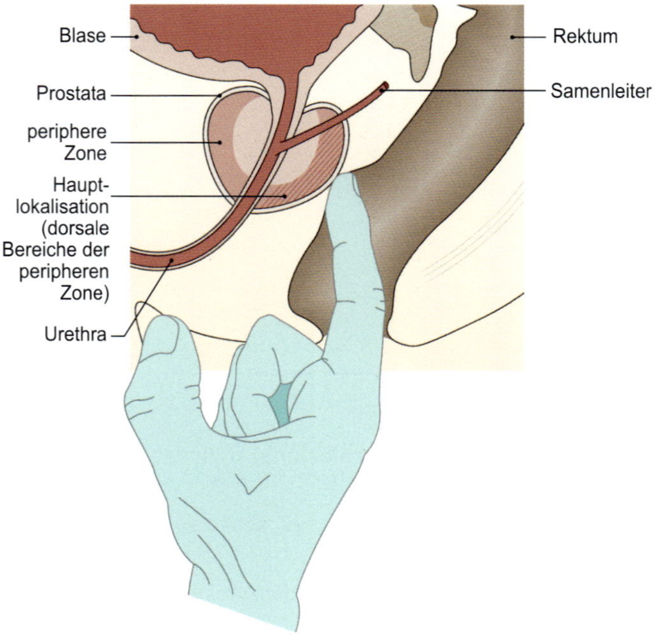

Abb. 26.1 Aufbau der Prostata und die häufigste Lokalisation des Prostatakarzinoms [L141/M534]

Mehr als 70 % aller Prostatakarzinome entstehen in der peripheren Zone der Drüse, meist in den dorsalen Bereichen (→ Abb. 26.1). Diese Tatsache führt dazu, dass Symptome wie Miktionsbeschwerden erst in fortgeschrittenen Stadien auftreten. Der Vorteil einer Lokalisation in den dorsalen Bereichen der peripheren Zone ist die gute Erreichbarkeit des Tumors beim Abtasten der Prostata vom Rektum aus (DRU).

> Häufigste Lokalisation des Prostatakarzinoms sind die dorsalen Bereiche der peripheren Zone.

Klassifikation

Beim Grading findet die Einteilung nach **Gleason** Anwendung. Gleason unterscheidet fünf Grade des Prostatakarzinoms. Per Definition sind Grad-1-Tumoren gut differenziert, Grad-5-Tumoren weisen keine Differenzierung mehr auf. Tumoren der Grade 2–4 liegen zwischen diesen beiden Erscheinungsformen. Nach Addition beider Gleason-Grade ergibt sich ein Score von 2–10.
Da beim Prostatakarzinom morphologisch meist mehrere Differenzierungsstufen nebeneinander auftreten, bildet man üblicherweise einen Gleason-Score. Beurteilt werden die Muster der Drüsenarchitektur des Prostatakarzinomgewebes in der vorherrschenden und der am niedrigsten differenzierten Komponente.
Für Entscheidungen hinsichtlich der Therapie sind neben dem Gleason-Score hauptsächlich Lokalisation und Ausbreitung des Tumors entscheidend (TNM-Klassifikation, → Tab. 26.1). In der Klinik wird seit der Einführung des Screenings am häufigsten das T1-Stadium diagnostiziert.
Eine weitere Einteilung des Prostatakarzinoms erfolgt nach der Familienanamnese. Nach Carter wird das Prostatakarzinom in eine sporadische, eine familiäre und eine hereditäre Form eingeteilt.

- Von einem **sporadischen Prostatakarzinom** spricht man, wenn kein weiterer Angehöriger an einem Prostatakarzinom erkrankt ist.
- Eine **familiäre Form** liegt vor, wenn mindestens ein weiterer Familienangehöriger an einem Prostatakarzinom erkrankt ist.
- Ein **hereditäres Prostatakarzinom** wird nur dann diagnostiziert, wenn mindestens bei drei Betroffenen in drei aufeinanderfolgenden Generationen (z. B. Großvater, Vater, Sohn) sowie bei drei betroffenen Verwandten ersten Grades (z. B. drei Brüder) ein Prostatakarzinom nachgewiesen wurde. Auch müssen hierbei zwei Verwandte ersten Grades zum Zeitpunkt der Diagnose jünger als 55 Jahre gewesen sein.
- Patienten mit einer Breast-cancer-Gen-2-Mutation (BRCA 2) haben ein erhöhtes Erkrankungsrisiko und sollten mittels einer PSA gesteuerten Vorsorge ab einem PSA Wert von 3ng/ml jährlich bioptisch abgeklärt werden.

Tab. 26.1 TNM-Klassifikation des Prostatakarzinoms (pT1a/b-Tumoren sind inzidentelle Karzinome, die anhand des resezierten Gewebes nachgewiesen wurden.) [G924]

Primärtumor		
pT1	Weder tastbar noch sichtbar	
	pT1a	Zufallsbefund, z. B. nach TUR-P; ≤ 5 % des untersuchten Gewebes befallen
	pT1b	Zufallsbefund, z. B. nach TUR-P; > 5 % des untersuchten Gewebes befallen
	pT1c	Durch Nadelbiopsie gesichert
pT2	Begrenzt auf Prostata	
	T2a	≤ Hälfte eines Lappens
	T2b	> Hälfte eines Lappens
	T2c	Beide Lappen
pT3	Kapseldurchbruch	
	T3a	Unilateral, bilateral
	T3b	Samenblase(n)
pT4	Fixiert/andere Nachbarstrukturen als Samenblasen (Blasenhals/Sphinkter externus/Rektum/Levatormuskel/fixiert an Beckenwand)	
Lymphknotenmetastasen		
pN1	Regionär	
Fernmetastasen		
pM1a	Nicht regionäre(r) Lymphknoten	
pM1b	Knochen	
pM1c	Andere Lokalisation(en)	

Histologisch lassen sich die sporadische, familiäre und hereditäre Form nicht voneinander unterscheiden.

Wachstum und Metastasierung

Zunächst breitet sich der Tumor kontinuierlich entlang von Blutgefäßen und Nervenbahnen innerhalb der Prostata aus, um dann **benachbarte Organe** zu infiltrieren (Samenblase, Harnblase, Rektum).
Die lymphogene Metastasierung erfolgt in die **regionalen pelvinen Lymphknoten.**
Hämatogen metastasiert das Karzinom via prävertebralen Venenplexus in das **Skelett** (Wirbelsäule, Beckenknochen, Femur; → Abb. 26.2).

Klinik

Klinische Symptome zeigen sich erst im fortgeschrittenen Stadium (T3 und T4). Durch die Einführung von Krebsvorsorgeuntersuchungen (Screening) und durch die zunehmende Aufklärung in der Bevölkerung werden immer häufiger organbegrenzte (T1, T2/N0/M0) Prostatakarzinomerkrankungen diagnostiziert. Damit ist auch die Rate der heilbaren Prostatakarzinomfälle deutlich gestiegen.
Die Symptomatik besteht meist aus **Miktionsbeschwerden** und **Hämaturie,** womit sie der BPH gleicht.
Metastasen können folgende Symptome verursachen:

- **Rückenschmerzen** ähnlich dem Ischiassyndrom
- **Postrenales Nierenversagen**
- **Tumoranämie** (verursacht durch Knochenmarkmetastasen)
- **Lymphödeme**
- **Gewichtsverlust**

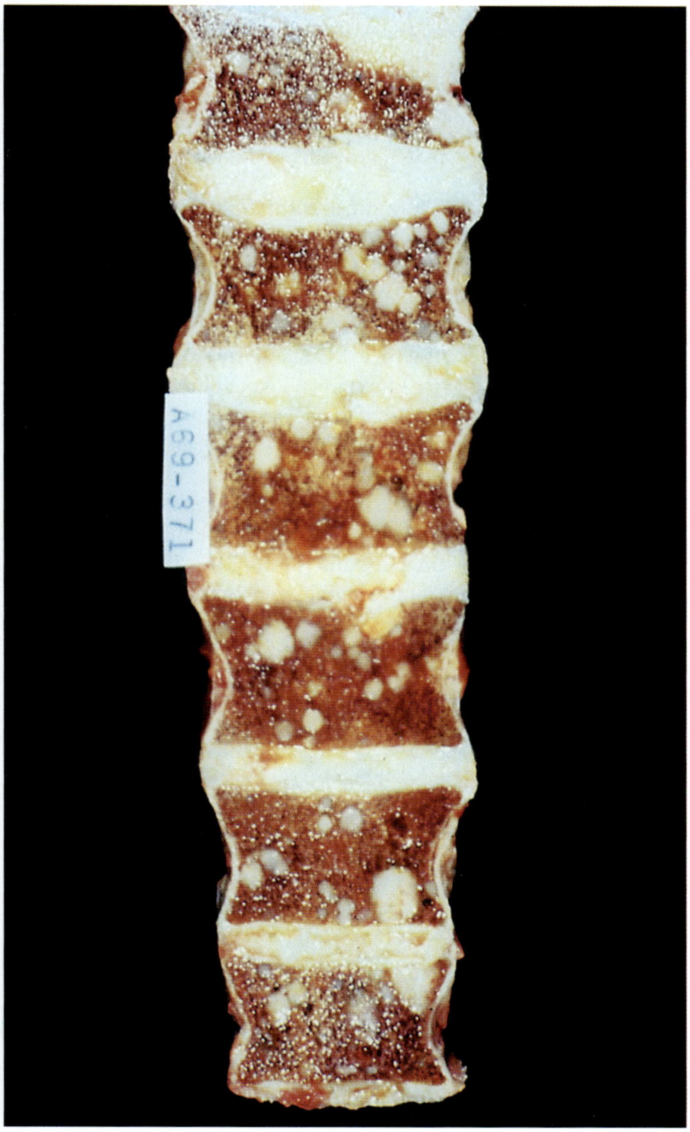

Abb. 26.2 Knochenmetastasen eines Prostatakarzinoms [E656]

Diagnostik

Einen Überblick über das Vorgehen bei der Diagnostik gibt → Abb. 26.3.
Im Rahmen der jährlichen Krebsvorsorgeuntersuchung (Screening) sollte die Prostata ab dem 45. Lebensjahr, bei familiärer Belastung 5 Jahre früher, **digital-rektal untersucht** werden. Der typische Tastbefund eines Prostatakarzinoms ist eine verhärtete Prostata, die im fortgeschrittenen Stadium eine unregelmäßig höckrige Oberfläche aufweist. Eine prall-elastische, gut abgrenzbare Prostata stellt einen unauffälligen Befund dar. Es sei erwähnt, dass ein Prostatakarzinom in der DRU meistens erst im fortgeschrittenen Stadium entdeckt wird, da Raumforderungen meist erst ab ca. 1 cm^2 tastbar werden.

> Digital-rektal wird die Prostata untersucht auf Größe, Struktur, Abgrenzbarkeit, Oberfläche und Form.

Neben der digital-rektalen Untersuchung sollte nach intensiver Patientenaufklärung und Zustimmung des Patienten jährlich auch der **PSA-Wert** bestimmt werden. Die Aufklärung des Patienten sollte mögliche notwendige Folgeuntersuchungen und die Wahrscheinlichkeit falsch positiver Ergebnisse beinhalten. Ein erhöhter PSA-Wert ($\geq$ 4 ng/ml) gilt derzeit als Grenzwert, der eine Folgediagnostik einleitet.

> Keine PSA-Bestimmung ohne Patientenaufklärung!

Aussagekräftiger die alleinige PSA-Absolutwert-Bestimmung sind Geschwindigkeit und Größe der Veränderung des PSA-Werts, die **PSA-Velocity.** Eine abrupte und massive Erhöhung des PSA-Werts ist als auffällig zu betrachten. Es gibt auch altersspezifische PSA-Referenzwerte, da der PSA-Wert bei einer gesunden Prostata mit dem Alter ansteigt. Ein PSA-Wert kann auch aufgrund einer BPH, Prostatitis oder Prostatamassage auffällig hoch sein.

> Um keinen falsch positiven PSA-Wert zu erhalten, sollte die hierfür nötige Blutentnahme **vor** der digital-rektalen Untersuchung erfolgen.

Prostatakarzinomspezifischer ist der Quotient aus freiem (nicht an α_1-Antichymotrypsin gebundenem) PSA und dem Gesamt-PSA. Je niedriger dieser Quotient ist, desto höher ist die Wahrscheinlichkeit, dass es sich um ein Prostatakarzinom handelt. Grenzwerte, die weitere Untersuchungen einleiten sollten,

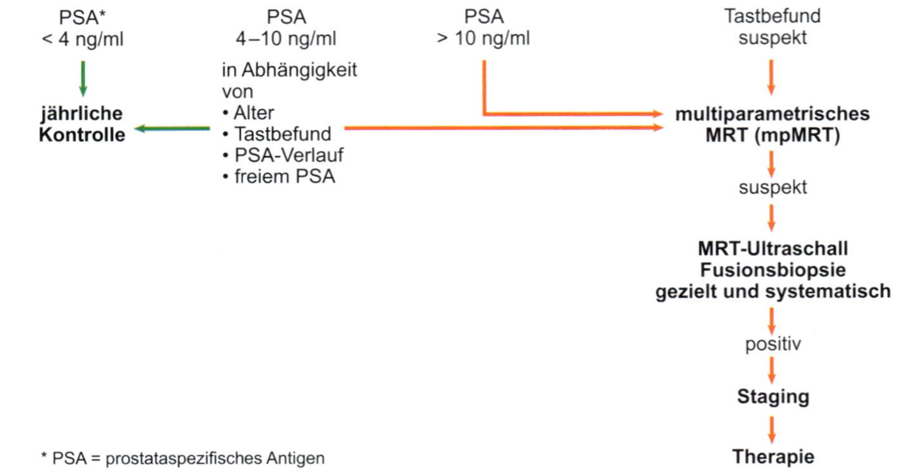

Abb. 26.3 Diagnostik beim Prostatakarzinom [L141/M534]

schwanken je nach Studienlage und liegen derzeit bei etwa ≤ 15 %.

> Das PSA ist eine von den Epithelzellen der Prostata gebildete Serinprotease. Es wird von den Prostatadrüsen bei Bedarf sezerniert und verhindert die Koagulation des Ejakulats. Durch Zelluntergang (Prostatakarzinom, Prostatitis, BPH) kommt es in größeren Mengen im Serum vor.

Im **transrektalen Ultraschall (TRUS)** erscheint ein Prostatakarzinom häufig als echoarmes Areal. Besteht nach auffälliger DRU, TRUS oder erhöhten PSA-Werten der Verdacht eines Prostatakarzinoms, wird die **Prostatabiopsie** zur Diagnosesicherung herangezogen. Hierbei handelt es sich um eine ultraschallgesteuerte Stanzbiopsie, bei der zehn Proben (mindestens fünf auf jeder Seite) entnommen werden. Diese werden von der Pathologie histologisch ausgewertet. Bei Patienten mit einem PSA-Wert zwischen 3 und 20 ng/ml oder tastsuspekter Prostata sollte ein multiparametrisches MRT der Prostata durchgeführt werden.
Bildgebende Verfahren (MRT, CT, Skelettszintigrafie, PSMA-PET-CT) werden zum Staging und zur Therapieplanung (z. B. Bestrahlung) herangezogen (→ Abb. 26.4).
Die Einteilung des Prostatakarzinoms in eine okkulte, inzidenzielle und latente Form erklärt nur den Zeitpunkt der Diagnosestellung:

- Okkultes Prostatakarzinom: Diagnose aufgrund von Metastasen
- Inzidenzielles Prostatakarzinom: Diagnose zufällig (z. B. bei BPH-Operation) gestellt
- Latentes Prostatakarzinom: Diagnose bei Autopsie gestellt

Als Differenzialdiagnosen sollten die benigne Prostatahyperplasie und die Prostatitis in Betracht gezogen werden.

Therapie und Prognose

Die Therapie wird nach der durch die Biopsie gesicherten Diagnose eingeleitet. Sie hängt immer vom Stadium des Prostata-karzinoms (TNM-Klassifikation) ab. Etwa 90 % der Patienten, die mit radikaler Prostatektomie oder Radiotherapie behandelt werden, leben noch 15 Jahre nach Diagnosestellung. Bei der Prostatektomie und der Radiatio handelt es sich um kurative Therapieansätze. Sowohl Hormon- als auch Chemotherapie stellen eine palliative Maßnahme dar. In manchen Ländern wird vermehrt eine Wait-and-see-Strategie, das heißt eine zunächst abwartende Haltung ohne invasives Vorgehen, eingesetzt.

> Die Hormontherapie des Prostatakarzinoms ist eine rein palliative Maßnahme!

Die radikale Prostatektomie

Indikation für eine radikale Prostatektomie ist das Frühstadium des Prostatakarzinoms (Stadien T1, T2). Hierbei handelt es sich um die am häufigsten gewählte Therapiemethode. Komplikationen stellen intraoperativ meist Blutung, postoperativ meist Miktions- und Erektionsbeschwerden dar. Aufgrund der enormen Weiterentwicklung der angewandten OP-Methoden (laparoskopisch-roboterassistiert) konnte die Invasivität und das Nebenwirkungsspektrum in Bezug auf Kontinenz und Impotenz in den letzten Jahren erheblich reduziert werden.

Die Radiotherapie des Prostatakarzinoms

Bei guten Heilungschancen stehen sowohl die Bestrahlung von außen als auch die Brachytherapie zur Verfügung. Bei der Brachytherapie wird strahlendes Material unter Ultraschallkontrolle eingebracht; so ist der Einsatz von lokal höheren Strahlendosen möglich. Bei dieser Therapie sind die wichtigsten unerwünschten Nebenwirkungen Miktionsbeschwerden, radiogene Schleimhautveränderungen, Stuhlinkontinenz und Impotenz. Durch die Einführung der **Image-Guided Radiation Therapy (IGRT)** konnte die Zielgenauigkeit der perkutanen Strahlentherapie erheblich verbessert werden. Mithilfe von Gold Seeds, die als Marker in die Prostata implantiert werden, kann das Strahlenfeld vor jeder Therapieeinheit dreidimensional exakt eingestellt und somit die Dosis im Zielorgan erhöht und im umliegenden Gewebe verringert werden.

Die Hormontherapie

Die Hormontherapie findet beim fortgeschrittenen sowie beim metastasierten Prostatakarzinom Anwendung. Da die Tumorzellen des Prostatakarzinoms auf Testosteron sehr sensibel mit Wachstum reagieren, versucht man mittels Hormontherapie, den Zellen Androgene zu entziehen. Dies wird durch Hodenentfernung (findet immer seltener Anwendung) oder

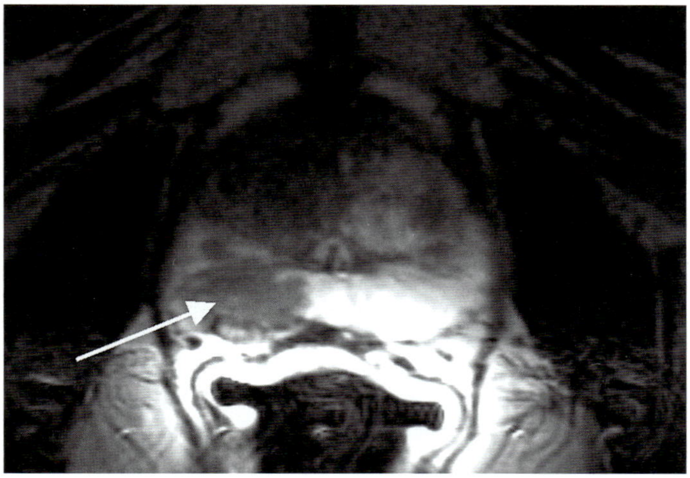

Abb. 26.4 Prostatakarzinom im MRT [E657]

Gabe von LHRH-Agonisten kombiniert mit Androgenrezeptorblocker erreicht. Obwohl es bei der Hormontherapie häufig zu einer partiellen Remission kommt, ist mit einem Rezidivieren der Erkrankung zu rechnen. Der Grund hierfür sind Tumorklone, die sich mit einem nur minimalen Testosteronstimulus vermehren. Die zweite Generation an antiandrogenen Medikamenten (Abiraterone, Enzalutamid, Apalutamid, Darolutamid) erreichen durch zielgerichtete Enzym- bzw. Rezeptorblockade eine zusätzliche Verzögerung des Krankheitsverlaufs. Bei Patienten mit Metastasen bereits bei der Erstdiagnose erfolgt die Kombination von LHRH-Agonisten und einem Antiandrogen der 2. Generation bzw. auch in einer Dreierkombination mit Docetaxel.

Patienten mit kastrationsresistenter, progredienter Erkrankung und gutem Allgemeinzustand nach Chemotherapie mit Docetaxel kann eine Therapie mit Enzlutamid, Abirateron oder Cabazitaxel angeboten werden. Bei symptomatischen Knochenmetastasen kann eine Therapie mit Radium-223 oder Lutetium-177-PSMA eingesetzt werden. Patienten in reduziertem Allgemeinzustand (≥ ECOG-Status 3) sollten symptombezogen mit *best supportive care* versorgt werden.

Zusammenfassung

- Das Prostatakarzinom ist in den westlichen Industrienationen die häufigste Tumorerkrankung des Mannes.
- In frühen Stadien (T1, T2/N0/M0) entdeckt, gilt das Prostatakarzinom als heilbar.
- Ein wichtiger Risikofaktor für das Prostatakarzinom ist das Alter. 70–100 % der über 90-Jährigen leiden an einem latenten Prostatakarzinom!
- Zum Zeitpunkt klinischer Symptome existieren meist schon Metastasen.
- Therapieresistente Rückenschmerzen bei Männern über 50 Jahren sollten immer auch an ein Prostatakarzinom denken lassen.
- Der PSA-Wert steigt nicht nur im Fall eines Karzinoms an. Es kann sowohl zu falsch positiven als auch zu falsch negativen PSA-Werten kommen.
- Für die Diagnostik mittels PSA-Wert ist der Verlauf der jährlich erhobenen PSA-Werte aussagekräftig.
- Mittels Biopsie wird die Diagnose des Prostatakarzinoms gestellt.
- Das Tumorstadium zum Zeitpunkt der Diagnosefindung ist für Therapie und Verlauf entscheidend. Das metastasierte Prostatakarzinom kann nur palliativ behandelt werden.
- Die Hormontherapie und die in seltenen Fällen eingesetzte Chemotherapie verfolgen palliative Therapieziele.

27 Hodentumoren

Hodenkrebs ist eine sehr seltene Erkrankung. Etwa 1 % aller männlichen bösartigen Tumoren befinden sich im Hoden. Allerdings ist der Hodentumor der häufigste Tumor des jungen Mannes, da er hauptsächlich bei Männern zwischen dem 15. und dem 35. Lebensjahr auftritt. In der weißen Bevölkerung ist die Hodentumorinzidenz fünfmal höher als in der schwarzen Bevölkerung. Keimzelltumoren sind die häufigste und meist hochmaligne Form der Hodentumoren (→ Tab. 27.1). Bei rechtzeitiger und geeigneter Therapie haben heute aber selbst diese eine äußerst gute Prognose.

> Keimzelltumoren, die sich von den Keimzellen des Hodens ableiten, stellen mit bis zu 95 % den Großteil der Hodentumoren, wohingegen die von den gonadalen Stromazellen abgeleiteten Stromatumoren nur sehr selten auftreten.

Die jeweiligen Tumortypen haben unterschiedliche Altersgipfel. Keimzelltumoren treten gehäuft zwischen dem 15. und dem 35. Lebensjahr auf. Gonadale Stromatumoren kommen in allen Altersklassen vor.

Tab. 27.1 WHO-Einteilung der Hodentumoren [W798]

Keimzelltumoren	**(85–90 %)**
Vorläuferläsion: intratubuläre maligne Keimzellen	
Seminom • Variante: Seminom mit synzytiotrophoblastären Zellen	(45–50 %)
Spermatozytisches Seminom • Variante: spermatozytisches Seminom mit Sarkom	(1–25 %)
Nicht seminomatöse Keimzelltumoren einheitlicher Bauart • Embryonales Karzinom • Dottersacktumor • Polyembryom • Choriokarzinom • Teratom • Reifes Teratom • Dermoidzyste • Unreifes TeratomTeratom mit malignen Arealen	(15–18 %)
Kombinierte Keimzelltumoren (Mischformen)	(10–15 %)
Tumoren des Gonadenstromas	**(3–5 %)**
Leydig-Zelltumoren	
Sertoli-Zelltumoren • Großzelliger verkalkender Sertoli-Zelltumor	
Leydig-Sertoli-Zellmischtumoren	
Keimzellen-Stroma-Mischtumoren (Gonadoblastom)	**(1 %)**
Maligne Lymphome	**(6–8 %)**
Andere und paratestikuläre Tumoren	**(6–8 %)**

Unter den **Keimzelltumoren** gibt es zwei große Gruppen, die **Seminome** und die **Nicht-Seminome.**

Ätiologie und Pathogenese

Über die Ätiologie der Hodentumoren ist wenig Gesichertes bekannt, jedoch stehen alle prädisponierenden Faktoren mit einer kongenitalen Entwicklungsstörung in Verbindung. Als wichtige Prädispositionen sind zu nennen:

- **Kryptorchismus** (Maldescensus testis, → Kap. 7)
- **Dysgenetische Gonaden**
- **Genetische Faktoren**

Wegen des erheblich erhöhten Tumorrisikos durch den Kryptorchismus (man spricht von einem Faktor zwischen 15–45 %) muss dieser ausnahmslos bis zum 2. Lebensjahr erfolgreich therapiert werden.

Zur Entstehung der Keimzelltumoren

- Das **Seminom** entsteht aus einer atypischen Keimzelle.
- **Nicht-Seminome** können sich direkt aus einer atypischen Keimzelle oder aus einem Seminom entwickeln.

Klassifikation der Hodentumoren

Sowohl Keimzelltumoren als auch gonadale Stromatumoren werden nach der **TNMS-Klassifikation** eingeteilt. Neben den üblichen TNM-Kategorien findet eine weitere, die S-Kategorie (Serum-Tumor-Marker), Verwendung. Sie ist in der Tumorklassifikation einzigartig und lässt den hohen Stellenwert von Tumormarkern bei Hodentumoren erahnen.

Stadieneinteilung

- Stadium I: Tumorbefall auf Hoden begrenzt
- Stadium II: zusätzlich Lymphknotenmetastasen unterhalb des Zwerchfells
- Stadium III: Metastasen oberhalb des Zwerchfells

Klinik

Oft präsentieren sich Hodentumoren als **einseitige, schmerzlose Hodenvergrößerung.** Bei einem schmerzenden, vergrößerten Hoden sollte dennoch immer ein Hodentumor ausgeschlossen werden. Bei Leydig-Zelltumoren (gehören zu den gonadalen Stromatumoren) können Gynäkomastie und Infertilität das klinische Bild bestimmen. Zur Gynäkomastie kommt es durch die Dysbalance von Testosteron und Östrogen sowie von FSH und LH.

Diagnostik

Begonnen wird mit der **manuellen Untersuchung** des Hodens. Erscheint der Hoden bei der Palpation fixiert, knotig oder hart, muss der Befund als höchst suspekt eingeschätzt werden.

Die **Sonografie** dient als nicht invasives Diagnostikum der weiteren Abklärung (→ Abb. 27.1). Die Bestimmung der Hodentumormarker α-Fetoprotein, β-HCG und LDH ist bereits bei der Verdachtsdiagnose ein essenzieller diagnostischer Bestandteil. Mit **MRT** und **CT** erhält man Informationen zur Tumorausbreitung (Staging).

Die endgültige Diagnose des Hodentumors kann immer erst durch die **histologische Untersuchung** gestellt werden.

> Die radikale Orchiektomie bei Hodentumoren erfolgt über einen inguinalen Zugang. Dieser ermöglicht die Resektion des gesamten Samenstrangs bis in seine abdominelle Mündung, sodass eine vollständige Resektion des Tumors erreicht werden kann.

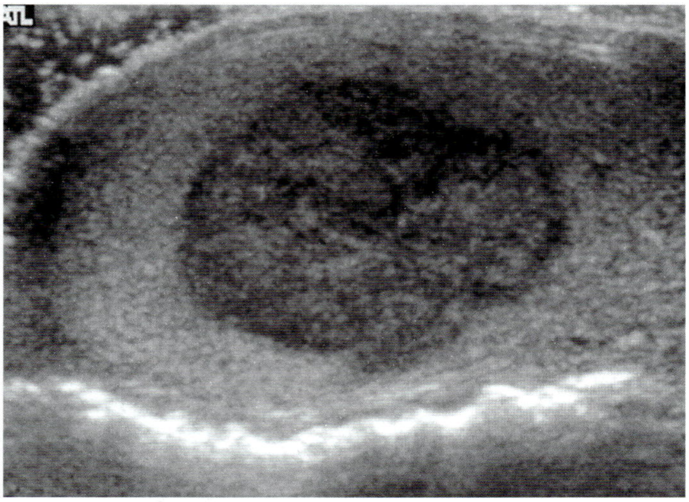

Abb. 27.1 Sagittale Sonografie eines Seminoms, das sich als zentrale, homogene Raumforderung präsentiert [E657]

Differenzialdiagnosen

Folgende Erkrankungen stellen Differenzialdiagnosen zum malignen Hodentumor dar:

- Benigne Tumoren
- Hydrozele, Spermatozele
- Hodentorsion
- Epididymitis, Orchitis

Tumormarker des Hodentumors

Zu den Tumormarkern gehören das α-Fetoprotein, β-HCG, alkalische plazentare Phosphatase (optional) und LDH. Beim Seminom ist das β-HCG selten, das α-Fetoprotein nie erhöht. Wichtig sind die präoperative Bestimmung und die Verlaufskontrolle.

Wachstum und Metastasierung

Außer dem Chorionkarzinom metastasieren die Hodentumoren hauptsächlich lymphogen, entlang dem embryonalen Ursprung des Hodens im Retroperitoneum. Im fortgeschrittenen Stadium werden (häufig links) die mediastinalen und supraklavikulären Lymphknoten befallen. Chorionkarzinome metastasieren meist hämatogen, die Lunge zeigt hier häufig die ersten Metastasen (→ Abb. 27.2).

Therapie und Prognose

Die primäre Therapie aller Hodentumoren ist die inguinale **Orchiektomie.** Die weitere Therapie wird je nach Histologie und pT-Stadium angepasst.

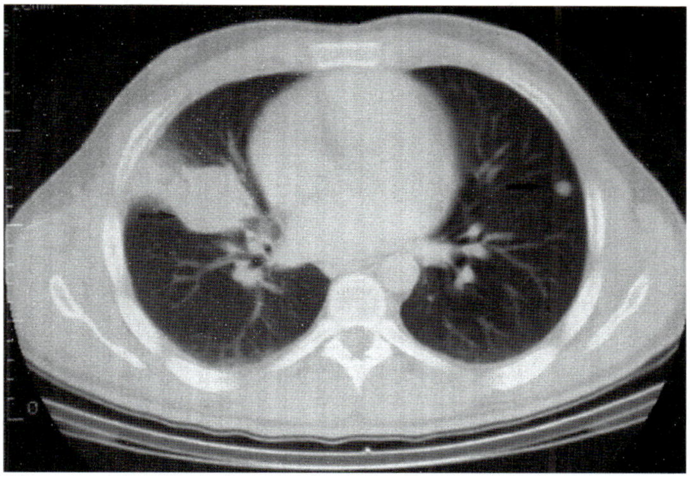

Abb. 27.2 Lungenmetastasen im CT eines Patienten mit Hodentumor [E657]

Da die Seminome chemo- und strahlensensibel sind, wird im Anschluss an die Tumorresektion, je nach Stadium, eine **Strahlen-** oder **Chemotherapie** oder ein abwartendes Vorgehen in Erwägung gezogen.
Bei den Nicht-Semiomen wird, je nach Stadium, ebenfalls zwischen einer **Wait-and-see-Strategie** oder einer **Chemotherapie** (Kombination von Cisplatin, Etoposid und Bleomycin) oder **Metastasenchirurgie** entschieden. Nicht-Seminome sind nicht bzw. wenig strahlensensibel.
Bei der Lymphadenektomie kann es zu einer Schädigung der sympathischen Nervenfasern im Bereich L1–L3 kommen, was zu einem Verlust der Ejakulationsfähigkeit führt. Nach Bestrahlung oder Chemotherapie kommt es in der Regel zu einer Oligo- oder Azoospermie, die meist 6–12 Monate andauert. Über die Möglichkeit der Spermakonservierung vor einer operativen oder chemo-/strahlenherapeutischen Behandlung muss der Patient schriftlich aufgeklärt werden. Die wichtigsten prognostischen Faktoren sind der α-Fetoproteinspiegel und Lungenmetastasen.
Auch in metastasierten Tumorstadien haben Patienten mit Seminomen und Nicht-Seminomen sehr hohe Überlebensraten.

Zusammenfassung

- Der Kryptorchismus ist ein wichtiger Risikofaktor für einen Keimzelltumor.
- Nach einseitiger Erkrankung steigt das Risiko für den kontralateralen Hoden massiv an.
- Keimzelltumoren haben einen Altersgipfel zwischen dem 15. und dem 35. Lebensjahr.
- Die regelmäßige Selbstinspektion des Hodens sollte bei Männern genauso propagiert werden wie in der Gynäkologie die monatliche Brustinspektion der Frau.
- Die Chemotherapie ist die wichtigste therapeutische Säule in der metastasierten Situation.

28 Hydrozele

Bei der **Hydrocele testis** (auch **Wasserbruch** genannt) handelt es sich um eine Ansammlung seröser Flüssigkeit zwischen den beiden Blättern der Tunica vaginalis testis im Cavum serosum testis.
Die **Hydrocele funiculi spermatici** beschreibt eine Flüssigkeitsansammlung in nicht obliterierten Abschnitten des Processus vaginalis peritonei.
Ferner wird noch die **Hydrocele communicans** unterschieden, die einen zur Peritonealhöhle offenen Processus vaginalis mit wechselnden Flüssigkeitsmengen darstellt.

Ätiologie

Generell kann man eine angeborene von einer erworbenen Form abgrenzen.
Mit dem Descensus testis erfolgt eine Ausstülpung des parietalen Peritoneums mit dem Hoden (Processus vaginalis und Cavum serosum testis). Bis spätestens zum 4. Lebensmonat obliteriert der Processus vaginalis.
Angeborene Hydrozelen Sie entstehen durch einen fehlenden Verschluss des Processus vaginalis an verschiedenen Stellen. So sind Hydrozelen im Bereich des Hodens (Hydrocele testis), im Bereich des Samenstrangs (Hydrocele funiculi spermatici) und bei unvollständiger Obliteration des gesamten Processus vom Hoden bis zum Peritoneum (Hydrocele communicans) möglich. Bei letzterer Form sind durch wechselnde Flüssigkeitsmengen Größenzu- bzw. -abnahmen zu beobachten. Zusätzlich besteht die Gefahr indirekter, angeborener Leistenhernien mit Inkarzeration und Nekrose des Bruchinhalts.
Erworbene Hydrozele Sie entsteht immer reaktiv auf einen Reiz der serösen Häute, wodurch es zu einer Störung des Gleichgewichts zwischen Sekretion und Drainage von seröser Flüssigkeit kommt. Diese Reizzustände können bedingt sein durch Entzündungen (Orchitis, Epididymitis), Tumoren von Hoden und Nebenhoden, Hydatidentorsionen, Hodentorsionen und durch stumpfe Traumen (Tritt) des Skrotums. Ein mangelnder Lymphabfluss kann auch nach Varikozelektomie, Leistenherniotomie und Nierenoperationen entstehen. Im Kindesalter ist die erworbene Form relativ untypisch, erst im Erwachsenenalter ist sie gehäuft anzutreffen.

Klinik

Kleine Hydrozelen verursachen in der Regel keine Beschwerden und sind zumeist Zufallsbefunde bei sonografischen Untersuchungen des Hodens oder fallen durch eine Größenzunahme des Skrotums auf (→ Abb. 28.1).

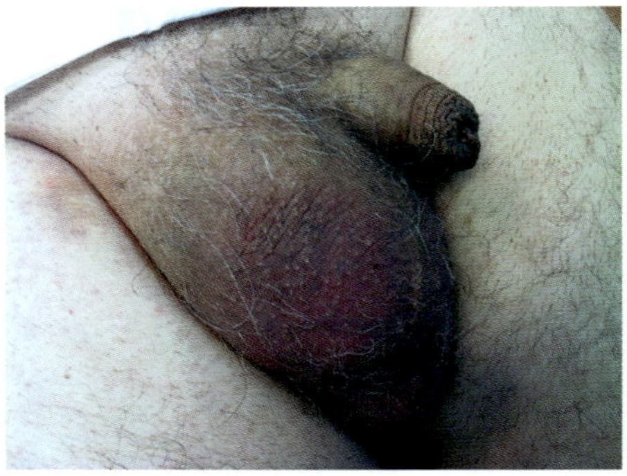

Abb. 28.1 Hydrozele [M533]

Größere Hydrozelen können durch Größe und Gewicht neben kosmetischen Problemen zu Beschwerden wie Schmerzen und Behinderungen beim Gehen führen. In der Hydrozele können mehrere Liter Flüssigkeit angesammelt sein!

Diagnostik

Neben Inspektion und Palpation ist die Abgrenzung zu Hämatomen, Hodentumoren oder Abszessen am zuverlässigsten und kostengünstigsten durch die Sonografie möglich. Im Ultraschallbild findet sich eine echofreie Flüssigkeitsansammlung im Cavum serosum testis (→ Abb. 28.2).
Bei Kindern mit einer Hydrozele communicans lässt sich deren Inhalt oftmals ins Peritoneum auspressen.
Vor dem Zeitalter des Ultraschalls wurde die Diagnose auch mithilfe der Diaphanoskopie gestellt. Hierzu wurde eine Taschenlampe auf das Skrotum aufgesetzt. Bei durchscheinendem rötlichem Licht auf der gegenüberliegenden Seite konnte man von einer Flüssigkeitsansammlung ausgehen, bei Tumoren war kein Durchscheinen zu sehen.

Differenzialdiagnosen

- Spermatozele
- Varikozele
- Hämatozele
- Skrotalhernie
- Hodentumor
- Abszess

Therapie

Angeborene Hydrocele testis Sie wird bis zum Ende des 1. Lebensjahrs als physiologisch betrachtet und bedarf keiner Behandlung. Nur bei sehr großen Hydrozelen oder bei Vorwölbung von Darm ins Skrotum (indirekte Hernie, Gefahr der Inkarzeration) sollte eine operative Therapie früher erfolgen. Persistierende Hydrozelen nach dem ersten Lebensjahr sollten ebenfalls operativ versorgt werden.
Erworbene Hydrozelen Wenn sie klein sind, keine Beschwerden verursachen und den

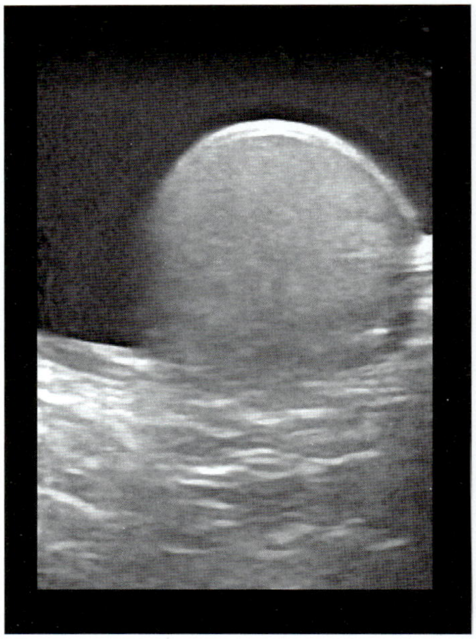

Abb. 28.2 Sonografie bei Hydrozele [M533]

Patienten kosmetisch nicht stören, bedürfen sie in der Regel keiner weiteren Therapie. Erst bei Größenprogredienz und Beschwerden sollte auch hier therapiert werden.
Im Vordergrund steht bei der Therapie zunächst die Behandlung möglicher auslösender Ursachen wie ein offener Prozessus, Entzündungen oder Tumoren.
Die einfachste Therapiemöglichkeit bietet eine Punktion mit Entleerung der Hydrozele. Allerdings ist diese Methode mit einer hohen Rezidivrate verbunden. Nur selten verkleben die serösen Häute nach Punktion. Häufig kommt es erneut zu einer Ansammlung von Flüssigkeit.
Bei Erwachsenen, aber niemals bei Kindern, und nach Ausschluss einer indirekten Leistenhernie ist eine Verklebung mit sklerosierenden Substanzen wie Tetrazyklinen oder Phenol möglich. Dies kommt besonders dann zur Anwendung, wenn Patienten eine Operation ablehnen oder aufgrund einer bestehenden Multimorbidität nicht operiert werden können. Ebenso wie bei der einfachen Punktion ist die Rezidivrate recht hoch.

> Bei Kindern besteht wegen einer möglichen Verbindung zum Peritoneum eine strikte Kontraindikation zur Anwendung der Sklerosierung. Schwere Peritonitiden wären die Folge.

Die operative Therapie ist im Kindesalter nach dem 1. Lebensjahr die Methode der Wahl. Der Processus vaginalis wird im Bereich des Anulus inguinalis internus dargestellt, eröffnet und der Bruchsack nach kranial verschlossen.

Bei den erworbenen Hydrozelen gibt es drei mögliche operative Verfahren (→ Abb. 28.3).

- Die gängige Methode ist die Operation nach von Bergmann. Nach der Hodenfreilegung über einen Skrotal- oder Inguinalschnitt erfolgt eine subtotale Resektion der parietalen Tunica vaginalis. Anschließend erfolgen die Blutstillung und Fixierung der Resektionsränder mit einer Saumnaht.
- Die Hydrozelenoperation nach Winkelmann beginnt mit einer Inzision der Hydrozele, anschließend werden die Wände um den Hoden geschlagen und vernäht.
- Die dritte Methode nach Lord erfolgt mit einer Eröffnung der Hydrozele mit dem Hautschnitt, danach wird die Hydrozelenwand durch Raffnähte verkleinert.

Die Rezidivrate ist mit < 5 % relativ gering.

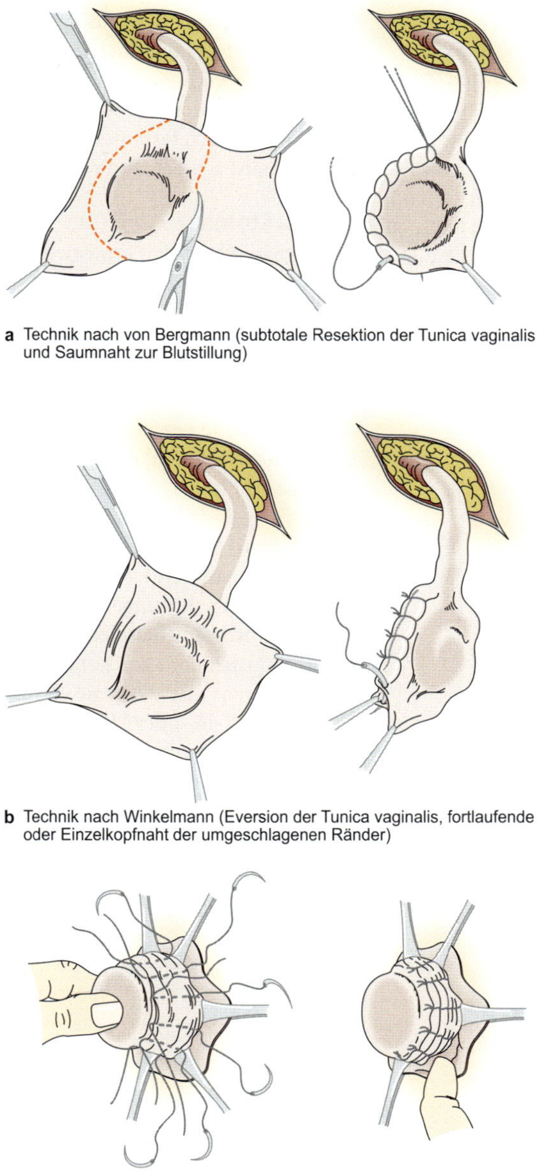

a Technik nach von Bergmann (subtotale Resektion der Tunica vaginalis und Saumnaht zur Blutstillung)

b Technik nach Winkelmann (Eversion der Tunica vaginalis, fortlaufende oder Einzelkopfnaht der umgeschlagenen Ränder)

c Technik nach Lord (Raffung der Hydrozelenwand)

Abb. 28.3 OP-Techniken bei einer Hydrozele (a = von Bergmann, b = Winkelmann, c = Lord) [L141]

Zusammenfassung

- Die Hydrozele ist eine Ansammlung von seröser Flüssigkeit zwischen den beiden Blättern des Processus vaginalis bzw. der Tunica vaginalis testis. Mehrere Liter Inhalt sind möglich.
- Man unterscheidet die angeborene Form durch fehlende Obliteration des Processus vaginalis von der erworbenen Form, ausgelöst durch Entzündungen, Tumoren oder stumpfe Gewalt.
- Die Diagnose erfolgt auch zum Ausschluss anderer Erkrankungen wie Hodentumoren durch die Sonografie.
- Angeborene Hydrozelen, die über das 1. Lebensjahr hinaus persistieren, und große, symptomatische erworbene Hydrozelen sollten operativ versorgt werden. Die angeborene Form wird durch Verschluss des Processus vaginalis versorgt, die erworbene durch eine Resektion des parietalen Hydrozelenblatts.

Das Peniskarzinom ist ein in den Industrienationen sehr selten auftretendes Krebsleiden. Die Inzidenz in Europa liegt bei zirka 0,9/100.000 und blieb im Verlauf der letzten Jahre konstant. Häufigkeitsgipfel finden sich nach dem 60. Lebensjahr. 95 % der Peniskarzinome manifestieren sich in Form von Plattenepithelkarzinomen. In seltenen Fällen treten Melanome, Basalzellkarzinome oder ein Morbus Paget im Bereich des Penis auf.

Das Peniskarzinom ist eines der seltensten Krebsleiden in Deutschland!

Am häufigsten ist das Karzinom an der Corona glandis des Penis lokalisiert.

Ätiologie und Pathogenese

Zumeist entwickelt sich ein Peniskarzinom auf dem Boden einer Präkanzerose wie dem Carcinoma in situ von Schleimhaut und Übergangsepithel (Erythroplasie Queyrat, die histologisch dem Morbus Bowen gleicht) oder der Leukoplakie. Auch ein Lichen sclerosus et atrophicus (s. dermatologische Literatur) gilt als Präkanzerose.

Klassifikation

Zur Klassifikation des Peniskarzinoms siehe → Abb. 29.1.

Stadieneinteilung

- Stadium I: T1N0M0
- Stadium II: T1N1M0 bis T2N0–1M0
- Stadium III: T1–2N2M0 bis T3N0–2M0
- Stadium IV: alle T4, alle N3, alle M1

Metastasierung

Lymphogen metastasiert das Peniskarzinom primär in die inguinalen, dann in die iliakalen Lymphknoten. Die Metastasierung erfolgt streng „stepwise" von inguinal nach pelvin und danach fern meist sehr früh, was zu einer meist schlechten Prognose führt.

Risikofaktoren

Die Hygiene spielt eine zentrale Rolle bei der Entstehung des Peniskarzinoms. Hohe Inzidenzen in Lateinamerika und im nicht muslimischen Afrika lassen sich durch mangelnde Hygiene erklären. Völkergruppen, zu deren Kultur die Beschneidung gehört, weisen fast keine Peniskarzinominzidenz auf. Das Karzinomrisiko wird durch eine **Phimose** erhöht.
Durch mangelnde Hygiene nehmen **Smegmabakterien** (Smegma = Sekret der Genitaldrüsen) überhand und verursachen eine **chronische Entzündung.** Als Folge kommt es zu einer **intraepithelialen Neoplasie.** Aus dieser kann sich ein Karzinom bilden. Manche Peniskarzinome treten in Verbindung mit einer HPV-16- oder HPV-18-Infektion auf. Die HPV Impfung von Jungen im Alter zwischen 9 und 14 Jahren reduziert das Risiko, an einem Peniskarzinom zu erkranken. Weitere Risikofaktoren sind das Rauchen, eine hohe Anzahl an Geschlechtspartnern und dermatologische UV-A-Therapien.

Hygienemangel ist einer der wichtigsten Risikofaktoren für ein Peniskarzinom.

Klinik

Die Tumoren können sowohl ein **exophytisches** als auch ein **endophytisches Wachstum** aufweisen. Dies zeigt sich meist in fortgeschrittenen Stadien. Klinische Zeichen eines Peniskarzinoms können **Kontaktblutungen** und **wässrig-eitrige Absonderungen** der meist warzenartigen Tumoren sein. Häufig sind die Leistenlymphknoten von Peniskarzinompatienten geschwollen, was nicht sofort für einen Befall der Lymphknoten mit Tumorzellen spricht. 50 % der geschwollenen Lymphknoten sind entzündlich geschwollen. Deshalb werden Peniskarzinompatienten zusätzlich mit Antibiotika behandelt.

Diagnostik

Studien zeigen, dass Patienten mit einem Peniskarzinom erst viel später einen Arzt aufsuchen als Patienten mit anderen Krebsleiden. Die genaue Befragung über die Dauer der Läsion gibt schon wichtige Hinweise zur Diagnosefindung. Die **Biopsie** ist die wichtigste Methode für die Aufklärung der Symptomatik. Sollte sich eine Läsion als therapieresistent herausstellen, sollte auch diese innerhalb kurzer Zeit biopsiert werden.

Diagnostik: Inspektion → Palpation, ggf. Therapie → Probeexzision

Differenzialdiagnosen

- Condylomata acuminata (→ Abb. 29.2), Condylomata gigantea (fortgeschrittenes Stadium der Condylomata acuminata)
- Ulcus molle (Haemophilus ducreyi)
- Ulcus durum (Lues)
- Lymphogranuloma inguinale

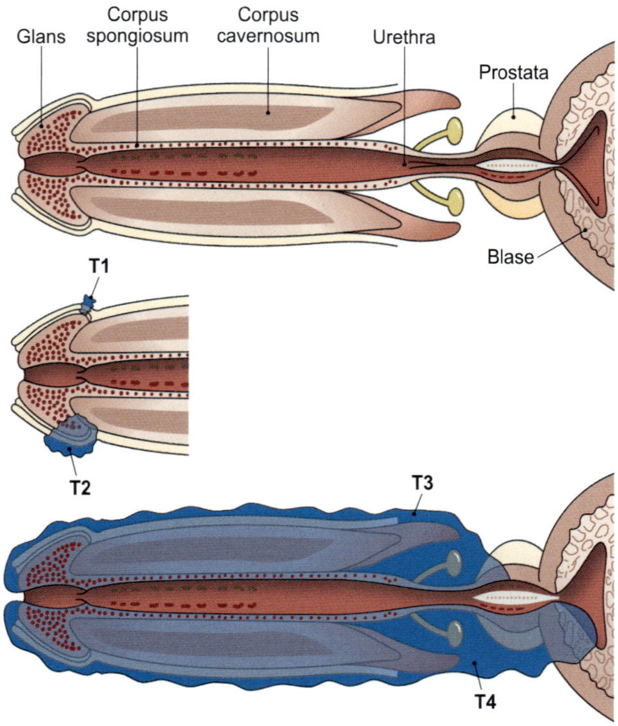

Abb. 29.1 Die T-Stadien des Peniskarzinoms [L141]

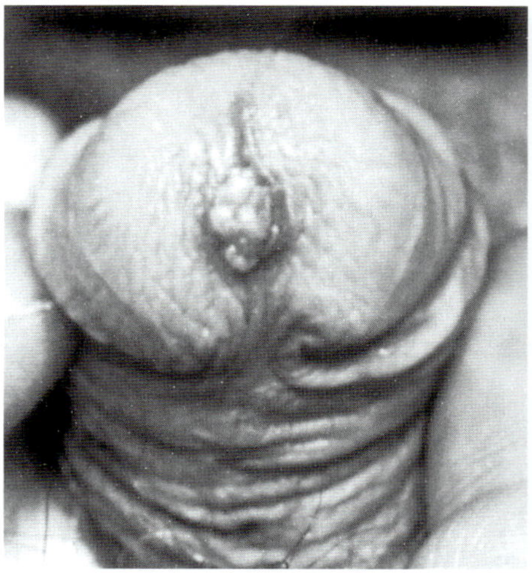

Abb. 29.2 Benigner Tumor des Penis: Condylomata acuminata, eine Differenzialdiagnose zum Peniskarzinom [E656]

Das häufig einer Entzündung gleichende klinische Bild des Peniskarzinoms lenkt nicht selten von der richtigen (und rechtzeitigen) Diagnose ab!

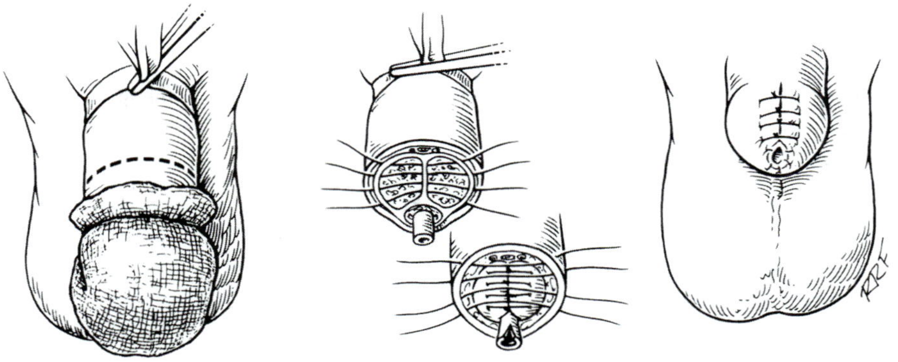

Abb. 29.3 Penisteilresektion [E657]

Therapie und Prognose

In sehr frühen Stadien (T1, Tis, Ta) kann die lokale Exzision oder eine **Lasertherapie** eingesetzt werden.
In fortgeschrittenen Stadien (T2) kommt eine **Teilresektion** infrage; dabei ist ein Sicherheitsabstand von mind. 5 mm einzuhalten (→ Abb. 29.3).
Die **Penektomie** findet im Stadium T3 Anwendung.
Um einen Lymphknotenbefall auszuschließen, werden beidseits inguinal Lymphknoten (Sentinel-Lymphknoten) entnommen und pathologisch untersucht. Bei Befall kommt es zu einer weiteren Operation, der Ausräumung der inguinalen und ggf. pelvinen Lymphknoten.
Eine **Chemotherapie** kann neoadjuvant, adjuvant und palliativ zum Einsatz kommen. Inoperable Peniskarzinome können **bestrahlt** werden.
Im Allgemeinen ist die Prognose bei einem Peniskarzinom ohne Lymphknotenmetastasen günstig.

Komplikationen

Nach operativen Eingriffen kann es zu Komplikationen wie erektile Dysfunktion oder Lymphabflussstörungen kommen. Die inguinale Lymphadenektomie birgt aufgrund der häufig eintretenden Wundheilungsstörungen ein hohes Morbiditätsrisiko mit erheblicher Einschränkung der Lebensqualität. Bei Chemo- und Strahlentherapie sind je nach Medikament und Strahlendosis Nebenwirkungen zu erwarten.

Zusammenfassung

- Mangelnde Genitalhygiene und eine nicht therapierte Phimose erhöhen das Peniskarzinomrisiko.
- Die HPV-Impfung im frühen Jugendlichen Alter reduziert das Erkrankungsrisiko.
- Nicht selten enttarnt erst die Biopsie das einer Entzündung gleichende Peniskarzinom.

Primärer Hyperaldosteronismus (Conn-Syndrom)

Der primäre Hyperaldosteronismus ist durch eine pathologische Überproduktion von Aldosteron in der Zona glomerulosa der Nebenniere gekennzeichnet. In 80 % der Fälle ist ein Nebennierenadenom der Grund dafür, in 20 % besteht eine bilaterale noduläre Hyperplasie der Zona glomerulosa. Das Prädilektionsalter liegt zwischen dem 30. und dem 60. Lebensjahr. Frauen sind zirka zweimal häufiger betroffen als Männer.

Hormonproduktion der Nebenniere (von außen nach innen)

Nebennierenrinde (→ Abb. 30.1):
- Zona glomerulosa: Mineralkortikoide (Aldosteron)
- Zona fascicularis und Zona reticularis: Glukokortikoide (Kortisol, Kortison)

Nebennierenmark:
- Zu 80 % Adrenalin, aber auch Noradrenalin

Hauptwirkungen des Aldosterons

Die pathologisch vermehrte Aldosteronproduktion bringt den Elektrolytstoffwechsel durch eine vermehrte Na^+-Retention und eine vermehrte K^+-Ausscheidung aus dem Gleichgewicht. Die Diagnose wird klinisch durch eine hypokaliämische Hypertonie und durch ein **erniedrigtes Renin** und ein **erhöhtes Aldosteron** im Labor gestellt.

Diagnostik

Differenzialdiagnostisch ist ein sekundärer Hyperaldosteronismus auszuschließen. Dieser entsteht meist durch extraadrenale Ursachen wie eine Erhöhung des Renin-Angiotensin-Systems aufgrund einer Nierenarterienstenose oder Hypertonie.

Der sekundäre Hyperaldosteronismus ist vom primären durch eine **gleichzeitige Erhöhung** von **Renin** und **Aldosteron** zu unterscheiden.

Laborwerte und Klinik des Conn-Syndroms

- **Serum:** Hypernatriämie, **Hypokaliämie,** metabolische Alkalose
- **Urin:** Hyperkaliurie, normaler bis leicht alkalischer pH-Wert
- **Hypokaliämie:** Muskelschwäche, Muskelfaszikulationen, Adynamie, Obstipation und Herzrhythmusstörungen
- **Hypernatriämie:** Hypertonie, Kopfschmerzen, Epistaxis
- **Metabolische Alkalose:** Empfindungsstörung durch den H^+-Verlust

Therapie

Nach einer Behandlung mit einem Aldosteronantagonisten (z. B. Spironolacton, Eplerenon) und der Hypokaliämie sind Adenomexstirpation oder Adrenalektomie Therapien der Wahl (→ Abb. 30.2).
Die Therapie des sekundären Hyperaldosteronismus richtet sich nach der Ursache der Erkrankung, da beim sekundären Hyperaldosteronismus die Ursache der vermehrten Produktion von Aldosteron nicht eine endokrine Störung, sondern eine Stimulation des Renin-Angiotensin-Aldosteron-Systems durch extaadrenale Faktoren ist. Verschiedene Erkrankungen kommen dafür infrage. Zeigt sich ein sekundärer Hyperaldosteronismus mit Hypertonie, so kommen folgende Ursachen infrage:
- Chronische Nierenerkrankungen
- Nierenarterienstenose
- Maligne Hypertonie
- Phäochromozytom
- Reninproduzierende Tumore (selten)

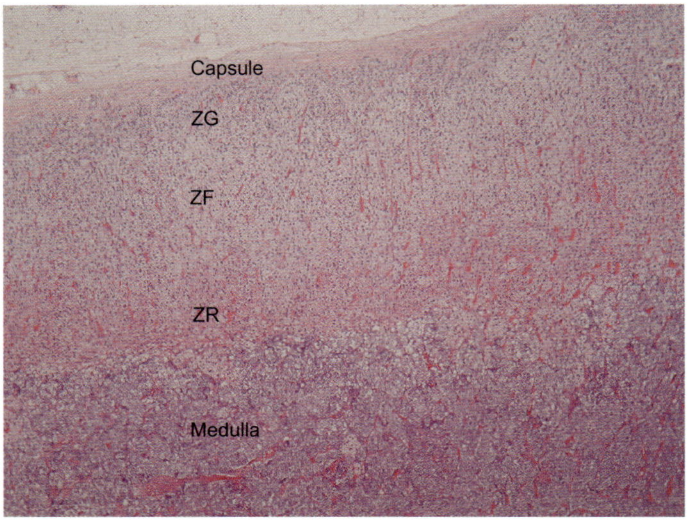

Abb. 30.1 Mikroskopischer Zonenaufbau Nebenniere Zona glomerulosa (ZG), Zona fasciculata (ZF) und Zona reticularis (ZR) [E511]

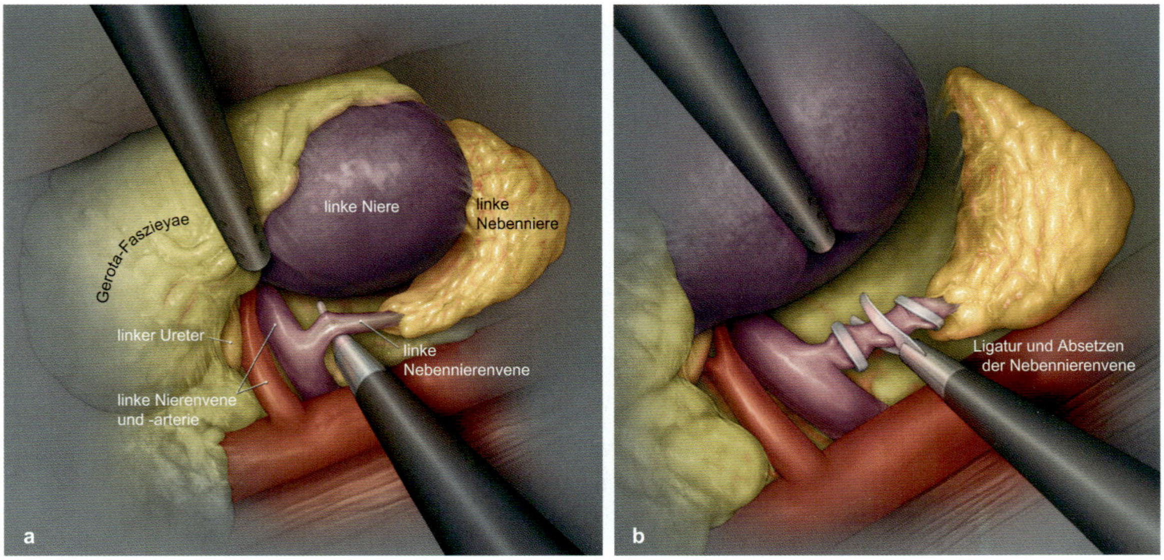

Abb. 30.2 Retroperitoneale laparoskopische Adrenalektomie links [E511]

Zeigt sich keine Hypertonie und leiden die Betroffenen unter Ödemen, so können als Grunderkrankung eine Herzinsuffizienz, Leberzirrhose oder ein nephrotisches Syndrom vorkommen.
Bei sekundärem Hyperaldosteronismus ohne Hypertonie und ohne Ödeme können ursächlich sein z. B.:

- Laxanzienabusus
- Durchfall
- Erbrechen
- Renale tubuläre Azidose (Übersäuerung bedingt durch eine angeborene Unfähigkeit der Nieren, freie Wasserstoffionen auszuscheiden, verbunden mit einer Störung der Rückresorptionsfähigkeit von Bicarbonat-Ionen)
- Bartter-Syndrom (angeborene Funktionsstörung der Nieren)

Cushing-Syndrom (Hyperkortisolismus)

Das Cushing-Syndrom resultiert aus einer Überproduktion von Kortisol in der Zona fasciculata der Nebennierenrinde. Hierbei muss der ACTH-abhängige vom ACTH-unabhängigen Hyperkortisolismus unterschieden werden.
Das Cushing-Syndrom ist in 80 % der Fälle ACTH-abhängig und beruht auf einem ACTH produzierenden Adenom des Hypophysenvorderlappens.
Urologisch interessant ist allerdings die **ACTH-unabhängige** Form, die aufgrund einer **bilateralen Hyperplasie der Nebenniere** oder aufgrund eines **Nebennierenadenoms bzw. -karzinoms** entsteht. Von dieser seltenen Erkrankung sind mehr Frauen als Männer betroffen, bevorzugt zwischen dem 30. und 40. Lebensjahr.

Klinik

- Vollmondgesicht und Stammfettsucht (→ Abb. 30.3)
- Osteoporose
- Hypertonie
- Striae rubrae distensae
- Müdigkeit

Diagnostik

Bei einem Cushing-Syndrom muss differenzialdiagnostisch an unterschiedliche Ursachen gedacht werden:
Endogen kommen in Betracht:

- ACTH produzierendes Mikro- oder Makroadenom des Hypophysenvorderlappens
- Ektope ACTH-Bildung aufgrund eines paraneoplastischen Syndroms

Exogen muss auch an ein durch iatrogene Zufuhr von Glukokortikoiden ausgelöstes Cushing-Syndrom gedacht werden.
Zur Absicherung der Verdachtsdiagnose muss der **Dexamethason-Hemmtest** erfolgen. Dieser Provokationstest hilft bei der Unterscheidung zwischen Hypophysenvorderlappentumor und Nebennierentumor. Beim Hypophysenvorderlappentumor wird die Kortisolproduktion abgebremst, beim Nebennierenadenom oder -karzinom bleibt die Kortisolproduktion unbeeinflusst.

Therapie

Die ACTH-unabhängige Form des Cushing-Syndroms wird bei einem einseitigen Nebennierentumor durch eine Adrenalektomie der betroffenen Nebenniere therapiert (→ Abb. 30.2).

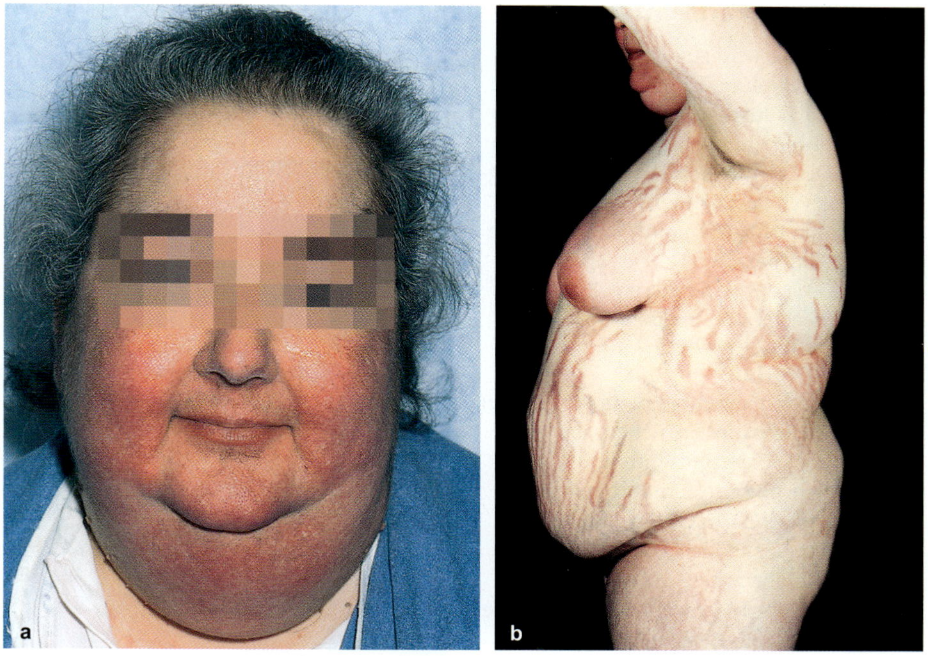

Abb. 30.3 Facies lunata (a), Hirsutismus, stammbetonte Adipositas und Striae rubrae distensae (b) bei einer Patientin mit Morbus Cushing [a: E508, b: M537]

Zusammenfassung

Conn-Syndrom

- Überproduktion von Aldosteron in der Zona glomerulosa aufgrund eines Nebennierenadenoms.
- Labor: erniedrigtes Renin, erhöhtes Aldosteron, Hypernatriämie, Hypokaliämie.

Cushing-Syndrom

- Überproduktion von Kortisol in der Zona fasciculata aufgrund einer bilateralen Nebennierenrindenhyperplasie oder eines Nebennierentumors oder eines Hypophysenvorderlappentumors.
- Die Kortisolproduktion bleibt außer beim HVL-Tumor im Dexamethason-Hemmtest unbeeinflusst.

Venerische Erkrankungen werden oft im Rahmen einer urologischen Untersuchung erkannt. Die definitive Abklärung und Therapie erfolgen jedoch in Kooperation mit den Kollegen aus dem dermatologisch-venerologischen Fachgebiet.
Bei Verdacht auf bestimmte sexuell übertragbare Krankheiten bei Patienten, die sich der weiteren Diagnostik oder Therapie verweigern, ist eine Meldung an die Gesundheitsbehörde zu erstatten.
Zu den für den Urologen wichtigsten Krankheitsbildern gehören:

- Herpes genitalis
- Lues
- Gonorrhö
- Ulcus molle
- Condyloma acuminatum
- Lymphogranuloma inguinale

Herpes-genitalis-Infektion

Herpes genitalis wird zu ca. 80–90 % durch das Herpes-simplex-Virus (HSV) Typ 2 und zu ca. 10–20 % durch das HSV Typ 1 ausgelöst. Die Übertragung erfolgt durch direkten Kontakt. Das Virus persistiert im Spinalganglion, wo es sich dem Immunsystem entzieht. Die Infektion tritt gehäuft im sexuell aktiven Alter auf. Das Rezidivrisiko beträgt beim Typ 2 ca. 70 %. 50 % der Herpes-Erkrankungen verlaufen asymptomatisch.

Klinik und Verlauf

Bei Erstinfektion kommt es zu umschriebener Rötung, Bläschen und Erosionen, aber auch Vulvovaginitis, Balanoposthitis und Urethritis. Grundmorphe des Herpes simplex sind juckend-brennende, in Gruppen stehende Bläschen auf entzündlicher Haut. Die Harnblase kann mit betroffen sein und entsprechende Beschwerden wie Dysurie, Hämaturie oder Harnretention auslösen. Beim Rezidiv zeigen sich umschriebene Herpes-Eruptionen meist an Glans/Präputium oder Vulva mit erheblichen Beschwerden, asymptomatische Rezidive sind ebenfalls kontagiös.
Eine Abheilung erfolgt meist nach 1–2 Wochen. Bei HSV-2 kommt es oft zu ulzerierend chronischen Verläufen. Sehr selten kommt es zu einer disseminierten Herpes-Infektion mit Sepsis.

Diagnostik

Diagnostiziert wird die HSV-Infektion durch den klinischen Befund. Die Viruskultur ist für Routinezwecke zu aufwendig und wird nur für spezielle Fragestellungen eingesetzt. Die direkte Immunfluoreszenz an Ausstrichpräparaten vom Bläschengrund hat eine hohe Sensitiviät, ist schnell und lässt eine Virustypisierung zu. Die PCR auf Virus-DNA erfolgt bei speziellen Fragestellungen. Als Schnelltests stehen der Tzanck-Test (gefärbtes Ausstrichpräparat aus dem Herpesbläschen) und der Negative-stain-Test (elektronenmikroskopischer Nachweis von Viruspartikeln) zur Verfügung.

Therapie

Bei leichtem Verlauf ist eine lokale antimikrobielle und antiphlogistische Therapie indiziert. Bei schwerem Verlauf oder immunsupprimierten Patienten erfolgt eine virustatische Behandlung mit Aciclovir lokal und systemisch. Bei häufigen Rezidiven wird mit niedrig dosiertem systemischen Aciclovir langzeitbehandelt.

Lues (Syphilis, harter Schanker)

Syphilis ist eine durch *Treponema pallidum* verursachte infektiöse und kontagiöse, überwiegend sexuell übertragene Allgemeininfektion mit häufiger Hautbeteiligung. Die Zahl der Neuerkrankungen liegt in Deutschland bei ca. 4,1/100.000 EW vorwiegend aus Hochrisikogruppen. Es besteht eine nicht-namentliche Meldepflicht.

1. Klinik und Verlauf

Stadium (Lues I)

Der syphilitische Primäraffekt zeigt sich als derbe, rasch ulzerierende, hochinfektiöse Papel (→ Abb. 31.1). Das dadurch in Gruppen oder vereinzelt auftretende schmerzlose Ulkus (Ulcus durum, harter Schanker) hat eine Größe von wenigen Millimetern bis einigen Zentimetern und hinterlässt Narben. Drei bis fünf Wochen nach Infektion tritt eine regionale Lymphknotenschwellung auf.

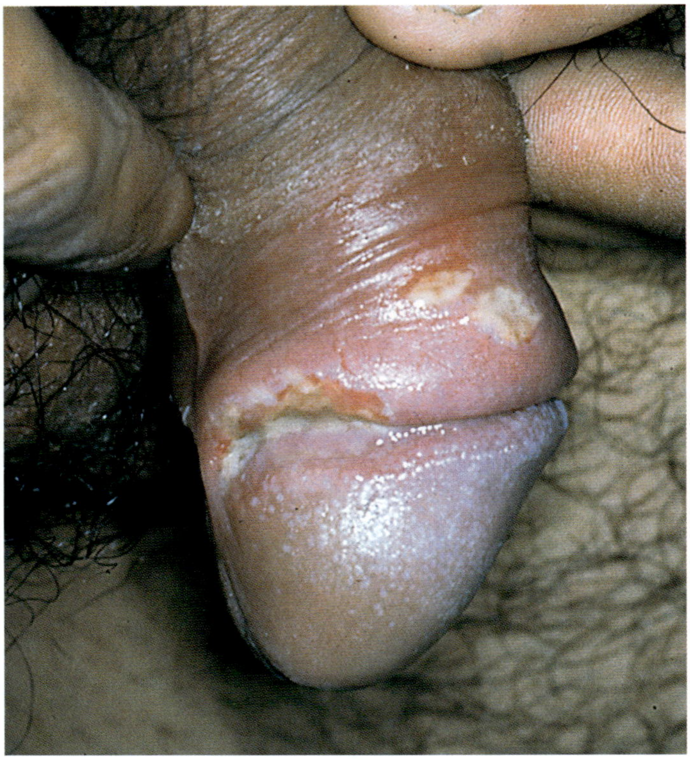

Abb. 31.1 Primärstadium der Syphilis bei einem 37-jährigen Patienten. Die Geschwüre seien vor ca. 6 Wochen kurz hintereinander aufgetreten. Keine klare Angabe über den Zeitpunkt der Ansteckung bzw. Kontaktperson. [E385]

2. Stadium (Lues II)
Lues II beginnt einige Monate nach Infektion mit einem Prodromalstadium ähnlich einem grippalen Infekt. Danach kommt es zu einer generalisierten Lymphknotenschwellung, Hautexanthemen (Roseola) am gesamten Körper, Kondylomen und Mundschleimhautplaques.

3. Stadium (Lues III)
Lues III ist charakterisiert durch oft nach jahrelanger Latenzzeit gruppierte und am Stamm auftretende Exantheme. Die Manifestation erfolgt in den inneren Organen (Hepatitis, Orchitis, Mesaortitis luica) sowie in den Knochen (Arthritis syphilitica, Rachitis luica, Gummabildung). Fünf bis zehn Jahre nach der Infektion kann eine Neurosyphilis mit Tabes dorsalis und progressiver Paralyse auftreten. Das kardiovaskuläre System kann durch den Befall von Aorta, Aortenklappe und auch peripherer Gefäße betroffen sein.

Wichtige Differenzialdiagnosen luetischer genitaler Primäraffekte

- **Pyodermie nach Traumen:** stark entzündlich, eiternd, Auftreten kurz nach Traumen (Verkehr)
- **Herpes genitalis:** stark entzündlich, schmerzhaft, aus mehreren Bläschen oder Erosionen zusammengesetzt, häufig Anamnese früherer Episoden
- **Chronisch rezidivierende Aphthen:** pelzige Nekrose, meist multipel, Lymphadenitis fehlt meist, Anamnese früherer Episoden
- **Ulcus molle:** schmerzhaft, weich, unterminierte Ränder, schlitzförmig oder hypertroph, meist multipel, kurze Inkubationszeit
- **Lichen ruber** (anuläre Form): kein Ulkus, livider Farbton, Infiltration fehlt, schmerzlos, keine Lymphadenitis, andere Herde von Lichen ruber
- **Karzinome** (Penis, Vulva, Zervix): mittleres bis höheres Alter, weniger entzündlicher Charakter und besonders derbe Infiltration, unregelmäßig gehöckerter Ulkusgrund

Diagnostik
In den ersten 3 seronegativen Wochen nach Auftreten des Primäraffekts ist ein Erregernachweis in der Dunkelfeldmikroskopie möglich (Sekret direkt aus dem Ulkus). Danach kann der *Treponema-pallidum*-Hämagglutinationstest (TPHA-Test) durchgeführt werden. Zur Bestätigung sollte ein Fluoreszenz-Treponemata-Antikörper-Absorptionstest (FTA-ABS-Test) erfolgen. Der Kardiolipin-Test (VDRL-Test) kann zur Aktivitätsbewertung herangezogen werden.

Therapie
Therapiert wird mit Penicillin G intramuskulär 2,4 Mio. IE wöchentlich (Gesamtmindestdosis 14 Mega). Bei Penizillinallergie können alternativ Doxycyclin, Erythromycin oder Cephalosporine angewendet werden. Der Therapieerfolg muss serologisch kontrolliert werden.

Syphilis connata

Während der Geburt können Treponemata diaplazentar von der Mutter auf das Kind übertragen werden.
Die Ausprägung ist äußerst variabel, von Totgeburt bis hin zum asymptomatischen Kind. Die Übertragungswahrscheinlichkeit liegt bei nahezu 100 %. Der Verlauf ist ebenfalls stadienhaft.

- **Frühmanifestationen** zeigen sich durch Hautläsionen, generalisierte Lymphadenopathie, Rhinitis und Knochenveränderungen (Säbelscheidentibia).
- **Spätmanifestationen** zeigen sich als luetische Keratitis, Innenohrschwerhörigkeit und Veränderung der Schneidezähne (Hutchinson-Zähne) im Jugendalter.

Gonorrhö (Tripper)

Der Erreger der Gonorrhö ist *Neisseria gonorrhoeae;* die Übertragung erfolgt sexuell auf genitalem, rektalem oder pharyngealem Weg. In westlichen Ländern werden ca. 0,7–31 Neuerkrankungen pro 100.000 Einwohner pro Jahr bei hoher Dunkelziffer registriert. Weltweit sind es ca. 60 Millionen Neuerkrankungen pro Jahr. Die Gonorrhö ist in Deutschland nur in Sachsen meldepflichtig, eine Partnertherapie ist unerlässlich.

Klinik
Bei der Frau verläuft die Gonorrhö oft symptomarm oder sogar symptomfrei. Dagegen sind nur ca. 10 % der Männer asymptomatisch. Es kann jeder Abschnitt des Urogenitaltrakts befallen sein; extragenial können Infektionen pharyngeal oder rektal vorkommen.
Nach 8- bis 14-tägiger Inkubationszeit tritt beim Mann eine Urethritis mit serös eitrigem Ausfluss auf (Bonjour-Tröpfchen). Es können auch Prostata, Samenblasen und Nebenhoden betroffen sein.
Bei Frauen kann ein eitriger Fluor genitalis bestehen. Eine Adnexitis kann die Folge sein. Bei rektalem Befall zeigt sich ein mukopurulenter Ausfluss mit Tenesmen und Schmerzen („Gay bowel syndrome").
Die Infektion erfolgt fast ausschließlich durch Geschlechtsverkehr. Nicht geschlechtliche Übertragung durch Schmierinfektion (der Erreger kann bis zu einigen Stunden in eingetrocknetem Exsudat überleben) ist in der Regel nur bei präpuberalen Mädchen möglich, die noch nicht durch sauren Scheiden-pH geschützt sind. Kindesmissbrauch muss ausgeschlossen werden. Frauen werden durch Verkehr mit einem erkrankten Partner fast stets infiziert (80 %), Männer hingegen nur in etwa 20 %. Gonorrhö kann auch durch Anal- und Oralverkehr erworben und weitergegeben werden.

Diagnostik
Ein direkter Erregernachweis erfolgt am Ausstrichpräparat (tiefer Urethraabstrich beim Mann, Zervixabstrich bei der Frau). Kultur innerhalb von 48 h auf (Thayer-Martin-Nährboden) ist der Goldstandard. PCR-Nachweis anhand eines Abstrichs oder einer Urinprobe.

Therapie
Schon beim Verdacht muss eine Therapie mit einmaliger Gabe von Ceftriaxon 500 mg i. m. am besten in Kombination mit Azithromycin 2 g p.o. eingeleitet werden. Oral können alternativ Cefixim 400 mg oder Doxycyclin über mehrere Tage verabreicht werden.

Komplikationen
Als Folgen können bei der Frau eine Sterilität, beim Mann Harnröhrenstrikturen oder ein Morbus Reiter auftreten. Anorektale und oropharyngeale Gonorrhö sind schwierig zu diagnostizieren und sprechen auf die Standardbehandlung oft nicht an. Die Gonokokken-Arthritis ist zwar eine seltene Komplikation der Gonorrhö, gilt jedoch als häufigste Ursache eitriger Arthritiden.

Ulcus molle (weicher Schanker, Chancroid)
Das Ulcus molle wird durch *Haemophilus ducreyi,* ein gramnegatives Stäbchen, hervorgerufen. Die Erkrankung ist in Deutschland selten, jedoch in Afrika, Asien und Lateinamerika weitverbreitet.

Klinik
An der Eintrittsstelle der Erreger (Mann: Glans, Frenulum, Präputium; Frau: Labien) entwickeln sich zunächst Papeln, die sich zu Pusteln umwandeln und dann zu schmerzhaften Pusteln erodieren. Nach Auftreten der primären Ulzera kommt es zu einer regionären Lymphknotenschwellung mit möglicher Einschmelzung.

Komplikationen
Als Komplikation kann es zu einer Phimose oder Fistelbildung kommen. Die regionale Lymphadenitis ist meist einseitig; die Lymphknoten sind vergrößert, schmerzhaft und miteinander verbacken, die bedeckende Haut gerötet. In etwa der Hälfte kommt es zur Einschmelzung und Abszessbildung.

Diagnostik
Der Erreger wird durch Bakterienfärbung in Ulkusabstrich oder Lymphknotenpunktat nachgewiesen. Gesichert wird die Diagnose durch eine Kultur auf Selektivnährböden. Differenzialdiagnostisch müssen Syphilis und Herpes genitalis ausgeschlossen werden.

Therapie
Therapiert wird mit Ceftriaxon 1 × 250 mg i. m., Azithromycin 1 × 1g p.o., alternativ Erythromycin 500 mg über 7 Tage oder Ciprofloxacin 2 × 500 mg über 3 Tage. *Haemophilus ducreyi* zeigt zunehmende Resistenz auf Tetrazykline, Penizillin, Sulfonamide.

Condylomata acuminata (Feigwarzen)
Humane Papilloma-Viren können klinisch wie prognostisch unterschiedliche Arten von genitalen und analen epithelialen Virustumoren verursachen. Genitale HPV-Infektionen sind deshalb grundsätzlich ein Malignitätsrisiko.

- Low-Risk-HPV-Typen: 6 und 11.
- High-Risk-HPV-Typen: 16, 18, 31, 33, 35

Condylomata acuminata (→ Abb. 31.2) entstehen meist durch HPV 6 und 11. In westlichen Ländern sind ca. 1 % der sexuell aktiven Erwachsenen betroffen.

Klinik
Es treten exophytisch wachsende Kondylome auf, hauptsächlich genital, aber auch urethral, anal und perianal. Die Inkubationszeit beträgt Wochen bis Monate.

Diagnostik und Differenzialdiagnosen
Die Diagnose wird gestellt durch Dermatoskopie, Kolposkopie und Essigsäureprobe (Weißfärbung bei Betupfung mit 5 % Essigsäure). Bei Verdacht auf urethralen Befall ist eine Zystoskopie angesagt. Bei atypischen Herden erfolgt eine histologische Diagnostik.
Differenzialdiagnostisch müssen eine Leukoplakie, ein Buschke-Löwenstein-Tumor (→ Abb. 31.3), ein Morbus Bowen und Morbus Paget bedacht werden.

Therapie
Therapiert wird durch Virostatika oder lokale Anwendung von Podophyllin oder Imiquimod, Elektrokoagulation oder Laserdestruktion. Die beste Prophylaxe stellt die inzwischen vom RKI empfohlene HPV-Impfung für Jungen und Mädchen vor der Geschlechtsreife dar.

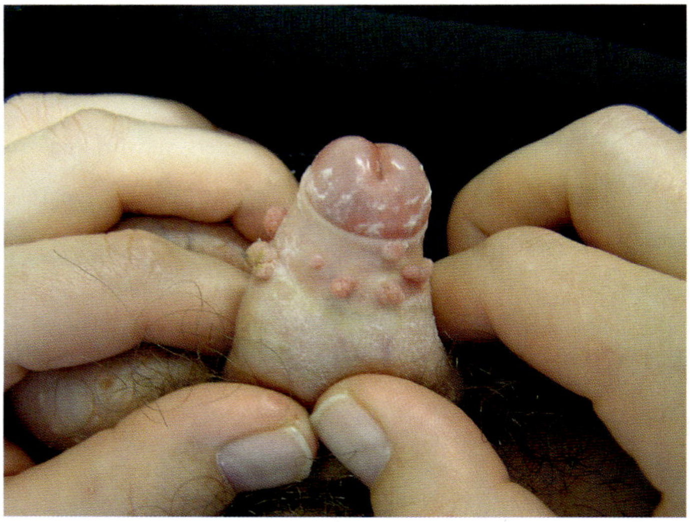

Abb. 31.2 Patient mit rezidivierenden Kondylomen präputial sowie analen Kondylomen [M531]

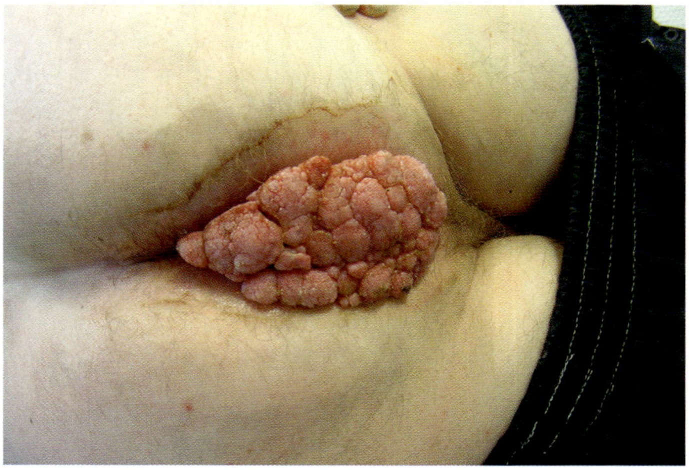

Abb. 31.3 Patient mit Riesenkondylomen vom Buschke-Löwenstein-Typ anal [M531]

Lymphogranuloma inguinale (Lymphogranuloma venerum, Lymphopathia venerea)

Verursacht wird das Lymphogranuloma inguinale durch den Erreger *Chlamydia trachomatis.* Es ist eine infektiöse und kontagiöse Erkrankung mit vorwiegend sexueller Übertragung und genitoanaler Lokalisation. Die Erkrankung ist in den Tropen häufig, in Europa selten.

Klinik

Nach einer Inkubationszeit von 2–6 Wochen kommt es zu einem stadienhaften Verlauf.

- **Primärläsion:** wenig schmerzhaftes, kleines Bläschen an der Infektionsstelle mit schneller Abheilung
- **Regionäre Lymphadenitis:** meist einseitige, schmerzhafte Lymphknotenschwellung, teils mit Einschmelzung, Abszedierung und Fistelbildung, zusätzlich Fieber, allgemeines Krankheitsgefühl (→ Abb. 31.4), nur langsame Besserung
- **Genitoanorektaler Symptomkomplex:** erst oft nach Jahren chronisch-abszedierende fistulierende Entzündungen in der genitoanorektalen Region

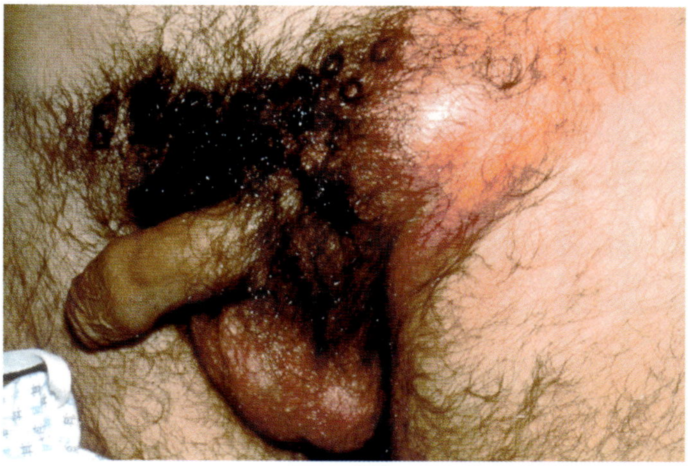

Abb. 31.4 Bei dem 29-jährigen Patienten ist 4 Wochen nach Intimkontakt in Kenia eine schmerzhafte Lymphknotenschwellung in der linken Leiste aufgetreten. [E511]

Diagnostik

Die Diagnose wird durch serologischen Nachweis von chlamydienspezifischen Antikörpern 2–4 Wochen nach Infektion gestellt.

Therapie

Im Frühstadium werden 3 Wochen lang 2 × 100 mg/d Doxycyclin p. o. gegeben, alternativ Tetracyclin 4 × 500 mg/d p. o.
Im Spätstadium kommen evtl. operative Maßnahmen in Betracht. Bei Verdacht auf Infektion wird auch der Partner behandelt.

Zusammenfassung

- Zur Erfassung venerischer Erkrankungen ist eine genaue Anamnese unabdingbar.
- Trotz ähnlicher klinischer Präsentation können venerische Erkrankungen am Erscheinungsbild unterschieden werden.
- Die sichere Diagnose ist meist nur durch serologischen Nachweis oder Abstriche möglich.
- Eine Partnertherapie ist meist unabdingbar.
- Lues ist eine potenziell lebensbedrohliche systemische Geschlechtskrankheit, die durch *Treponema pallidum* hervorgerufen wird und durch einen chronischen, stadienhaften Verlauf gekennzeichnet ist.
- Die Gonorrhö wird durch *Neisseria gonorrhoeae* hervorgerufen und betrifft vorwiegend die Epithelien des Urogenitaltrakts.
- Ulcus molle ist eine durch *Haemophilus durcreyi* hervorgerufene, lokal und regional invasive Geschlechtskrankheit ohne systemische Ausbreitung.
- Condylomata acuminata sind Viruswarzen vom Schleimhauttyp und werden vorwiegend durch die Low-Risk-HPV 6 und 11 hervorgerufen. Eine prophylaktische Impfung ist möglich und sinnvoll für Jungen und Mädchen. Die Rate an Cervixkarzinomen wird hierdurch nachweislich gesenkt.

Eine männliche Fertilitätsstörung wird angenommen, wenn in einjähriger Partnerschaft trotz regelmäßigen ungeschützten Geschlechtsverkehrs und ohne eine offensichtliche organische Störung der Partnerin keine Schwangerschaft eintritt.

Epidemiologie

Die Prävalenz unterliegt großen geografischen Unterschieden. In Industrieländern beträgt sie bis zu 15 %. 30 % der Fälle liegen ausschließlich andrologische Ursachen zugrunde, 50 % sind kofaktorielle andrologische Störungen.

Ätiologie, Pathogenese, Klinik

Man unterscheidet Störungen des Hypothalamus- und Hyphophysensystems, der Testes, der akzessorischen Geschlechtsdrüsen, der Samendeposition, der Androgenzielorgane, Noxeneinfluss sowie die idiopathische Infertilität.

Hypothalamus/Hypophyse

Klinische Auffälligkeiten sind durch einen Testosteronmangel aufgrund der fehlenden LH-Stimulation der Leydig-Zellen in den Testes bedingt. In Abhängigkeit vom Erkrankungsalter ist die gesamte Entwicklung des Patienten betroffen. Die Ausbildung der sekundären Geschlechtsmerkmale ist unvollständig oder nicht erfolgt. Häufigste Krankheitsbilder sind der idiopathische hypogonadotrope Hypogonadismus, das Kallmann-Syndrom, Hypophysenfunktionsstörungen durch Medikamente, Traumen oder Tumoren.

Störungen der Testes

Klinische Auffälligkeiten neben der Kinderlosigkeit sind hypotrophe, evtl. konsistenzveränderte Hoden oder Veränderungen durch Hodentumore. Die Ursachen können verschiedenster Natur sein, z. B. Zustand nach Chemotherapie oder Radiatio, Hodenhochstand, Klinefelter-Syndrom, primärer Spermatogeneseschaden (Sertoli-cell-only-Syndrom, Spermatogenesearrest), Zustand nach Orchitis.

Störungen der akzessorischen Geschlechtsdrüsen und der ableitenden Samenwege

Diese Störungen treten meist unbemerkt vom Patienten auf. Ein vermindertes Ejakulationsvolumen kann ein Hinweis auf Störungen der Samenblasen und der Prostata sein.
Eine abgelaufene Prostatitis oder Epididymitis kann evtl. anamnestisch in Verbindung gebracht werden. Weitere Ursachen können Mukoviszidose, kongenitale Ductusaplasie, Genitaltraumata und das Young-Syndrom sein.

Störungen der Samendeposition

Anatomische Veränderungen:

- Hypospadie
- Epispadie
- Phimose
- Penisdeviation

Funktionelle Veränderungen:

- Störungen der Erektion
- Störungen der Ejakulation

Störungen der Androgenzielorgane

Sterilität ist oft Bestandteil komplexer endokriner Krankheitsbilder:

- Testikuläre Feminisierung
- Reifenstein-Syndrom
- Präpeniles Scrotum bifidum mit Hypospadie
- Bulbospinale Muskelatrophie Typ Kennedy
- 5α-Reduktase Mangel

Medikamente, Noxen

- Schwermetalle, Pestizide, Östrogene, Lösungsmittel, Alkohol, ionisierende Strahlung, Hitze
- Allopurinol, Chemotherapeutika, Colchicin, Cimetidin, Ketoconazol, Nitrofurantoin, Spironolacton, Azopropazon, Antidepressiva, Nitrofurantoin, Cotrimoxazol, Tetracycline, α- und β-Rezeptorblocker

Untersuchung und Diagnostik

Bei der **klinischen Untersuchung** ist nicht nur das äußere Genitale zu beachten, sondern auch der Gesamthabitus einschließlich Behaarung, Fettverteilung und Gynäkomastie.

Äußeres Genitale

Inspektion und Palpation dienen zum Ausschluss aktiver Entzündungen. Ein gesunder Hoden tastet sich prall-elastisch. Teigige oder verhärtete Konsistenz können erste Hinweise auf eine Funktionseinschränkung sein.
Das Hodenvolumen wird sonografisch erfasst und beträgt normalerweise ca. 15–25 ml. Hierbei kann auch ein Hodentumor ausgeschlossen werden. Oft findet sich eine Varikozele (→ Abb. 32.1), die aufgrund fehlender Klappen in der V. spermatica interna zur Erweiterung des venösen Plexus pampiniformis führt und das typische Bild des „Sacks voller Würmer“ zeigt.
Der Stellenwert der Varikozele in Bezug auf die Infertilität ist derzeit noch ungeklärt, höhergradige Befunde sollten jedoch operativ durch Unterbindung der V. spermatica interna therapiert werden.
Die rektale Untersuchung stellt die Basisdiagnostik in Bezug auf Prostata und Samenblasen dar.

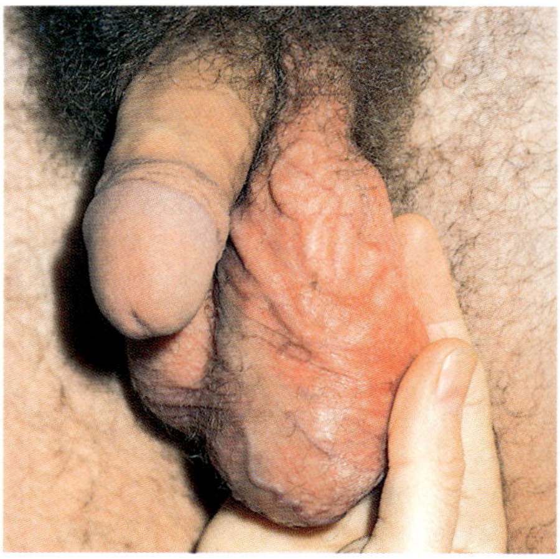

Abb. 32.1 Varikozele links „Sack voll Würmer“ [E508]

Ejakulatanalyse (Spermiogramm)

Das Ejakulat ist weißlich-grau, gelartig und verflüssigt sich in 15–30 min. Es gibt verschiedene Methoden der Beurteilung des Spermiogramms, teilweise mit computerassistierter Analyse. Die Einteilung erfolgt nach den Kriterien der WHO (→ Tab. 32.1). Die Kombination aus Oligo-, Astheno- und Teratozoospermie kommt häufig vor, daher der Name **OAT-Syndrom.**

- Oligospermie = verminderte Spermienzahl (≤ 20 Mio./ml)
- Azoospermie = fehlende Spermien
- Asthenospermie = verminderte Beweglichkeit
- Teratospermie = vermehrt abnorme Spermaformen
- Oft kombiniert: Oligoasthenoteratospermie (OAT-Syndrom)

Tab. 32.1 Spermiogramm (Referenzwerte der WHO) [W798]

Volumen	≥ 1,5 ml
pH	≥ 7,2
Spermienkonzentration	≥ 15 Mio./ml
Totale Spermienzahl	≥ 39 Mio. Spermatozoen/Ejakulat
Beweglichkeit	≥ 32 progressiv bewegliche Spermien %
Morphologie	4 % normale Formen
Lebende Spermien	≥ 50 %
Leukozyten	≤ 1 Mio./ml

Spermaplasmaparameter

Spermaplasmaparameter sind Indikatoren für die normale Funktion der Produktionsorgane, jedoch ohne Stellenwert im Hinblick auf die Fertilitätsdiagnostik. **Fruktose** wird fast ausschließlich in den Samenblasen gebildet; ihr Nachweis schließt einen Verschluss der Samenwege distal davon praktisch aus.

Carnitin-Glukosidase wird im Nebenhoden gebildet und ist bei Verschlüssen distal des Nebenhodens erniedrigt oder fehlend.

Endokrine Diagnostik

Hormone (FSH, LH, Testosteron; → Abb. 32.2) spielen vor allem beim idiopathischen hypogonadotropen Hypogonadismus (IHH) sowie als Prognosefaktor bei Azoospermie und hochgradigem OAT-Syndrom (FSH erhöht = schlechte Prognose) eine Rolle. Als Basishormone gelten **FSH, LH, Testosteron** und **Prolaktin.** Bei erhöhtem Prolaktin muss ein Hypophysen-Prolaktinom ausgeschlossen werden.

- Starke Erniedrigung von FSH und LH: IHH, durch Substitution therapierbar
- Starke Erhöhung von FSH: schlechte Prognose
- Mäßige Prolaktinerhöhung: ohne Konsequenz (Stresshormon)
- Starke Prolaktinerhöhung: Hypophysentumor ausschließen

Hodenbiopsie

Die Hodenbiopsie steht am Schluss der Fertilitätsdiagnostik. Ihre Indikation ist aus andrologischer Sicht beschränkt. Sie sollte nur durchgeführt werden, wenn die Möglichkeit zur MESA (mikrochirurgische epididymale Spermatozoenaspiration) oder TESE (testikuläre Spermatozoenextraktion) mit anschließender Kryokonservierung zur In-vitro-Fertilisation mittels ICSI (intrazytoplasmatische Spermatozoeninjektion) zur Verfügung steht (z.B. beim OAT-Syndrom).

Therapie

Bei Tubulussklerose und Polyzoospermie erfolgt die Therapie mit hoch dosiertem **Testosteronpropionat** über 4–6 Wochen zur initialen Suppression von LH und FSH. Nach dem Absetzen kommt es zum Rebound und damit zur überschießenden Spermatozoengenese.

Die Kombinationsbehandlung mit **FSH und LH** über 3 Monate kommt bei hypogonadotropem Hypogonadismus, Hypophysektomie, Oligozoospermie, FSH- und LH-Mangel und Kallmann-Syndrom zum Einsatz.

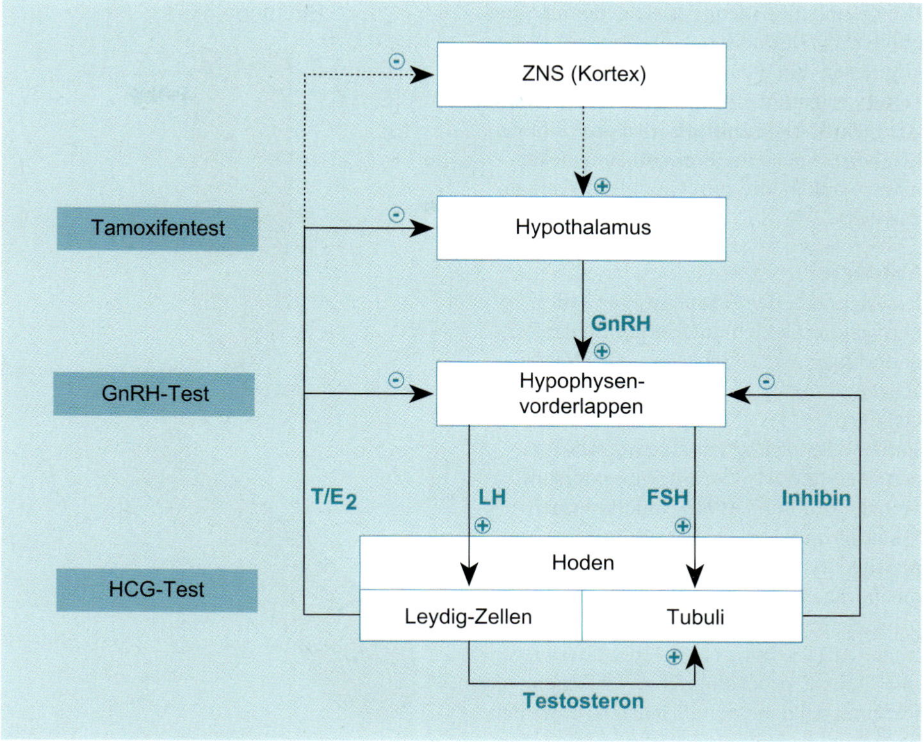

Abb. 32.2 Hormoneller Regelkreis [L157]

Eine **GnRH-Substitution** ist bei Hypothalamusfunktionsstörung, hypogonadotropem Hypogonadismus und Kallmann-Syndrom sinnvoll, die **Varikozelenoperation** bei höhergradiger Varikozele oder schmerzhaftem Skrotum und schließlich die **Vasovasostomie** bei Verschlussazoospermie nach Vasektomie.

TESE und MESA dienen zur Diagnostik und Kryokonservierung.

Vasektomie/Vasovasostomie

Die Durchtrennung und Ligatur der Ductus deferentis über einen oder zwei kleine skrotale Zugänge führt zur dauerhaften Unfruchtbarkeit des Mannes. Im Vergleich zur Sterilisation bei Frauen ist der Eingriff weitaus weniger invasiv und kann üblicherweise in lokaler Anästhesie durchgeführt werden. Zirka 2–3 Monaten nach dem Eingriff befinden sich normalerweise keine Spermien mehr in der Samenflüssigkeit. Zur Bestätigung der Sterilität muss jedoch eine Spermiogrammkontrolle erfolgen. In manchen Fällen führen Veränderungen der Lebensumstände zu einem erneuten Kinderwunsch. In diesen Fällen kann eine mikrochirurgische Refertilisierung Operation, die **Vasovasostomie,** durchgeführt werden. Die „Baby-take-home-rate" nach einer Vasovasostomie liegt bei 50–70% und ist erheblich vom Zeitabstand zur initialen Vasektomie abhängig.

Zusammenfassung

- Eine genaue Anamnese inklusive exakter Medikamentenanamnese ist in der Fertilitätsdiagnostik von hoher Wichtigkeit.
- Die klinische Untersuchung inklusive der Hodensonografie stellt die Basisdiagnostik dar.
- Die Interpretation der hormonellen Analysen entscheidet über das weitere Vorgehen bzw. die Therapie.
- Die chirurgische Diagnostik und Therapie stehen am Schluss der Behandlung.

33 Erektile Dysfunktion

Die männliche Potenz gilt seit jeher als Symbol der Macht und Kraft. Erektionsstörungen können so erhebliche Bedeutung für das Selbstwertgefühl eines Mannes haben.
Als **erektile Dysfunktion** wird die Unfähigkeit bezeichnet, eine Erektion zu erzielen bzw. zu halten, die zum Geschlechtsverkehr ausreicht.

Ätiologie

Die Mehrzahl der Männer mit erektiler Dysfunktion leiden unter organischen Veränderungen wie z. B. hormonelle Störungen (Diabetes mellitus), arterielle Hypertonie, Gefäßleiden (PAVK), Operations- oder Verletzungsfolgen, nervalen Erkrankungen wie Multiple Sklerose, Tabes dorsalis, Spinalerkrankungen oder anatomischen Veränderungen wie bei der Induratio penis plastica. Als psychologische Auslöser werden oft Versagensängste sowie berufliche und private „Existenzängste" beschrieben.
In der Altersgruppe bis 35 Jahre überwiegen mit 70 % die psychologischen Ursachen, während bei den über 50-jährigen Patienten in 85 % eine organische Veränderung Grund der Erektionsstörung ist.
Risikofaktoren sind Hyperlipidämien, arterielle Hypertonie, Nikotinabusus, chronischer Alkoholabusus, Diabetes mellitus und Medikamente (Antihypertensiva, Diuretika, Psychopharmaka, Antiphlogistika, Allopurinol, Glukokortikoide).
Endokrine Störungen sind Testosteronmangel (Hypogonadismus) oder Hyperprolaktinämie.

Diagnostik

Folgende diagnostische Maßnahmen finden Anwendung:

- Sexualanamnese unter Einbeziehung der Partnerin
- Medikamentenanamnese
- Abusus: Alkohol, Drogen, Nikotin, Medikamente
- Hormonbestimmungen Testosteron, LH, FSH, Prolaktin
- Ausschluss von Stoffwechselstörungen (Diabetes mellitus, Hyperlipidämien)
- Neurologischer Status (Zustand nach Spinaltrauma, Apoplex etc.)
- Gefäßstatus (PAVK, Arteriosklerose etc.) mit Doppler-Sonografie
- Nächtliche Tumeszenzmessung (bei vorhandenen nächtlichen Erektionen kann eine organische Ursache weitgehend ausgeschlossen werden)
- Psychologische Abklärung

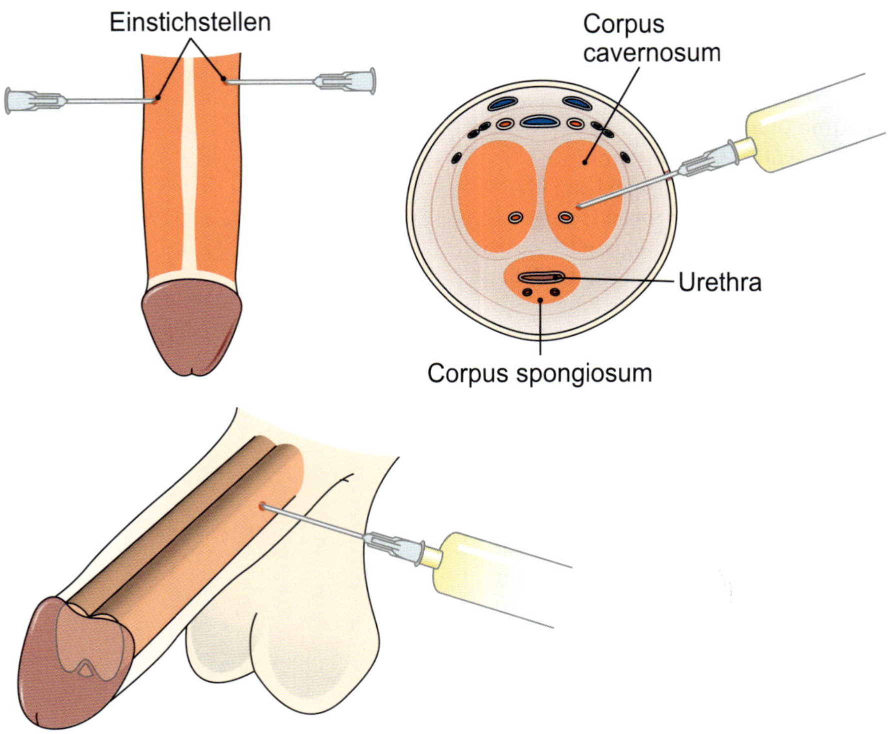

Abb. 33.1 Schwellkörperautoinjektionstherapie (SKAT). Intrakavernöse Applikation vasoaktiver Substanzen. Darstellung der günstigsten Injektionsstellen. [L141]

Therapie

Körperliches Training kommt bei Hyperlipidämie und bei Gefäßerkrankungen zur Verbesserung der Durchblutungssituation infrage.
Bei Hypogonadismus kann die Therapie durch **Testosteronsubstitution** erfolgen.
Die **Psychotherapie** mit einer konfliktorientierten Behandlung hat eine Erfolgsrate bis zu 80 %.
Durch **PDE-5-Hemmer** (Sildenafil, Vardenafil, Tadalafil) kommt es durch sexuelle Stimulation zur NO-Freisetzung; dies führt zur Bildung von cGMP, welches zur Relaxation der Schwellkörpermuskulatur führt und damit zur Erektion. Diese Behandlung ist kontraindiziert bei kardial vorerkrankten Patienten. Eine weitere Kontraindikation ist die Einnahme von Glyzeroltrinitrat (Nitro-Spray), da in Kombination mit PDE5-Hemmern lebensbedrohliche Hypotonien hervorgerufen werden können. Ein gut eingestellter Hypertonus oder eine stabile koronare Herzerkrankung stellen jedoch keine Kontraindikation für Sildenafil dar.
Invasivere Methoden sind die Schwellkörperautoinjektionstherapie (SKAT, → Abb. 33.1) mit vasoaktiven Substanzen oder der intraurethralen Applikation von Prostaglandin E_1 (MUSE = Medicated urethral system for erection, → Abb. 33.2). Vakuumpumpen kommen nur noch selten zum Einsatz (→ Abb. 33.3). Die Implantation eines hydraulischen oder semirigiden Schwellkörperimplantats stellt die invasivste Therapie dar; hierbei sind multiple operative Komplikationen (Schwellkörperarrosion, Defekt oder Infektion des Implantats etc.) möglich (→ Abb. 33.4).

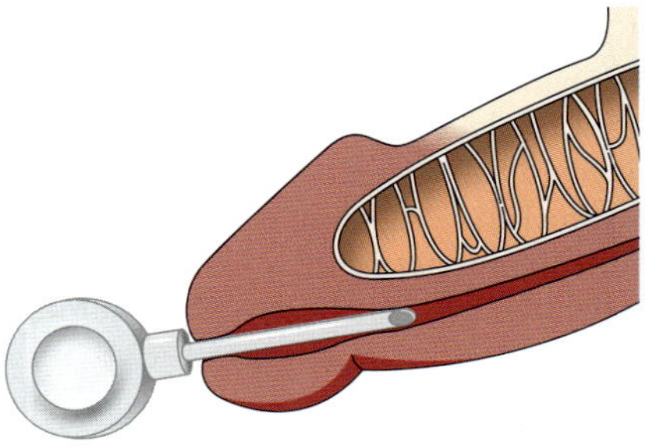

Abb. 33.2 MUSE® – intraurethrale Anwendung von Alprostadil. Nach vorherigem Wasserlassen wird mittels eines speziellen Applikators das Pellet in die Harnröhre eingebracht, durch Diffusion erreicht der Wirkstoff über venöse Verbindungen die Corpora cavernosa. [L141]

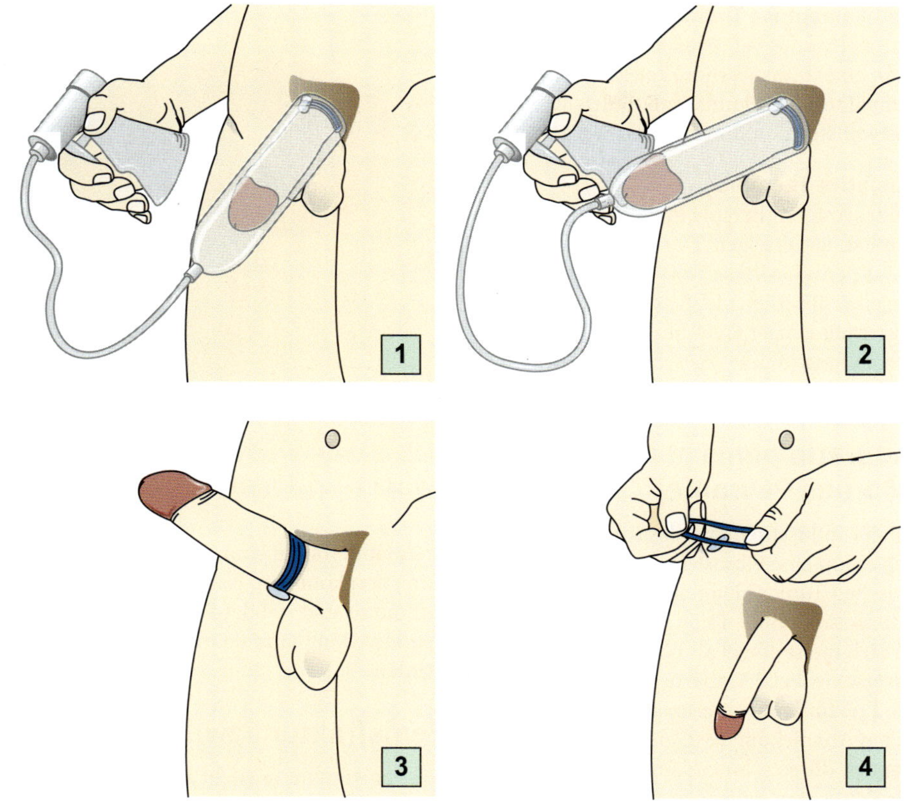

Abb. 33.3 Funktionsprinzip der Vakuumerektionshilfen: Der Penis wird in den Zylinder gesteckt, durch Pumpen wird Unterdruck erzeugt (1). Durch den Unterdruck baut sich im Zylinder eine Erektion auf (2). Anschließend wird der Gummiring auf die Basis des Penis gestülpt (3). Wenn der Gummiring entfernt wird, erschlafft der Penis wieder (4). [L141]

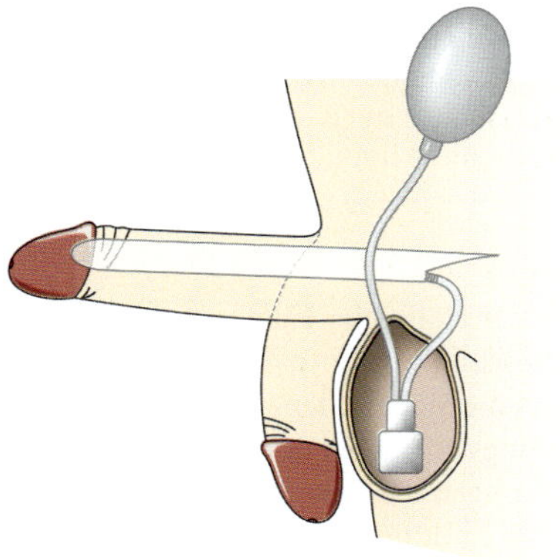

Abb. 33.4 Dreiteiliges hydraulisches Schwellkörperimplantat: Im inaktiven Zustand befindet sich die Flüssigkeit des Systems im Reservoir, die Schwellkörperzylinder sind erschlafft. Durch Pumpbewegungen am Ventil im Skrotum füllen sich die Zylinder und es kommt zur Erektion. [L141]

Zusammenfassung

- Die erektile Dysfunktion ist eine häufig vorkommende Erkrankung mit altersspezifischen Ursachen.
- Die Anamnese ist das Basisdiagnostikum.
- Unspezifische Therapien wie körperliche Betätigung können erhebliche Therapieerfolge erzielen.
- Die Behandlung mit PDE-5-Hemmern stellt derzeit die Hauptsäule der medikamentösen Therapie dar.

34 Erkrankungen der Corpora cavernosa

Priapismus

Unter **Priapismus** versteht man eine über 2 h anhaltende, schmerzhafte Dauererektion bei:

- fehlender sexueller Erregung,
- fehlender Ejakulation und
- fehlendem Orgasmus.

Bei einem normalen arteriellen Zufluss, aber einem eingeschränkten venösen Rückstrom aus den Corpora cavernosa kommt es zu einer massiven Blutstauung.

> Beim Priapismus kommt es nur zur venösen Stase der Corpora cavernosa. Das Corpus spongiosum (Harnröhrenschwellkörper) ist wie bei der physiologischen Erektion nicht beteiligt!

Ätiologie

In über der Hälfte der Fälle tritt der Priapismus idiopathisch auf. In 40 % der Fälle können eine Sichelzellenanämie, Neoplasien, Gerinnungsstörungen und neurologische Erkrankungen die Ursache sein. Thromboseprophylaxe mit niedermolekularen Heparin als Nebenwirkung zum Priapismus.
Vom Priapismus muss die prolongierte Erektion abgegrenzt werden.

Therapie

Der Priapismus bedarf einer sofortigen Therapie. Ansonsten kommt es zu einem irreversiblen Untergang und folglich Fibrosierung des Schwellkörpergewebes und somit zum Verlust der Erektionsfähigkeit.
Zur schnellen Entlastung der Corpora cavernosa wird eine Schwellkörperpunktion mit Aspiration des Stasebluts durchgeführt.

Medikamentöse Therapie

Alternativ oder bei bestehender Erektion kann eine intrakavernöse Injektion eines Sympathomimetikums (z. B. Etilefrin) zur Vasokonstriktion durchgeführt werden.

Operative Therapie

Bei frustraner Therapie muss eine operative Shuntanlage erfolgen. Durch Punktion der Glans penis bis in die Corpora cavernosa mit einer Biopsienadel entsteht durch das Entfernen einiger Gewebezylinder eine Verbindung (Shunt) zwischen der Corpora cavernosa und dem Corpus spongiosum.

Induratio penis plastica (Morbus Peyronie)

Bei der Induratio penis plastica handelt sich es um eine Fibrosierung des Gewebes zwischen Tunica albuginea und den Corpora cavernosa. Es bilden sich fibrotische Plaques, die sich meist dorsal als plattenartige, unverschiebliche Verhärtungen tasten lassen. Die Erektion führt meist zu einer schmerzhaften Abknickung des Penis in Richtung der Plaques, die so schmerzhaft sein kann, dass der Koitus unmöglich wird.

Ätiologie

Eine gesicherte Ursache ist bisher noch nicht bekannt. Jedoch ist eine Koinzidenz mit dem Morbus Dupuytren beschrieben. Auch werden rezidivierende Mikrotraumata der Tunica albuginea diskutiert. Hauptsächlich sind Männer zwischen dem 5. und dem 6. Lebensjahrzehnt betroffen.

Therapie

Bisher liegt kein gesichertes Therapiekonzept vor. Der Erfolg einer konservativen Therapie ist umstritten. In den ersten 6 Monaten nach Erstmanifestation kann es zu einer Spontanremission kommen. Nach Ablauf dieses Zeitraums und stabiler Erkrankung sollten operative Maßnahmen in Erwägung gezogen werden.

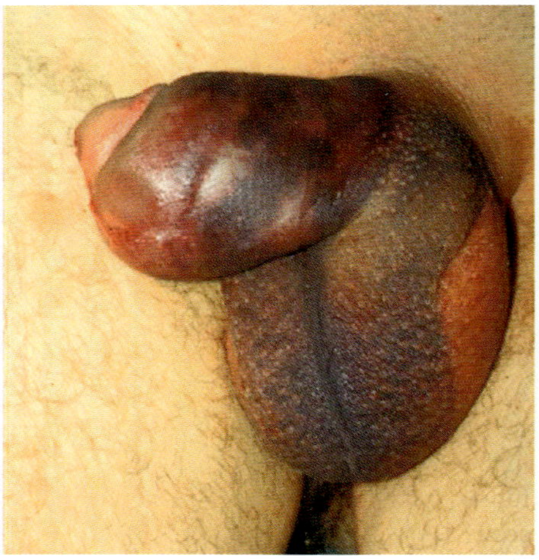

Abb. 34.1 Penisfraktur [F319]

Penisfraktur bzw. -ruptur

Die Penisfraktur entsteht am häufigsten beim Geschlechtsverkehr durch Ruptur der Tunica albuginea und der Gliedschwellkörper des erigierten Penis. Eine Ruptur führt somit zur Hämatombildung und Abknickung des Penis (→ Abb. 34.1). In 10–20 % der Fälle können Urethra und Corpus spongiosum mit beteiligt sein.

Therapie

Eine frühzeitige Diagnostik mittels MRT und die operative Versorgung des Tunikadefekts mit Hämatomdrainage ist anzustreben. Eine meist nur partielle Läsion der Urethra ist durch eine gleichzeitige suprapubische Harnableitung therapierbar.

Zusammenfassung

- Beim Priapismus handelt es sich um eine schmerzhafte Dauererektion, wobei die Glans und das Corpus spongiosum nicht involviert sind.
- Der Priapismus bedarf einer sofortigen Therapie, um eine erektile Dysfunktion zu vermeiden.
- Durch Sympathomimetikainjektion oder Herstellung eines korporospongiösen Shunts ist der Priapismus gut therapierbar.
- Bei einer Induratio penis plastica handelt es sich um fibrotische Plaques, die bei der Erektion zu einer schmerzhaften Deviation des Penis führen kann.
- Die Penisfraktur entsteht am häufigsten beim Koitus. Betroffen sind vor allem Tunica albuginea und die Gliedschwellkörper.

35 Urologie während der Schwangerschaft

Körperliche Veränderungen

Gegen Ende des 3. Schwangerschaftsmonats kommt es im Körper der Schwangeren zu diversen Veränderungen. Die Nierendurchblutung nimmt aufgrund des gesteigerten Herzminutenvolumens zu und steigert so die GFR um bis zu 50 %. Dadurch werden auch vermehrt harnpflichtige Substanzen ausgeschieden. Schon bald wird dabei die Grenze der tubulären Rückresorptionsfähigkeit (für Aminosäuren, Proteine und Glukose) überschritten, was zu verminderten Messwerten im Serum und zu erhöhten Werten im Urin führt. Man spricht von einer **physiologischen Schwangerschaftsglukosurie** bzw. einer **-proteinurie.** Typischerweise sind die gemessenen Serumwerte für Kreatinin erniedrigt und liegen je nach Schwangerschaftsfortschritt um 45 µmol/l (vs. 48–88 µmol/l bei nicht schwangeren erwachsenen Frauen).

Infektionen im Bereich der Harnwege während der Schwangerschaft

Zystitis

Frauen sind während der Schwangerschaft wesentlich anfälliger für eine Blasenentzündung, da das Schwangerschaftshormon Progesteron relaxierend auf die glatte Harnwegsmuskulatur wirkt. Dadurch wird Keimen das Aufsteigen durch die Harnröhre erleichtert.

Eine symptomatische Zystitis ist nicht nur unangenehm für die Schwangere und mit dem Risiko zur Entwicklung einer Pyelonephritis verbunden, sondern stellt auch eine Gefahr für das Ungeborene dar. Aufgrund der topografischen Nähe können bei einer Zystitis die Bakterien aus der Harnblase in die Gebärmutter aszendieren und dort eine Fehl- oder Frühgeburt auslösen.

Da eine Zystitis in der Schwangerschaft häufig asymptomatisch verläuft, sollte bei jeder Vorsorgeuntersuchung auch eine Urinkontrolle erfolgen.

Wegen der erheblichen Risiken für das Ungeborene sollte jeder signifikante Keimnachweis während der Schwangerschaft antibiotisch behandelt werden. Zur Infekttherapie werden häufig Penicilline (Amoxicillin, Pivmelam®), Cephalosporine und Fosfomycin (Einmalgabe) verwendet. Die Therapiedauer beträgt in der Regel 3 Tage. Es sollte eine Nachkontrolle mittels Urinkultur 1–2 Wochen nach Abschluss der Therapie erfolgen.

Zur Vorbeugung von Infektionen und zur Unterstützung der Therapie ist es wichtig, dass die Patientinnen viel trinken (≥ 2 l/Tag).

Die meisten Blaseninfektionen werden durch Bakterien der physiologischen Darmflora verursacht. Daher sollte die Wischrichtung von ventral nach dorsal eingehalten werden.

Schwangerschaftspyelonephritis

Eine aszendierende HWI sowie eine progressive Dilatation des Nierenbeckenkelchsystems und der proximalen Ureteren, die bei bis zu 90 % der schwangeren Frauen zu finden sind, führen in ca. 40 % der Fälle zu einer Pyelonephritis. Sie stellt, aus urologischer Sicht, die häufigste ernste Komplikation während der Schwangerschaft dar.

Neben der akuten Verlaufsform mit Fieber, Schüttelfrost und Flankenschmerzen findet sich in fast 50 % der Fälle eine symptomarme Form. Es können dann auch nur uncharakteristische Symptome wie Übelkeit, Unwohlsein, Abgeschlagenheit und subfebrile Temperaturen bestehen, was die Diagnose erschwert.

Die Diagnose wird durch Anamnese, körperliche Untersuchung, Sonografie, U-Stix und Urinkultur gesichert.

Die Therapie der akuten Pyelonephritis sollte mit einer i. v. Antibiose durchgeführt werden und nach etwa 48 h zur Fieberfreiheit führen. Gegebenenfalls muss die antibiotische Therapie nach dem Ergebnis des Antibiogramms angepasst werden.

Urolithiasis während der Schwangerschaft

Ein gehäuftes Auftreten einer Urolithiasis während der Schwangerschaft konnte im Vergleich zu nicht schwangeren Frauen nicht beobachtet werden.

Aufgrund der physiologischen Dilatation während der Schwangerschaft ist mehr als die Hälfte der Steine spontan abgangsfähig. Problematisch sind symptomatische Steine, die einer Therapie bedürfen.

Zu beachten sind Einschränkungen der diagnostischen Hilfsmittel und der Therapie aufgrund der Schwangerschaft.

Die Sonografie stellt eine für das Ungeborene risikofreie Untersuchungsmöglichkeit dar, bereitet jedoch Schwierigkeiten in der Erkennung von Harnleitersteinen im distalen Ureter.

Auf die üblicherweise durchgeführte Computertomografie oder Ausscheidungsurografie muss in der Regel aufgrund der ionisierenden Strahlen verzichtet werden.

Bei Vorliegen einer Harnstauung mit begleitender Pyelonephritis sind invasive Behandlungsmaßnahmen mit einer i. v. Antibiotikatherapie und der Sicherung der Harnableitung durch eine innere Schienung (Doppel-J-Katheter) oder einer ultraschallgesteuerten perkutanen Nephrostomie (PCN) indiziert.

Die Schmerztherapie kann durch Gabe von Paracetamol und bei extremen Schmerzzuständen im Ausnahmefall auch mit Metamizol oder Piritramid erfolgen.

Eine definitive Steinsanierung sollte, bei Infektfreiheit und suffizientem Harnabfluss, erst nach Austragung der Schwangerschaft stattfinden.

Zusammenfassung

- Körperliche Veränderungen (GFR, Dilatation der Harnwege) begünstigen das Auftreten von Infektionen.
- Zystitiden und Pyelonephritiden gefährden hierbei die Schwangere und das Ungeborene.
- Oftmals verlaufen diese Infektionen asymptomatisch.
- Die Diagnostik ist wegen der Gefährdung des Ungeborenen eingeschränkt. Möglich sind Urin-, Blutuntersuchungen und Sonografie; AUG nur bei strenger Indikationsstellung und im Ausnahmefall.
- Jede HWI in der Schwangerschaft wird antibiotisch behandelt. Der Harnabfluss wird durch innere Schienung oder PCN sichergestellt.
- Eine definitive Steinsanierung erfolgt erst nach Ende der Schwangerschaft.

36 Urogynäkologische Operationskomplikationen

Die Urogynäkologie befasst sich mit der Diagnostik und Therapie gynäkologischer oder schwangerschaftsbedingter Erkrankungen der unteren Harnwege und des Beckenbodens einschließlich ihrer Rückwirkungen auf die oberen Harnwege und Nieren. Aufgrund der anatomischen Nähe zu den ableitenden Harnwegen kann es gerade bei gynäkologischen Operationen zu Verletzungen dieser Strukturen kommen. Sowohl die urogynäkologischen Therapiemöglichkeiten als auch häufige Operationskomplikationen und deren Auswirkungen sollen im Folgenden behandelt werden.

Typische Komplikationen

Harnleiterverletzung

Ätiologie

Iatrogene Harnleiterverletzungen gehören mit zu den häufigsten urogynäkologischen Operationskomplikationen. Untersuchungen zeigten, dass etwa 2 von 1.000 gynäkologischen Eingriffen zu einer Verletzung eines Harnleiters führen, die dann interventionsbedürftig ist.
Oftmals kommt es im Rahmen einer offenen oder laparoskopisch assistierten Hysterektomie beim Durchführen von Blutstillungen ohne vorherige Identifizierung des Harnleiters zu dessen Ligatur. Daneben kann der Harnleiter operationsbedingt auch durch Quetschung, Durchstechung oder Durchtrennung affektiert werden. Auch bei der Sanierung von Endometrioseherden mittels Laser- oder Elektrokoagulation können die Harnleiter verletzt werden.
Neben den gynäkologischen Eingriffen sollte an dieser Stelle auch auf die Gefährdung der Ureteren durch kolorektale Eingriffe und gefäßprothetische Operationen hingewiesen werden.

Klinik

Symptome treten oftmals erst verzögert auf. So wird die Diagnose je nach Ausmaß häufig erst nach Tagen bis Wochen gestellt. Charakteristisch können ein zunehmender Flankenschmerz, ein Urinom, ein urinöser Aszites, Fieber/Sepsis und eine Anurie sein.

Diagnostik

Zur Diagnosesicherung eignen sich zusätzlich zur Anamnese die Sonografie, ein AUG, die retrograde Urografie, eine CT und eine diagnostische Laparoskopie.
Gerade zu Beginn, wenn die Extravasatmenge noch gering ist, ist eine Harnleiterverletzung sonografisch nur schwer zu erkennen. Auch die Unterscheidung zwischen Urinom und Hämatom kann mit dieser Untersuchung schwierig sein.

Therapie

Die Therapie richtet sich nach Art und Ausmaß der Verletzung.
Bei einer partiellen Harnleiterruptur mit erhaltener Kontinuität kann ein konservativer Therapieversuch unternommen werden. Dafür wird in den betroffenen Harnleiter für 3–6 Wochen eine Harnleiterschiene (Doppel-J-Katheter) eingelegt.
Bei einer kompletten Ureterruptur muss eine operative Sanierung erfolgen.
Ein Abriss in Höhe des Nierenbeckens wird durch eine Nierenbeckenplastik und eine Ruptur im Bereich des mittleren Ureterdrittels, wenn möglich, durch eine End-zu-End-Anastomose therapiert.
Bei Rupturen im Bereich der Harnblase kann eine antirefluxive Harnleiterneueinpflanzung versucht werden.
Bei langstreckigen Harnleiterdefekten kann ein distaler Harnleiterersatz mit Verwendung eines Dünndarmsegmentes notwendig werden.
Weitere oft beobachtete Komplikationen, die sich aus der Versorgung solcher Defekte ergeben können, sind Ureterstenosen, Nekrosen und Nahtinsuffizienzen.

Harnblasenverletzung

Mit ähnlicher Häufigkeit wie bei den iatrogenen Ureterverletzungen kommt es bei verschiedenen Operationen auch zu Blasenverletzungen. Vor allem bei der vaginalen Hysterektomie und ausgedehnten Operationen im kleinen Becken, wie z. B. der abdominosakralen Rektumamputation, können Harnblasenverletzungen gehäuft beobachtet werden.

Klinik und Diagnostik

Je nach Lokalisation wird zwischen **intraperitonealen** und **extraperitonealen Verletzungen** unterschieden. Wenn die Läsion nicht schon intraoperativ entdeckt wird, kann eine postoperative Makrohämaturie auf einen Harnblasendefekt hinweisen. Weitere Symptome sind ein urinöser Aszites bei intraperitonealer Blasenverletzung und eventuelle suprapubische Schmerzen.
Besonders geeignet zur Diagnostik ist die Sonografie. Bei einem Blasendefekt lässt sich mit ihr extravesikale Flüssigkeit im Abdomen nachweisen. Mit einer retrograden Kontrastmittelfüllung (Zystogramm) lassen sich in Röntgenaufnahmen ebenfalls Defekte an der Blase durch Kontrastmittelaustritt belegen.

Therapie

Kleine extraperitoneale Defekte können unter suprapubischer Harnableitung konservativ behandelt werden. Bei intraperitonealen und großen extraperitonealen Defekten muss eine operative Versorgung erfolgen.

Urogynäkologische Eingriffe bei Inkontinenz

Tension-free vaginal tape (TVT)

Beim TVT handelt es sich um ein Kunststoffband aus Polypropylen, das in einem speziellen Operationsverfahren in der gynäkologischen Urologie zur Behandlung einer Belastungs- oder Stressinkontinenz eingesetzt wird. Ziel des TVT ist eine Unterstützung und Stabilisierung der mittleren Urethra (→ Abb. 36.1).
Das Prinzip der Operation besteht im retropubischen, spannungsfreien Einlegen eines Kunststoffbands von der Scheide her um die Harnröhre herum und der Ausleitung der

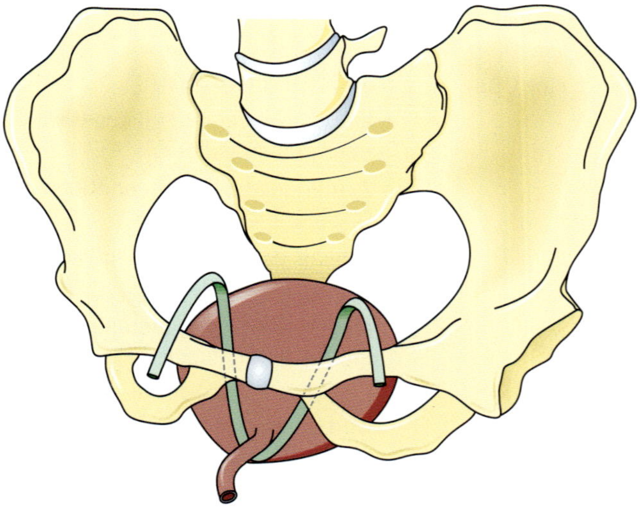

Abb. 36.1 Tension-free vaginal Tape (TVT) [L141]

Bandenden durch die Bauchdecke oberhalb des Schambeins. Das Einlegen erfolgt mit speziellen Trokaren. Eine anschließende Fixierung des Bandes ist nicht notwendig, da es mit dem umliegenden Gewebe verwächst. Die um die Harnröhre gebildete Schlinge kann bei erhöhtem Bauchdruck, wie z. B. beim Niesen und Husten, den mittleren urethralen Anteil der Harnröhre unterstützen und so einen Urinverlust verhindern.
Die Operation kann in einer Allgemein-, Lokal- oder Spinalanästhesie erfolgen. Gefahren, die der Eingriff birgt, sind Verletzungen der Harnröhre und der Harnblase sowie die in dieser Region befindlichen Nerven und Gefäße durch die Trokare. Daher erfolgt während bzw. nach dem Einbringen des TVT eine Zystoskopie zum Ausschluss von Verletzungen der unteren Harnwege. Bei einer Überkorrektur kann ein Harnverhalt die Folge sein.

Transobturatorisches Band (TOT)

Das TOT ist eine Weiterentwicklung des TVT und stellt bei sorgfältiger Indikationsstellung ein einfaches, sicheres und effizientes Operationsverfahren zur Behandlung der weiblichen Stressinkontinenz dar (→ Abb. 36.2). Funktion und Indikationen des TOT sind mit dem TVT nahezu identisch. Jedoch vermeidet der anatomische Zugang durch die Foramina obturatoria die Gefahren des retropubischen Vorgehens wie Harnblasen-, Darm- und Gefäßverletzungen und ist speziell bei voroperierten und bei adipösen Patientinnen geeignet.
Die postoperativen Kontinenzraten liegen bei bis zu 95 %.

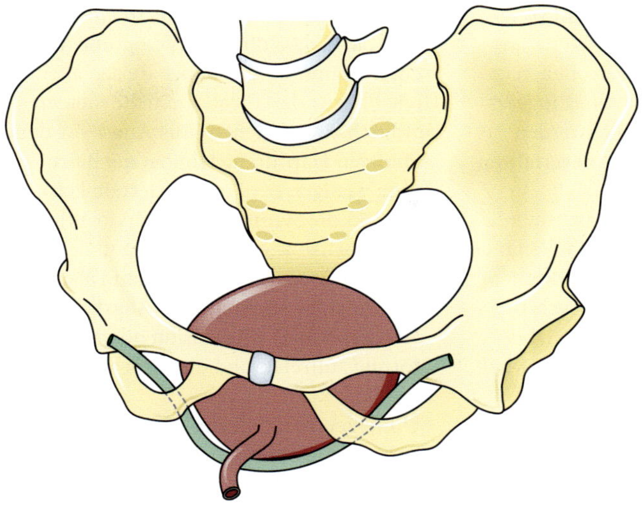

Abb. 36.2 Transobturatorisches Band (TOT) [L141]

Auch bei dieser Methode kann es gelegentlich bei zu straffer Anlage des Bandes um die Harnröhre zu einer Hyperkontinenz kommen, sodass eine Bandkorrektur notwendig werden kann.

Komplexe Beckenbodenrekonstruktion mit Prolene-Netz

Ist eine Belastungsinkontinenz mit einem starken Beckenbodendeszensus vergesellschaftet, so kann eine komplexe Beckenbodenrekonstruktion mit einem mehrarmigen Prolene-Netz durchgeführt werden. Die Gebärmutter und das Vaginaende sollen angehoben werden. Die Blase und der Enddarm werden in ihre ursprüngliche Position zurückverlagert.
Der Eingriff erfolgt im Bereich der Vagina, wo durch minimalinvasive Zugänge das Netz unter die genannten Organe gelegt wird, um sie zu stützen. Das Netz selbst besteht aus einem gewebeverträglichen synthetischen Polypropylen, das nicht resorbiert werden kann.
Ein spezielles Design des Netzes ermöglicht dessen schnelles Einwachsen in das umgebende Gewebe, sodass sehr früh eine stabile Verbindung zwischen Implantat und Gewebe gewährleistet ist und die Beckenbodenorgane Halt finden. Durch die besondere Art der Einlage und Befestigung wird gleichzeitig auch die Harnröhre unterstützt. Eine eventuell vorhandene Belastungsinkontinenz kann so gleichzeitig mit therapiert werden.
In Studien konnte ein signifikanter Rückgang der Stressinkontinenz beobachtet werden. Die Lebensqualität wurde so deutlich verbessert.

Zusammenfassung

- Häufige urogynäkologische Operationskomplikationen sind Nieren-, Harnleiter- und Blasenverletzungen aufgrund von Durchtrennung, Ligation oder Affektion der ableitenden Harnwege.
- Symptome sind Hämaturie, Schmerzen, Anurie und Nierenstauung.
- Die Diagnostik besteht aus Abdomensonografie, Zystoskopie mit KM-Darstellung, Computertomografie.
- Bei partieller Harnleiterperforation wird die konservative Therapie mit Harnleiterschienung für 3–6 Wochen versucht, sonst operative Reanastomosierung.
- Urogynäkologische Operationen bei der Belastungsinkontinenz sind TVT, TOT und Beckenbodenrekonstruktionen mittels Prolene-Netz.

37 Psychosomatische urologische Krankheitsbilder

In der Urologie gibt es eine Vielzahl von Krankheitsbildern, die nicht durch pathologische Veränderungen im betroffenen Organsystem erklärbar sind. Allerdings ist häufig eine Linderung der Beschwerden durch psychosomatische Therapieverfahren zu erzielen.
Die urologische Psychosomatik ist leider immer noch ein Stiefkind. Daher sollen hier einige häufige psychosomatische Erkrankungen näher erläutert werden: psychosomatisches Urogenitalsyndrom, Reizblase, Urethralsyndrom, psychogener Harnverhalt, psychogene Inkontinenz, Polyurie und sekundäre Enuresis.

Psychosomatisches Urogenitalsyndrom

Das psychosomatische Urogenitalsyndrom ist die häufigste somatoforme Störung des männlichen Urogenitaltrakts. Dabei kommt es zu einer ganzen Reihe von Beschwerden wie Pollakisurie, Dysurie, Strangurie, Algurie, Nykturie, Nachträufeln, Hodenschmerzen, Leistenschmerzen, Druck- und Schmerzgefühl im Damm, Kreuzbeinschmerzen, Stuhldrang, Schmerzen beim Stuhlgang, Libidoverlust, Erektionsstörungen, schmerzhafte Ejakulation und fehlender Orgasmus.

In den betroffenen Organabschnitten ist keine Pathologie nachweisbar und sollte vor der Diagnosestellung eines psychosomatischen Urogenitalsyndroms konsequent ausgeschlossen werden.
Wichtige Differenzialdiagnosen sind: Prostatitis, Hodentorsion, Epididymitis, Zystitis, Tumoren und andere Infektionen.
Häufig lässt sich eine schmerzhafte Beckenbodenverspannung (Beckenbodenmyalgie) nachweisen. Die Schmerzen führen vor allem dazu, dass sexuell aktive Männer sich aus dem Geschlechtsverkehr zurückziehen, obwohl dieser eine entspannende Wirkung auf den Beckenboden hätte. So tritt ein Circulus vitiosus ein.

Reizblase

Die Reizblase ist die häufigste somatoforme Störung der Frau; sie kann selten auch Männer betreffen.
Bei der primären Reizblase findet sich keine Ursache für die Beschwerden. Typisch ist bei den Betroffenen ein plötzlicher imperativer Harndrang, jedoch ohne Harninkontinenz, Pollakisurie und selten Algurie. Die Patienten berichten über einen ständig präsenten Harndrang bei nur geringen Harnmengen. Verstärkt wird die Symptomatik besonders durch agoraphobische Umstände und durch fehlende oder weit entfernte Toiletten. Dies führt dazu, dass die Patienten große Menschenansammlungen, lange Reisen alleine, freie Plätze oder Theaterbesuche meiden und sich zurückziehen. Aus Angst vor dem ständigen Harndrang trinken die Betroffenen weniger, der konzentriertere Harn verstärkt die Symptomatik. Libidoverluste treten ebenso wie beim Mann auf.
Die Reizblasensymptomatik kann als Zeichen einer vorhandenen Angststörung (v. a. Agoraphobie), Depression oder sexuellen Störung auftreten und diese sogar verstärken.
Schmerzen am Ende der Miktion beim Schluss des Schließmuskels lassen auch hier eine Beckenbodenverspannung annehmen. Durch ständiges Urinieren wird diese Verspannung kurzfristig gelöst und liefert eine Linderung des ständigen Harndrangs bzw. der Verspannungsschmerzen. Leider entwickelt sich im Lauf der Zeit durch die geringen Speichermengen der Blase eine kleinkapazitäre Blase, die ihrerseits zu einem Circulus vitiosus führt.

> Patienten, die unter Reizblase leiden, haben keine Schlafstörungen durch ihre Erkrankung.

Weibliches Urethralsyndrom

Das weibliche Urethralsyndrom unterscheidet sich von der Reizblasensymptomatik durch das Fehlen des typischen Harndrangs. Stattdessen äußern die Patientinnen meist krampfartige und brennende Schmerzen, die auf die Urethra und die Klitorisregion beschränkt sind. Die Schmerzen treten meist anfallsweise auf und werden als krampfhaft brennend erlebt. Die Dauer beträgt etwa eine halbe Stunde oder länger. Sie treten am Ende der Miktion auf und führen im Gegensatz zur Reizblase auch zu Schlafstörungen. Das anfallsweise Auftreten ist durch eine akute, emotional getriggerte Anspannung chronisch verspannter Muskeln oder Muskelgruppen am Scheideneingang bedingt.
Das Betätigen des Sphinkters während des Anfalls löst eine massive Symptomverstärkung aus. Oft wird als Fehldiagnose eine Reizblase oder Zystitis diagnostiziert.

Psychogener Harnverhalt

Der psychogene Harnverhalt ist ein erschwertes Wasserlassen in Überforderungs- oder Beobachtungssituationen. Er ist nicht organisch bedingt und nicht willkürlich steuerbar. Häufig tritt er bei Frauen auf, die sexuell traumatische Erfahrungen gemacht haben. Stress führt zu einer Kontraktion der Blasenhalsmuskulatur und zum Verschluss der Harnröhre.
Bei vielen Männern äußert sich das Beschwerdebild in der Form, dass sie nicht urinieren können, wenn sie sich in der Toilette beobachtet fühlen oder wenn plötzlich jemand den Raum betritt. 3–7 % der Männer leiden unter dieser als **Paruresis** bezeichneten Störung. Als Ursache wird eine soziale Phobie angesehen.

Psychogene Inkontinenz

Vor allem in Angst- oder Stresszuständen kommt es bei der psychogenen Inkontinenz zu einem unwillkürlichen Harnabgang.
Als Ursache wird der Wunsch nach mehr Aufmerksamkeit sozial vernachlässigter Personen angenommen.

Polyurie

Ein hohes Stressniveau kann eine psychogene Polyurie auslösen. Trotz normaler Trinkmenge werden innerhalb weniger Stunden große, verdünnte Harnmengen bis zu 3 l ausgeschieden.

Sekundäre Enuresis

Enuresis bezeichnet das Einnässen oder ungewollte Urinieren. Sie gehört zu den häufigsten Störungen im Kindesalter. Es kann zwischen der Enuresis diurna (tagsüber) und nocturna (nachts) unterschieden werden.
Ist ein Kind seit der Geburt nie trocken gewesen, so ist dies als primäre Enuresis definiert. Psychische Ursachen liegen hier selten zugrunde.
Die sekundäre Enuresis ist das erneute Einnässen nach einer Kontinenzphase von mindestens 6 Monaten. Häufig spielen psychische Ursachen die Hauptrolle. Die Enuresis ist dabei ein Zeichen dafür, dass das Kind einen neuen Lebensumstand nicht verarbeiten kann oder will. Solche Umstände können die Geburt eines Geschwisterkindes, der Verlust eines Familienmitglieds, Streitigkeiten in der Familie, häusliche Gewalt gegen das Kind, ein Trennungserlebnis (Scheidung), ein Umzug oder mangelnde Aufmerksamkeit gegenüber dem Kind sein. Häufiger tritt dabei die Enuresis diurna auf. Zusätzlich führt die Enuresis zu einer Abnahme des Selbstwertgefühls beim Kind, wodurch es zu einem Circulus vitiosus kommt.

Diagnostik

Bevor leichtsinniger- und fälschlicherweise die Diagnose einer psychosomatischen Komponente gestellt wird, sollten zuvor alle relevanten Differenzialdiagnosen konsequent und sicher ausgeschlossen werden (Entzündungen, Infektionen, neurogene Läsionen, Tumoren, Steine). Erst danach kann von einem psychosomatischen Krankheitsbild gesprochen werden.

> Ein psychosomatisches urologisches Krankheitsbild ist immer eine Ausschlussdiagnose.

Therapie

Erwachsene

Stress, Partnerprobleme, schwere Belastungssituationen oder sexueller Missbrauch sind bei Erwachsenen über einen erhöhten Beckenbodentonus und ein erhöhtes vegetatives Niveau die häufigsten Auslöser o. g. Zustände. Jeder Mensch reagiert individuell auf Belastungen, daher sollte das psychotherapeutische Konzept auch individuell auf den Patienten angepasst sein. Bewährt haben sich folgende Optionen:

Psychoedukation Die Vermittlung eines bio-psychosozialen Krankheitsmodells steht im Vordergrund, da die Patienten oft nicht über die Körper-Seele-Zusammenhänge Bescheid wissen.

Entspannungsübungen Autogenes Training, Atemtechniken und Biofeedback-Therapie können Beckenbodenverspannungen über ein bewusstes Wahrnehmen mildern.

Stressbewältigungstraining Die Patienten lernen gezielt, Alltagsstress und Belastungen besser zu kompensieren.

Verzicht auf ständiges Körperkontrollverhalten Durch Kontrollverhalten werden die Symptome verstärkt. Es wird versucht, die Aufmerksamkeit mehr auf die Umwelt als auf den Körper zu lenken.

Körperorientierte Therapie Bevor Ablenkungsstrategien wirken können, muss man sich selbst in Entspannung und unter körperlicher Anspannung angst- und stressfrei zuwenden und wahrnehmen können.

Verzicht auf Vermeidungsstrategien Gezielte Konfrontation gefürchteter Situationen (große Plätze, Kino, lange Reisen) ist ein wichtiges Angstbewältigungstraining, um den eingeschränkten Bewegungsspielraum zu erweitern und Symptome zu lindern. In dieser Therapie müssen Reizblase-Patienten lernen, den Harndrang 10–15 min auszuhalten und den Besuch der Toilette hinauszuschieben, um die Erfahrung zu machen, dass sie ihrem Körper nicht vollständig ausgeliefert sind. Die Betroffenen müssen zudem 2–3 l Flüssigkeit pro Tag trinken, weil dies das Dranggefühl vermindert und nicht erhöht.

Emotionales Training Emotionen wie Angst, Wut, Enttäuschung oder Überforderungsgefühle zu verbalisieren ist eine wichtige Technik, um den körperlichen Anspannungszustand zu senken.

Bearbeitung psychosozialer Hintergründe Ursachen der Störung müssen bewältigt werden, also Stress, Partnerprobleme, psychische oder bestimmte sexuelle Probleme als Folge einer Traumatisierung.

Beckenbodentraining Beckenbodentraining zur Stärkung der Beckenbodenmuskulatur hat sich auch bei psychosomatischen Krankheitsbildern bewährt.

Kinder

Körperliche Ursachen müssen auch bei Kindern ausgeschlossen werden. Zur Ursachensuche sollten gezielte Gespräche mit Kind und Eltern erfolgen. Die Motivation des Kindes muss immer im Vordergrund stehen. Die Motivationstheorie besagt, dass das Kind selbst aktiv werden muss, um das eigene Problem zu erfassen und das Verhalten zu verändern. Die Eltern und der Arzt sollten dabei volle Unterstützung vermitteln.
Anhand eines Kalenders kann das Kind seine Erfolge wahrnehmen und sollte intermittierend von den Eltern belohnt werden. Vor allem sollten Eltern nicht negativ reagieren, wenn das Kind erneut einnässt.
Um langfristig Erfolge zu erzielen, müssen natürlich die genannten Ursachen beseitigt oder gebessert werden. Dabei sollten schwierige Lebensumstände dem Kind verständlich erklärt werden, um ihm Ängste zu nehmen. Dazu kann auch psychologische Hilfe herangezogen werden. Besteht der Nachweis für einen sexuellen Missbrauch oder Gewalt gegen das Kind, muss das Jugendamt mit einbezogen werden.

Zusammenfassung

- Häufigste Störungen sind das psychosomatische Urogenitalsyndrom beim Mann, die Reizblase bei der Frau und die sekundäre Enuresis beim Kind.
- Organische Ursachen müssen immer ausgeschlossen werden.
- Ursachen sind meist Stress, Partnerprobleme, sexuelle Traumen, schwierige Lebensumstände mit konsekutiver Beckenbodenverspannung.
- Die Therapie erfolgt individuell als Biofeedback, Stressbewältigung, Konfrontation oder Familientherapie.

38 Morbus Reiter

Der Begriff **Morbus Reiter** bezeichnet die typische Symptom-Trias einer reaktiv entzündlichen Systemerkrankung. Es handelt sich dabei um eine seronegative Spondylarthropathie.

Ätiologie

Der Morbus Reiter ist der typische Vertreter aus dem Formenkreis der reaktiven bzw. postinfektiösen Arthritiden und zählt zu den Autoimmunerkrankungen. Rheumafaktoren können nicht nachgewiesen werden (Seronegativität).

Bis zu 6 Wochen nach einem unspezifischen bakteriellen Harnwegsinfekt, beispielsweise durch Chlamydien, oder einem Magen-Darm-Infekt, beispielsweise durch Yersiniae, kommt es in 5 % der Fälle zu einer sterilen reaktiven Arthritis. Dies geschieht häufig bei Personen, die Träger des Genmerkmals HLA-B27 sind.

In den Gelenken können Chlamydien-DNA und auch -RNA nachgewiesen werden, aber nicht die Erreger selbst (sterile Arthritis). Der Nachweis von Yersiniae-DNA gelingt nur selten.

Wahrscheinlich aufgrund einer mangelnden Immunantwort kommt es zu einer Erregerpersistenz. Zirkulierende Immunkomplexe führen in der Folge zu Synovialitiden, Konjunktivitis, Urethritis etc. Über weitere Zellwandbestandteile der Erreger werden unspezifische immunologische Reaktionen stimuliert. In der Mehrzahl der Fälle bleibt diese Reaktion auf Immunkomplexe zeitlich beschränkt.

Weitere Erreger, die für einen Morbus Reiter verantwortlich gemacht werden können, sind in → Tab. 38.1 aufgeführt.

Epidemiologie

Hauptsächlich sind junge weiße Männer (Verhältnis Männer : Frauen = 20 : 1) mit einem Altersgipfel bei 20–30 Jahren betroffen. Gleichzeitig ist der Morbus Reiter die häufigste Ursache einer Arthritis in dieser Altersklasse. Die Inzidenz dieser weltweit auftretenden Erkrankung liegt bei 3,5/100.000 Männern unter 50 Jahren, in westlichen Ländern bei ca. 4–5/100.000 Männern unter 50 Jahren. 60–80 % der Patienten sind zudem HLA-B27-positiv.

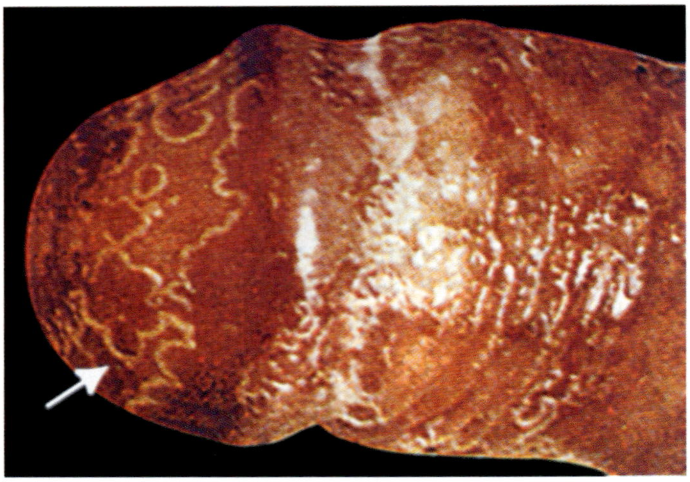

Abb. 38.1 Balanitis circinata. Der Pfeil zeigt auf scharf begrenzte, polyzyklische, scheibenförmige Erytheme. [E511]

Klinik

Die Symptome treten wenige Tage bis zu 6 Wochen nach einer Enteritis oder Urethritis mit Fieber, Oligo- oder asymmetrischer Polyarthritis auf. Hinzu kommen eine Konjunktivitis/Iritis oder auch Hautveränderungen (Keratodermatose, Erythema nodosum, psoriasiforme Effloreszenzen oder Aphthen der Mundschleimhaut). Typisch ist auch die Balanitis circinata mit erosiven Plaques im Bereich der Glans penis (→ Abb. 38.1). Nebenbefundlich können Enthesiopathien (schmerzhafte Sehnenansatzpunkte) hinzukommen.

Die typische Reiter-Trias besteht aus Urethritis, Konjunktivitis und Arthritis.

Diagnostik

Deutliche diagnostische Hinweise bieten die typische Anamnese und die klinischen Zeichen. Labordiagnostisch sind meist das CRP und die BSG als Entzündungsparameter erhöht. Bei Verdacht auf einen Morbus Reiter sollte eine genetische Untersuchung auf HLA-B27 und eine mikrobiologische Fokussuche erfolgen. Bei Yersiniae-Infektionen ist der Immunoblot sehr sensitiv. Eine immunfluoreszentische Beurteilung von Urethral- oder Zervixabstrichen kommt bei urogenitalen Infekten zum Einsatz.

Diese Abstriche können aber steril sein, da es sich bereits um die sekundäre sterile Urethritis im Rahmen der autoimmunologischen Reaktion handeln kann.

Gelegentlich kann auch eine Koloskopie dem Erregernachweis dienen oder chronisch entzündliche Darmerkrankungen ausschließen, die eine ähnliche Symptomatik verursachen können.

Knochenszintigrafisch kann eine Mehrbelegung in den betroffenen Gelenken auftreten. Das Nativ-Röntgen weist nur Weichteilveränderungen, aber keine knöchernen Veränderungen auf.

Eine Übersicht über die Labordiagnostik gibt → Tab. 38.2.

Tab. 38.1 Bakterielle Krankheitsauslöser bei Morbus Reiter

Primärort der Infektion	Infektionserreger
Urethritis	• *Chlamydia trachomatis* • *Neisseria gonorrhoeae* • *Ureaplasma urealyticum* • Mykoplasmen
Enteritis	• *Yersinia spp.* • *Campylobacter jejuni* • *Salmonella spp.* • *Shigella spp.* • *Entamoeba histolytica* • *Giardia lamblia* • *Clostridium difficile*

Tab. 38.2 Labordiagnostik bei Morbus Reiter

Entzündungsparameter	BSG und CRP (+ bis ++)
Genetik	HLA-B27 (bei ca. 60–80 % +)
Mikrobiologie: • Direkter Erregernachweis • Serologie	**Stuhl:** oft negativ[1] **Urethra-/Zervixabstrich:** Chlamydien? *Ureaplasma urealyticum?* **Kolon/Ileum:** Yersinien? *Campylobacter?* **Gelenk:** immer negativ **Blut:** agglut. Antikörper; Antiköper gegen virulenzassoziierte Antigene[2] **Gelenk:** avitale Zellfragmente von Yersinien, Salmonellen, Chlamydien[3]

[1] *Campylobacter* bis ca. 4 Wochen nach Gastroenteritis nachweisbar
[2] z. B. Antikörper gegen plasmidkodierte sezernierte Proteine von humanpathogenen Yersinien
[3] keine Routineuntersuchung!

Differenzialdiagnosen

- Chronische Polyarthritis
- Septische Arthritis
- Aktivierte Arthrose
- Rheumatisches Fieber
- Lyme-Borreliose
- Psoriasis vulgaris
- Lues, Gonorrhö, Arthritis gonorrhoica, Chlamydien-Urethritis
- Morbus Behçet
- Pilzerkrankungen

Therapie

Bei nachgewiesenem Infekt mit Chlamydien sollte zunächst eine antibiotische Therapie sowohl des Patienten als auch dessen Geschlechtspartners mit Tetrazyklinen über 4 Wochen erfolgen. Der Nutzen einer antibiotischen Therapie bei anderen Erregern konnte nicht nachgewiesen werden.
Ansonsten erfolgt die Therapie rein symptomatisch mit nicht steroidalen Antirheumatika, physikalischer Therapie (auch Kryotherapie) und krankengymnastischer Beübung zum Erhalt der Gelenkbeweglichkeit. Bei schweren Verlaufsformen kann auch eine kurzzeitige lokale oder systemische Behandlung mit Kortikosteroiden erfolgen. Kommt es zu einem chronischen Verlauf, werden Sulfasalazin oder Immunsuppressiva wie Methotrexat angewendet.

Verlauf und Prognose

Die Prognose des Morbus Reiter ist mit einer Ausheilung von 80 % nach 1 Jahr als gut einzustufen. Bei HLA-B27-positiven Patienten ist häufiger ein chronischer Verlauf zu beobachten, der in ca. 10 % der Fälle sogar in einen aggressiv-destruktiven Gelenkprozess vor allem der Metatarsophalangealgelenke mündet.
Nach jahrelangem Verlauf kann sich eine Spondylitis ankylosans (Morbus Bechterew) entwickeln.

Zusammenfassung

- Die typische Symptom-Trias besteht aus Urethritis, Konjunktivitis und Arthritis.
- Der Morbus Reiter entsteht Tage bis Wochen nach Gastroenteritiden (Yersiniae, Salmonellen, Shigellen) oder Harnwegsinfekten (Chlamydien, Neisseriae), vor allem bei HLA-B27-positiven Personen.
- Es handelt sich um eine seronegative Autoimmunerkrankung mit steriler Synovialitis durch Immunkomplexe. Der Verlauf ist bei HLA-B-27 oft chronisch, teils mit Gelenkdestruktionen und Übergang in einen Morbus Bechterew.
- Therapie: Chlamydien antibiotisch, sonst symptomatisch nach Schwere mit NSAR, Glukokortikoiden, Sulfasalazin, Methotrexat und Krankengymnastik.

Ätiologie und Pathogenese

Zu einer lebensbedrohlichen Urosepsis kommt es, wenn toxinbildende Keime aus dem Urogenitaltrakt in die Blutbahn gelangen.

Das Keimspektrum umfasst hauptsächlich gramnegative Bakterien wie *E. coli* (> 50 % der Fälle), sowie Klebsiella, Proteus oder Enterobacter. In weniger als 15 % der Fälle ist mit grampositiven Erregern zu rechnen.

Synonym verwendete Begriffe für eine Anwesenheit von Erregern in der Blutbahn sind **Bakteriämie** oder **Septikämie.** Als **Sepsis** bezeichnet man das Vorhandensein eines SIRS (= systemisches inflammatorisches Response-Syndrom) und zusätzlichen klinischen Zeichen einer Infektion.

Gemäß der Definition müssen bei einem SIRS mindestens zwei der Symptome Tachykardie, Tachypnoe, Fieber oder Hypothermie, Zeichen der Organminderdurchblutung (Oligurie, Hypoxämie, erhöhte LDH) und Leukopenie oder Leukozytose vorhanden sein (→ Tab. 39.1).

Zum Zeitpunkt der Überarbeitung des Kapitels Sepsis befand sich die AWMF-Leitline „Sepsis" noch in der Aktualisierungsphase. Aufgrund der Forschung und klinischer Erkenntnisse kam es im Laufe der letzten 25 Jahren immer wieder zu Änderungen in der Definition der Sepsis. Die neuesten Erkenntnisse wurden durch die Konsensus-Konferenz in der **„Sepsis-3-Definition"**zusammengefasst.

Hier wird die Sepsis als lebensbedrohliche Organdysfunktion aufgrund einer inadäquaten Wirtsantwort auf Infektionen definiert.

In der Sepsis-3-Definition kommt den Veränderungen des zellulären Metabolismus eine wesentliche Bedeutung zu.

Ziel der neuen Definition ist, eine raschere und genauere Identifizierung von Risikopatienten, um so den Behandlungsspielraum zu vergrößern.

Für eine raschere Risikoeinschätzung derer Patienten, die ein deutlich erhöhtes Risiko für ein Organversagen haben, wurde ein evidenzbasierter Score erstellt. In dem **q-SOFA-Screening-Score** (qSOFA = quick Sequential Organ Failure Assessment) werden 3 Faktoren (Bewusstseinsveränderung [GCS < 15], eine Tachypnoe [Atemfrequenz ≥ 22] und eine Hypotonie [RRsys ≤ 100]) abgefragt. Es zeigte sich ab einem SOFA-Score von ≥ 2 eine erhöhte Wahrscheinlichkeit für eine notwendige Intensivtherapie sowie eine erhöhte Mortalität während des stationären Krankenhausaufenthalts.

Der **septische Schock** ist eine gefürchtete und oft letal verlaufende Komplikation der Urosepsis. Als mögliche Auslöser kommen diverse urologische Erkrankungen wie die Obstruktion der ableitenden Harnwege, z. B. durch eine Urolithiasis, eine Blasenentleerungsstörung und Harntraktdilatation während der Schwangerschaft, oder Organentzündungen, wie z. B. bei einer Pyelonephritis, der Prostatitis und Epididymitis sowie Organabszedierungen in Betracht.

Zum gefährdeten Patientenkollektiv zählen vor allem alte und abwehrgeschwächte Personen sowie Patienten, die eine immunsuppressive Therapie erhalten. Auch Patienten mit einem Diabetes mellitus in der Anamnese und solche mit Tumorerkrankungen haben ein erhöhtes Risiko für die Entstehung einer Urosepsis.

Zu den iatrogenen Ursachen gehören die Anlage von Dauerkathetern, Operationen mit postoperativen Wundinfekten und Infektionen durch Implantate.

Klinik

Die Symptome ähneln denen des septischen Schocks (Schock durch Blutvergiftung). Abhängig vom Infektionsherd wird im Anfangsstadium ein lokaler Schmerz angegeben. Daneben haben die Patienten typischerweise eine erhöhte Körpertemperatur.

Im Blutlabor lassen sich meist schon zu Beginn ansteigende Entzündungsparameter (Leukozytose, CRP- und BSG-Erhöhung) nachweisen. Als Zeichen der Entzündungspersistenz kann es auch zu einer Thrombozytopenie kommen.

Im weiteren Verlauf kommt es durch die toxingetriggerte periphere Weitstellung der Kapillaren zur typischen Schockkonstellation mit Anstieg der Herzfrequenz und Abfall des Blutdrucks. Des Weiteren können eine Tachypnoe, eine periphere Zyanose und eine Oligurie mit Fördermengen von unter 20 ml/h beobachtet werden.

Die Aktivierung der humoralen und zellulären Mediatorsysteme führt zu einer gestörten Mikrozirkulation und einer disseminierten intravasalen Koagulopathie (DIC) (→ Abb. 39.1). Die Folge sind eine Organminderperfusion und eine Ödembildung, die schließlich zum Organversagen führen kann.

Tab. 39.1 Diagnosekriterien für Sepsis, schwere Sepsis und septischen Schock

I Nachweis der Infektion
Diagnose einer Infektion über den mikrobiologischen Nachweis oder durch klinische Kriterien
II Severe inflammatory host response (entspricht SIRS; mind. 2 Kriterien)
• Fieber (≥ 38 °C) oder Hypothermie (≤ 36 °C), bestätigt durch eine rektale oder intravasale oder -vesikale Messung • Tachykardie: Herzfrequenz ≥ 90/min • Tachypnoe (Frequenz ≥ 20/min) oder Hyperventilation ($paCO_2$ ≤ 4,3 kPa bzw. ≤ 33 mmHg) • Leukozytose (≥ 12.000/mm^3) oder Leukopenie (≤ 4000/mm^3) oder ≥ 10 % unreife Neutrophile im Differenzialblutbild
III Akute Organdysfunktion (mind. 1 Kriterium)
• Akute Enzephalopathie: eingeschränkte Vigilanz, Desorientiertheit, Unruhe, Delirium • Relative oder absolute Thrombozytopenie: Abfall der Thrombozyten um mehr als 30 % innerhalb von 24 h oder Thrombozytenzahl ≤ 100 000/mm^3. Eine Thrombozytopenie durch akute Blutung oder immunologische Ursachen muss ausgeschlossen sein. • Arterielle Hypoxämie: paO_2 ≤ 10 kPa (= 75 mmHg) unter Raumluft oder ein paO_2/FiO_2-Verhältnis von ≤ 33 kPa (≤ 250 mmHg) unter Sauerstoffapplikation. Eine manifeste Herz- oder Lungenerkrankung muss als Ursache der Hypoxämie ausgeschlossen sein. • Renale Dysfunktion: eine Diurese von ≤ 0,5 ml/kg/h für wenigstens 2 h trotz ausreichender Volumensubstitution und/oder ein Anstieg des Serumkreatinins > 2-fach oberhalb des lokal üblichen Referenzbereichs • Metabolische Azidose: Base Excess ≤ 5 mmol/l oder eine Laktatkonzentration > 1,5-fach oberhalb des lokal üblichen Referenzbereichs
Sepsis: Kriterien I und II
• Schwere Sepsis: Kriterien I, II und III • Septischer Schock: Kriterien I und II sowie wenigstens 1 h ein systolischer arterieller Blutdruck ≤ 90 mmHg bzw. ein mittlerer arterieller Blutdruck ≤ 65 mmHg oder notwendiger Vasopressoreinsatz, um den systolischen arteriellen Blutdruck ≥ 90 mmHg oder den arteriellen Mitteldruck ≥ 65 mmHg zu halten. Die Hypotonie besteht trotz adäquater Volumengabe und ist nicht durch andere Ursachen zu erklären.
AWMF-Leitlinien der Deutschen Sepsis-Gesellschaft e. V. und der Deutschen Interdisziplinären Vereinigung für Intensiv- und Notfallmedizin (DIVI) – 1.2.2010

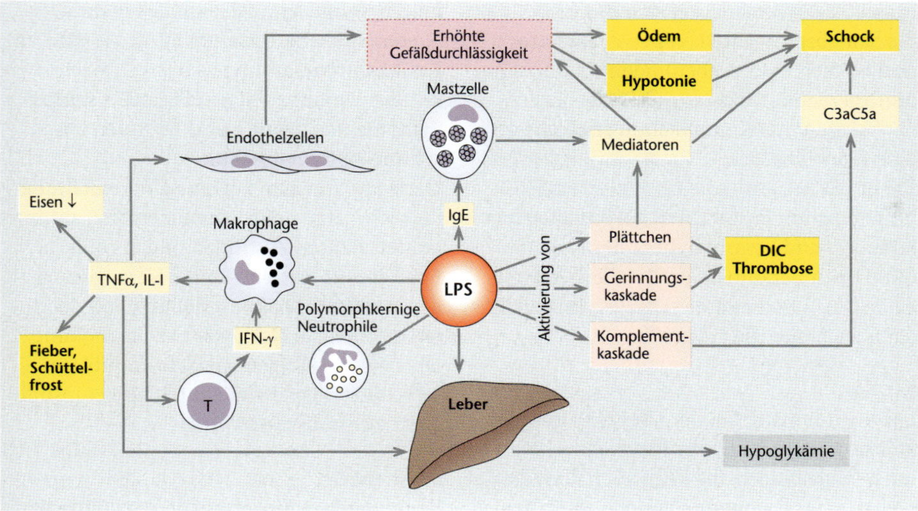

Abb. 39.1 Bakteriämie und Sepsis [L157]

Diagnostik

Der Nachweis einer Urosepsis beginnt mit der Zusammenschau folgender Befunde:

- Vitalparameterkontrolle (RR und Herzfrequenz; Schockindex: HF/RR_{syst} > 1)
- Körpertemperatur
- Blutlabor (Entzündungsparameter, Procalcitonin, Gerinnung, Nierenfunktionsparameter, Elektrolyte, BGA, Blutkultur)
- Urinlabor (Urin-Stix, Urinkultur)
- Bilanzierung (Ein-/Ausfuhrkontrolle durch Urometer mit Stundenglas)

Des Weiteren sollte umgehend nach der Ursache bzw. dem Primärherd gesucht werden. Eine Harnstauung oder Abszessbildung im Bereich von Nieren, Blase, Prostata und Hoden kann schnell und einfach durch eine sonografische Untersuchung diagnostiziert werden. Zur Suche nach einem Infektionsherd kommen auch die Computer- oder die Magnetresonanztomografie zum Einsatz (→ Abb. 39.2).

Therapie

Primäres Ziel in der Therapie besteht im Finden und Sanieren des auslösenden Infektionsherds.

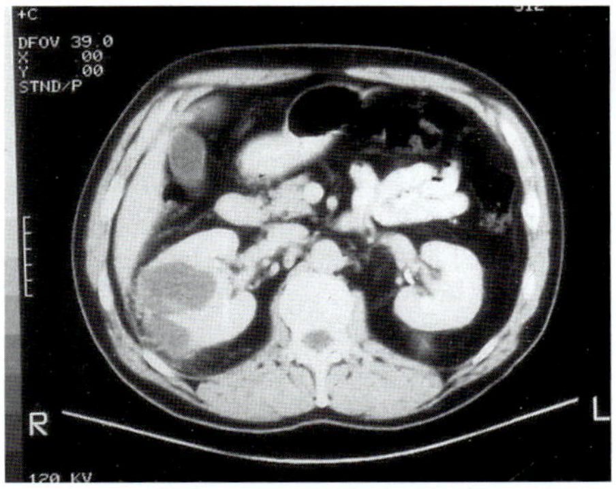

Abb. 39.2 CT-Diagnostik: Nierenabszess rechts [M531]

Bei einer Harnstauung muss die Niere umgehend durch geeignete Maßnahmen entlastet werden. Dafür stehen therapeutische Möglichkeiten wie z. B. die innere Schienung mittels Doppel-J-Katheter oder auch die Anlage einer perkutanen Nephrostomie (PCN) bereit.

Bei Eiteransammlungen muss – nach dem Grundsatz „Ubi pus, ibi evacua" – eine operative Versorgung in Form einer Abszessspaltung bzw. Abszessausräumung mit nachfolgender Drainage erfolgen (→ Abb. 39.3).

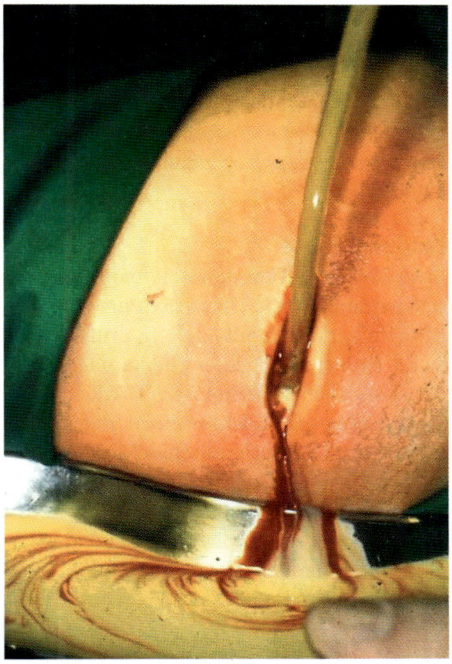

Abb. 39.3 Nierenabszess bei perkutaner Drainage [M531]

Bei multiplen Nierenabszessen kann auch eine Nephrektomie notwendig werden.

Eine sofort nach Diagnosestellung eingeleitete antibiotische Therapie ist verlaufsentscheidend und dringend indiziert. Aufgrund der Dringlichkeit der Therapie kann auf das Ergebnis eines Antibiogramms nicht abgewartet werden, sodass eine kalkulierte i.-v.-Therapie mit einer Antibiose mit breitem Keimspektrum unverzüglich begonnen werden muss. Geeignete Antibiotika bzw. Kombinationen sind Piperacillin (z. B. Tazobac) oder Ceftriaxon (z. B. Rocephin) plus ein Aminoglycosid (z. B. Gentamicin). 87

Bei Verschlechterung des Allgemeinzustands oder den Anzeichen für einen drohenden septischen Schock sind intensivmedizinische Überwachung und Therapie (Gabe von Volumen, Katecholaminen und/oder Gerinnungsfaktoren) erforderlich.

Zusammenfassung

- Ursache der Urosepsis ist der Übertritt von Keimen aus dem Harntrakt in die Blutbahn aufgrund eines infektiösen Herds oder einer infizierten Harnstauung.
- Die Notfalldiagnostik setzt sich aus Temperaturkontrolle, Urin-Stix, Urinkultur, Notfalllabor (inkl. Entzündungsparametern, Gerinnung, Nierenretentionsparametern, BGA), Sonografie, ggf. CT/MRT zusammen.
- Therapiert wird durch sofortige Gabe einer i.-v.-Breitbandantibiose und Sanierung des Infektionsherds, ggf. intensivmedizinische Betreuung des Patienten.

40 Urogenitaltuberkulose

Die Urogenitaltuberkulose entsteht fast ausschließlich durch die hämatogene Streuung der Tuberkulosebakterien bei einer Infektion der Lunge. Sie ist die dritthäufigste extrapulmonale Manifestationsform der Tuberkulose. Alle Bereiche des Urogenitaltrakts können befallen sein.

Epidemiologie

Etwa 20 % aller Tuberkulosen manifestieren sich extrapulmonal. Dabei steht die Urogenitaltuberkulose mit 3,6 % an dritter Stelle. Patienten mit einer unerkannten oder unbehandelten Tuberkulose entwickeln in 8 % der Fälle nach 30 Jahren eine Urogenitaltuberkulose. Bei ausländischen Migranten liegt dieser Anteil sogar achtmal höher.
In Deutschland sind beide Geschlechter etwa gleich häufig betroffen, wobei die Inzidenz mit zunehmendem Lebensalter, Multimorbidität und Immundefizienz (Immunsuppression nach Transplantation oder bei Autoimmunerkrankungen, HIV, Chemotherapie) deutlich ansteigt.

Ätiologie

Die Urogenitaltuberkulose entsteht fast ausschließlich durch eine hämatogene Streuung einer Lungentuberkulose. In der Niere heilen solche Parenchymherde meist spontan aus, können allerdings nach vielen Jahren reaktiviert werden. So entstehen im Gefolge Kavernen des Nierenparenchyms mit Verkalkungen. Dies führt in Einzelfällen zur Verkalkung der gesamten Niere, der sog. Tbc-Kittniere.
Bei weiterer Progredienz der Erkrankung kommt es zum Einbruch der Kavernen ins Nierenbeckenkelchsystem. Die ableitenden Harnwege können dadurch erheblich destruiert werden, aber es gibt Fälle isolierten Befalls der Nieren oder der ableitenden Harnwege. Durch starke Fibrosierung der Ureteren entsteht eine Stauung der Niere bis zur Pyonephrose.
Es werden drei Stadien der Nierentuberkulose unterschieden:

- I. Parenchymatöse und ulzeröse Form
- II. Ulzeröse und kavernöse Form
- III. Total destruierende Tuberkulose, Kittniere, Pyonephrose

Befallen die Tuberkulosebakterien die Blase, nimmt durch eine Induration der Blasenmuskulatur die Kapazität sukzessive ab und die Wandstarre durch Vernarbung zu, bis letztendlich eine irreversible Schrumpfblase die Folge ist.
Die Genitaltuberkulose entsteht aufgrund der anatomischen Gegebenheiten beim Mann meist durch Erregereinschwemmung aus den Harnwegen und tritt in 90 % der Fälle beim Vorliegen einer Urotuberkulose hinzu. Die Prostata tastet sich induriert, die Samenstränge wirken perlschnurartig und bei Befall der Nebenhoden sind häufig perforierende Abszesse und Fisteln zu beobachten. Als Komplikation resultiert oft eine Infertilität.
Bei der Frau beruht die Genitaltuberkulose hingegen zum größten Teil auf hämatogener Streuung und kommt daher öfter isoliert ohne Urotuberkulose vor. Befallen sind vor allem die Tuben und der Uterus. Infertilität kann auch hier die Folge sein.

Klinik

Die Symptomatik bei der Urogenitaltuberkulose gestaltet sich sehr variabel und oft uncharakteristisch. Sie kann auch komplett fehlen. Hauptsymptome, welche die Patienten dazu bewegen, einen Arzt aufzusuchen, sind unklare Miktionsstörungen und Zystitiden. Typische Befunde bei der tuberkulösen Zystitis sind Algurie, Pollakisurie, Nykturie, eine **sterile** Leukozyturie (→ Abb. 40.1) und nicht selten Hämaturie.

> Eine sterile Leukozyturie sollte immer an eine Urogenitaltuberkulose denken lassen!

Durch Koagel und Detritus aus dem Nierenparenchym kommt es nicht selten zu Koliken. Insgesamt typisch ist ein wechselnder Verlauf zwischen Perioden starker Symptomausprägung und Perioden nur schwacher Symptomatik.
Der erste Verdacht auf eine Urogenitaltuberkulose wird in der Mehrzahl erst bei antibiotikarefraktären Zystitiden und chronischer Epididymitis gestellt. Durch Verzögerung der korrekten Diagnosestellung und der Therapie liegen bei Nachweis der Erkrankung oft schon Spätfolgen wie Schrumpfblase, Infertilität, Hypertonie durch Niereninsuffizienz oder Abszesse vor.

Diagnostik

Die endgültige Sicherung der Diagnose kann einzig und allein durch den Erregernachweis erfolgen. Dazu stehen verschiedene Möglichkeiten mit unterschiedlicher Sensitivität zur Verfügung.

Mikroskopie

In der Ziehl-Neelsen-Färbung können säurefeste Stäbchen nachgewiesen werden. Geeignete Materialien sind drei aufeinanderfolgende Morgenurine, Eiter, Punktat, Ejakulat oder Gewebeproben. Gewebeproben werden allerdings nur zum Nachweis der weiblichen Genitaltuberkulose

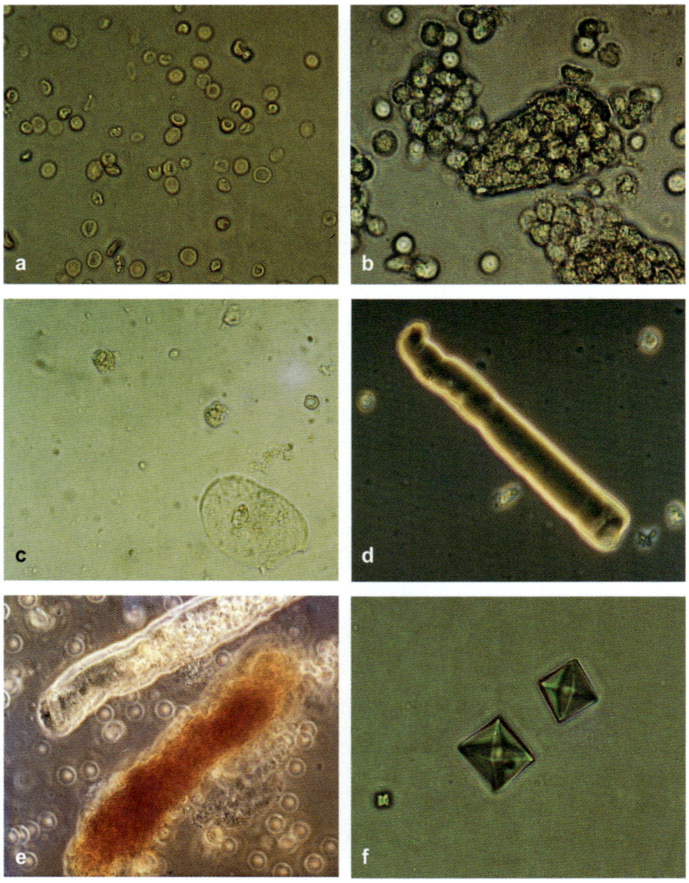

Abb. 40.1 Leukozyturie und Leukozytenzylinder [M181]

durch Abrasio gezielt gewonnen, da der mikroskopische Nachweis wegen einer benötigten hohen Keimzahl zu unsensitiv ist und bessere Methoden zur Diagnostik der Urogenitaltuberkulose beim Mann und der Urotuberkulose bei der Frau zur Verfügung stehen.

Polymerasenkettenreaktion (PCR)
Der Vorteil dieser Methode liegt in einem schnellen Ergebnis. Leider ist die Sensitivität wie bei der Mikroskopie von der Erregermenge abhängig und schwankt daher stark. Weiter ist sie nicht zur Therapiekontrolle geeignet, da auch DNA abgestorbener Bakterien noch nachgewiesen wird. Resistenzprüfungen können ebenfalls nicht vorgenommen werden.

Kultur
Früher erfolgte die Kultur im Peritoneum des Meerschweinchens, wo schon ein Bakterium zur Entwicklung einer entsprechenden Symptomatik ausreichte. Dieses Verfahren wurde durch künstliche Nährmedien abgelöst, die heute den Goldstandard zum Erregernachweis darstellen. Die Sensitivität liegt bei 100 %. Der große Nachteil liegt in der langen Anzüchtungsdauer von 6 (Flüssigkulturen) bis 8 Wochen (Festkulturen). Serologischen und immunologischen Verfahren ist keine Bedeutung beizumessen.

Bildgebung
Sonografisch lassen sich häufig Spätfolgen wie Hydronephrose, Nierenkavernen, Kittnieren, Schrumpfnieren oder Affektionen der Prostata nachweisen.

Die größte Bedeutung besitzt allerdings die Ausscheidungsurografie (AUG), welche die o. g. Stadien der Nierentuberkulose in 90 % der Fälle darstellt. Bei völliger Nierendestruktion fehlt eine Kontrastmittelausscheidung. Durch die AUG sind ebenso die ableitenden Harnwege zu beurteilen. So fallen Ureterstrikturen und Kalkablagerungen in den Harnblasenwänden auf. Männliche Patienten sollten aufgrund der hohen Genitalbeteiligung immer einen transrektalen Ultraschall (TRUS) der Prostata bzw. Samenbläschen, eine retrograde Urografie zum Ausschluss von Urethrastrikturen und bei Kinderwunsch ein Spermiogramm erhalten.

Differenzialdiagnosen

- Andere urogenitale Infektionen
- Tumoren
- Nephrolithiasis
- Ureterstenosen
- Zystennieren

Therapie

Die Therapie der Urogenitaltuberkulose erfolgt wie die der klassischen Lungentuberkulose mit einer täglichen Vierfachkombination aus Isoniazid (INH), Rifampicin (RMP), Pyrazinamid (PZA) und Ethambutol (EMB) bzw. Streptomycin (SM) über mindestens 2 Monate. Im Anschluss folgt eine tägliche Zweifachkombination aus INH und RMP über mindestens 4 Monate. Sinn dieser Kombination ist die Vermeidung einer Resistenzentwicklung und eine Erhöhung der Compliance durch geringere Nebenwirkungen bei niedrigeren Dosierungen.

Die Therapie ist ambulant möglich. Vierwöchentlich sollte eine Erfolgskontrolle mittels Urinkultur erfolgen, zumindest aber am Ende der Initialphase von 2 Monaten. Bei Resistenz oder Unverträglichkeit muss die Therapie unter Einsatz von SM umgestellt werden und sollte auf 9–12 Monate ausgedehnt werden. Nach Behandlungsende erfolgt die Kontrolle im ersten Jahr halbjährlich und in den folgenden 2 Jahren jährlich. Bei Entwicklung einer Harnstauungsniere ist die Einlage eines DJ-Stents zur Protektion der Niere indiziert. Operative Eingriffe sollten frühestens nach einer 6-monatigen Behandlung erfolgen und dienen der Rekonstruktion narbiger Ureteren bzw. Schrumpfblasen oder der Entfernung funktionsloser Nieren.

Wichtige Nebenwirkungen der Antituberkulotika

- INH: Hepatitis und Polyneuropathie (Pyridoxin-Prophylaxe)
- RMP: Transaminasenerhöhung und Induktion von Leberenzymen
- PZA: Transaminasenerhöhung, Nierenschädigung
- EMB: Retrobulbärneuritis
- SM: nephro- und ototoxisch

Prognose

In Abhängigkeit von einer frühzeitigen Diagnose und Therapie ist die Prognose der Urogenitaltuberkulose gut, da sie medikamentös sehr gut therapierbar ist. Limitierend wird die Prognose vor allem durch schwere direkte Nierenschädigung oder einer Schädigung in Folge eines Harnstaus.

Zusammenfassung

- Die Urogenitaltuberkulose ist die dritthäufigste extrapulmonale Manifestation der Tuberkulose durch hämatogene Streuung.
- Der Genitalbefall erfolgt bei Männern durch Einwanderung aus dem Urin, bei Frauen durch hämatogene Aussaat.
- Die Symptomatik ist uncharakteristisch, meist Miktionsstörungen, antibiotikarefraktäre Zystitiden, chronische Epididymitis und sterile Leukozyturie.
- Die Diagnose erfolgt oft spät, wenn bereits Nierenschäden, Infertilität, Abszesse und Schrumpfblase aufgetreten sind. Goldstandard ist der langwierige, aber sichere kulturelle Nachweis (6–8 Wochen).
- Therapie ist die Standardtuberkulosetherapie über 6 Monate mit Kombinationen aus INH, RMP, PZA, EMB oder SM, danach kulturelle Kontrollen aus dem Urin.
- Operiert wird nur nach Therapie zur Rekonstruktion und Nephrektomie.

41 Bilharziose

Erreger der Bilharziose im Bereich der Genitalorgane und der Harnwege sind *Schistosoma haematobium* (→ Abb. 41.1) und *Schistosoma intercalatum* sowie in seltenen Fällen *Schistosoma mansoni.* Die Schistosomata sind ca. 1–2 cm lange Pärchenegel. Für den Befall des venösen Systems des Darms und des kleinen Beckens kommen am häufigsten die Erreger *Schistosoma japonicum* und *Schistosoma mansoni* in Betracht. Gehirn, Lunge und Leber zählen ebenfalls zu den möglichen befallenen Organen.
Gebiete mit Vorkommen von *Schistosoma haematobium* sind West- und Ostafrika, Arabien und das Nilgebiet. Bei *Schistosoma mansoni* liegt das Hauptverbreitungsgebiet sowohl in Westafrika als auch in Süd- und Mittelamerika. Aktuell gibt es weltweit etwa 200 Millionen Menschen, die an der Bilharziose erkrankt sind. Es wird geschätzt, dass etwa 600 Millionen Menschen der Gefahr einer Infektion ausgesetzt sind. Der **Mensch ist Endwirt.**

Ätiologie

Die verschiedenen Schistosoma-Arten entwickeln sich in speziellen Schneckenarten, den **Bulinus-Schnecken.** Diese Schnecken bevorzugen als Zwischenwirt vor allem stehende Gewässer, die einen Temperaturbereich von etwa 20–30 °C haben. Die Eier mit den Larven, den **Mirazidien,** gelangen durch den Urin oder Kot infizierter Menschen in das Gewässer. Im Wasser werden sofort die Mirazidien freigesetzt. Diese müssen in einem Zeitraum von 48 h den entsprechenden Zwischenwirt erreicht haben und in ihn eindringen. Nach etwa 3–15 Wochen haben sich aus den Mirazidien Hunderte **Zerkarien** entwickelt, die nun freigesetzt werden. Die Zerkarien haben eine Länge von ca. 0,3–0,6 mm. Abhängig von der Umgebungstemperatur sind die Zerkarien darauf angewiesen, innerhalb von 48 h die Haut eines Endwirts mithilfe eines gewebeauflösenden Enzyms penetriert zu haben.
Der Mensch infiziert sich überwiegend durch den Kontakt, z. B. beim Baden, mit den infektiösen Gewässern. Über das Lymphsystem gelangen nun die Zerkarien in den venösen Kreislauf und von dort, nach Passieren der Lungenkapillaren, in die Leber. Hier findet innerhalb von 6 Wochen die Entwicklung zu geschlechtsreifen Würmern statt. Diese können 3–7 Jahre alt werden und in dieser Zeit bis zu mehrere 100.000 Eier ablegen. Als Pärchenegel (→ Abb. 41.2) wandern die Würmer nach der Begattung über die Venen zu den verschiedenen Organen wie z. B. in die Harnblase, wo in den submukösen Venen die Eiablage stattfindet.

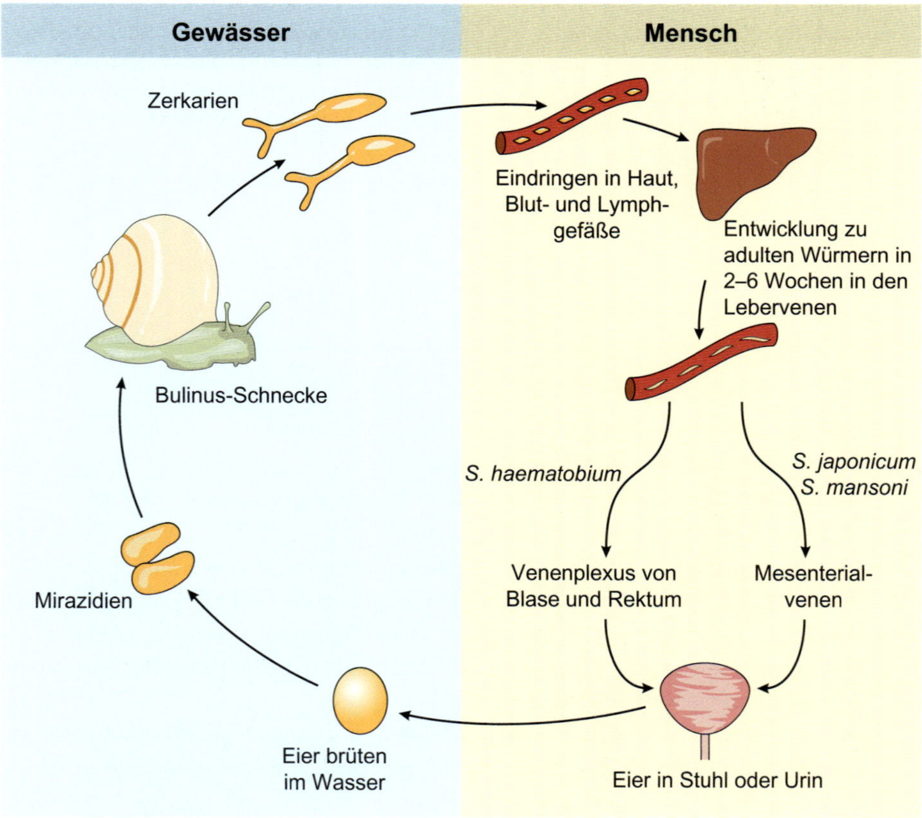

Abb. 41.1 Entwicklungszyklus bei *Schistosoma haematobium* [E658]

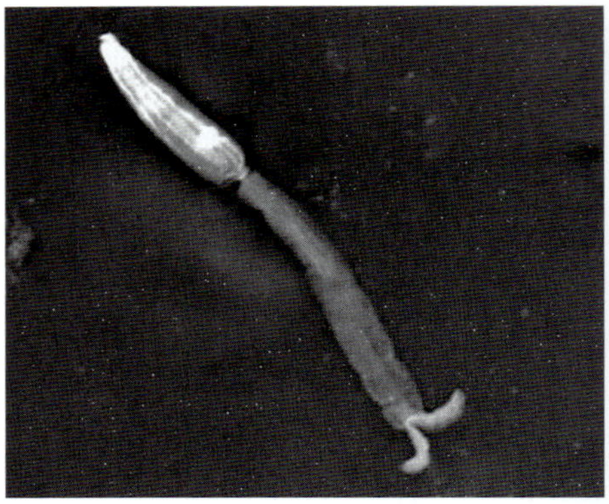

Abb. 41.2 Elektronenmikroskopische Aufnahme eines *Schistosoma-mansoni*-Paares [H002]

Da auch im Bereich der Rektumschleimhaut eine Eiablage stattfinden kann, ist es möglich, durch eine Schleimhautbiopsie den Erreger nachzuweisen.
Probleme bereiten vor allem die Eier, die lokale Entzündungsreaktionen hervorrufen und im Bereich der Leber durch Verschluss kleiner Gefäße zu einer Fibrosierung führen können. Bedingt durch die Entzündungsreaktionen kann es zu Vernarbungen und letztendlich zur Schrumpfung der Harnblase kommen.

Inkubationszeit

Die Präpatenzzeit, also die Zeit zwischen dem Eindringen der Zerkarien und dem Auftreten der ersten Eier, beträgt je nach Schistosomenspezies zwischen 4–10 Wochen. Die Zerkariendermatitis tritt in einem Zeitraum von etwa 3 h bis 2 Tagen auf. Für das Auftreten des Katayama-Fiebers liegt die Zeitspanne zwischen 2 Wochen und 2 Monaten.

Klinik

Bei der Bilharziose wird zwischen vier verschiedenen Stadien mit entsprechender Symptomatik unterschieden:

Invasives Stadium Im Bereich der Eintrittsstelle der Zerkarien in die Haut entsteht nach etwa 3–18 h eine Dermatitis mit rötlichen Papeln. Die Dermatitis heilt in der Regel nach ca. 2 Wochen ab.

Toxämisches Stadium 2–3 Wochen nach der Infektion tritt das sog. Katayama-Fieber auf mit den Symptomen Fieber und Schüttelfrost. Weitere Symptome sind Nachtschweiß, Husten, Kopf- und Bauchschmerzen. Bei der körperlichen Untersuchung können Lymphknoten-, Milz- und Lebervergrößerungen auffallen. Im Blutlabor ist meist eine Eosinophilie richtungweisend. Auch die Symptome in diesem Stadium bilden sich innerhalb einiger Wochen zurück.

Eiablagestadium Die in diesem Stadium typischen Symptome erscheinen 2–3 Monate nach Infektion. Die Patienten klagen häufig über Schmerzen im Unterbauch. Hinzu kommen eine zunehmende Hämaturie und ein imperativer Harndrang.

Chronisches Stadium Je länger die Erkrankung anhält, desto mehr nimmt die Blasenkapazität aufgrund der chronischen Entzündung und dem daraus resultierenden narbigen Umbau ab. Es resultieren Blasenkrämpfe und Schmerzen beim Wasserlassen. Sind die Ostien ebenfalls narbig verändert, kann es zum Harnstau kommen. Eine Harnstrahlabschwächung und Dysurie lassen an eine Blasenhalsstenose denken. Die Schleimhautveränderungen der Harnblase gelten als Präkanzerose! Bei 20–40 % der männlichen Patienten führt die Infektion zu einer Beteiligung der Prostata, bei der es zu prostatitisähnlichen und dysästhetischen Symptomen in der Dammregion kommen kann. Durch den gestörten Harnabfluss nimmt das Risiko für Sekundärinfektionen zu. Die Urämie stellt eine Komplikation dar, die unbehandelt oft zum Tod des Patienten führt. Ist die Darmschleimhaut ebenfalls betroffen, kommt es zu Blutabgängen bei der Defäkation. Aufgrund der chronischen Entzündung ist der Darm sehr anfällig gegenüber anderen Erregern und neigt zur Bildung von Polypen. Bei infizierten Frauen besteht bei einer Eileiterentzündung die Gefahr der Unfruchtbarkeit.

Diagnostik

Schon die Anamnese, speziell die Frage nach Reisen in die Risikogebiete und das Baden in dortigen Gewässern, gibt wichtige Hinweise. Auch das typische Hautbild und die Fiebersymptomatik lassen eine Infektion mit Schistosomata vermuten. Im Blutbild zeigt sich meist eine **Eosinophilie.**

Zur Labordiagnostik gehören ein **Schistosomeneiernachweis** (aus Urin, Ejakulat), der quantitative Einachweis im Urin, eine serologische Diagnostik (ELISA) und der **Mirazidienschlupftest.** Dabei werden den Eiern 26–34 °C warmes Wasser zugegeben, sodass das Ausschlüpfen der Mirazidien unter Aufbrechen der Eihülle beobachtet werden kann. Es ist darauf hinzuweisen, dass der Nachweis der Parasiteneier aufgrund der Präpatenzzeit erst nach etwa 4–10 Wochen gelingt und dass aufgrund der zirkadianen Rhythmik der Eiausscheidung der Sammelurin aus der Zeit zwischen 9:00 und 16:00 Uhr untersucht werden sollte.

Des Weiteren können **Schleimhautbiopsate** aus Blase oder Darm mikroskopisch untersucht werden. Der quantitative Einachweis kann zur Beurteilung der Ausdehnung und Aktivität der Erkrankung herangezogen werden.

Eine **sonografische Untersuchung** dient der Erkennung von Stauungen der ableitenden Harnwege und kann zudem Verdickungen bzw. Veränderungen der Harnblasenschleimhaut darstellen.

Durch **röntgenologische Verfahren** lassen sich im Fall einer Bilharziose oftmals folgende Befunde erheben: Blasenwandverkalkungen, Ureterwandverkalkungen, Ureterstenosen, Ureterektasien, Harnstauungsnieren, Schrumpfblasen und Blasenhalsstenosen.

Eine aussagekräftige Untersuchung bei einer Bilharziose mit Beteiligung der Harnblase ist die **Zystoskopie,** bei der die entzündlichen Eiablagerungen in der Blasenschleimhaut dargestellt und gleichzeitig Biopsien gewonnen werden können.

Therapie

Medikament der ersten Wahl ist **Praziquantel.** Es wirkt bei sämtlichen humanpathogenen Schistosomenspezies. Liegt eine Erkrankung mit *Schistosoma japonicum* vor, sind höhere Dosierungen notwendig.

Ist keine ausreichende Wirkung erzielt worden, sollte eine Zweitbehandlung nach 3 Monaten in gleicher Dosierung durchgeführt werden. Kontrolle des Therapieerfolgs nach ungefähr 6 Monaten.

Zu beachten ist, dass Praziquantel nur das Elternpaar abtötet, die Eiausscheidung jedoch für weitere 4 Wochen bestehen bleibt.

Eine operative Therapie zielt vor allem auf die Korrektur der narbigen Umbauprozesse, die zur Harnabflussbehinderung führen, ab.

Prognose

Die Prognose hängt wesentlich vom Stadium ab, in dem sich der Patient befindet. Ohne Therapie sterben die Patienten meist an den Folgen der Harnabflussstörung in einer Urämie. Die rechtzeitige Therapie mit Praziquantel führt in 70–100 % der Fälle zu einer Ausheilung.

Prophylaxe

Eine ausgiebige **Aufklärung** der Touristen, die in gefährdete Gebiete reisen wollen, ist eine Grundsäule der prophylaktischen Maßnahmen. Dabei sollte speziell darauf hingewiesen werden, auf das Baden in Binnengewässern und den Genuss von Trinkwasser in den Risikogebieten zu verzichten. Zur Beseitigung der Zwischenwirte in den Gewässern kommen Schneckengifte zum Einsatz. Die einheimische Bevölkerung sollte ebenfalls zum Freihalten der Gewässer von menschlichen Ausscheidungen aufgeklärt werden.

Zusammenfassung

- Erreger der Bilharziose sind *Schistosoma haematobium, Schistosoma intercalatum* und *Schistosoma mansoni.*
- Die Erreger kommen in bestimmten geografischen Regionen wie West-/Ostafrika, Arabien und Nilgebiet vor.
- Es gibt vier Stadien: invasives Stadium, toxämisches Stadium, Eiablagestadium und chronisches Stadium.
- Die Diagnose erfolgt durch mikroskopische Urinuntersuchung, Blutbild, Biopsie, bildgebende Verfahren, Zystoskopie.
- Therapiert wird die Bilharziose mit Praziquantel.

Fallbeispiele

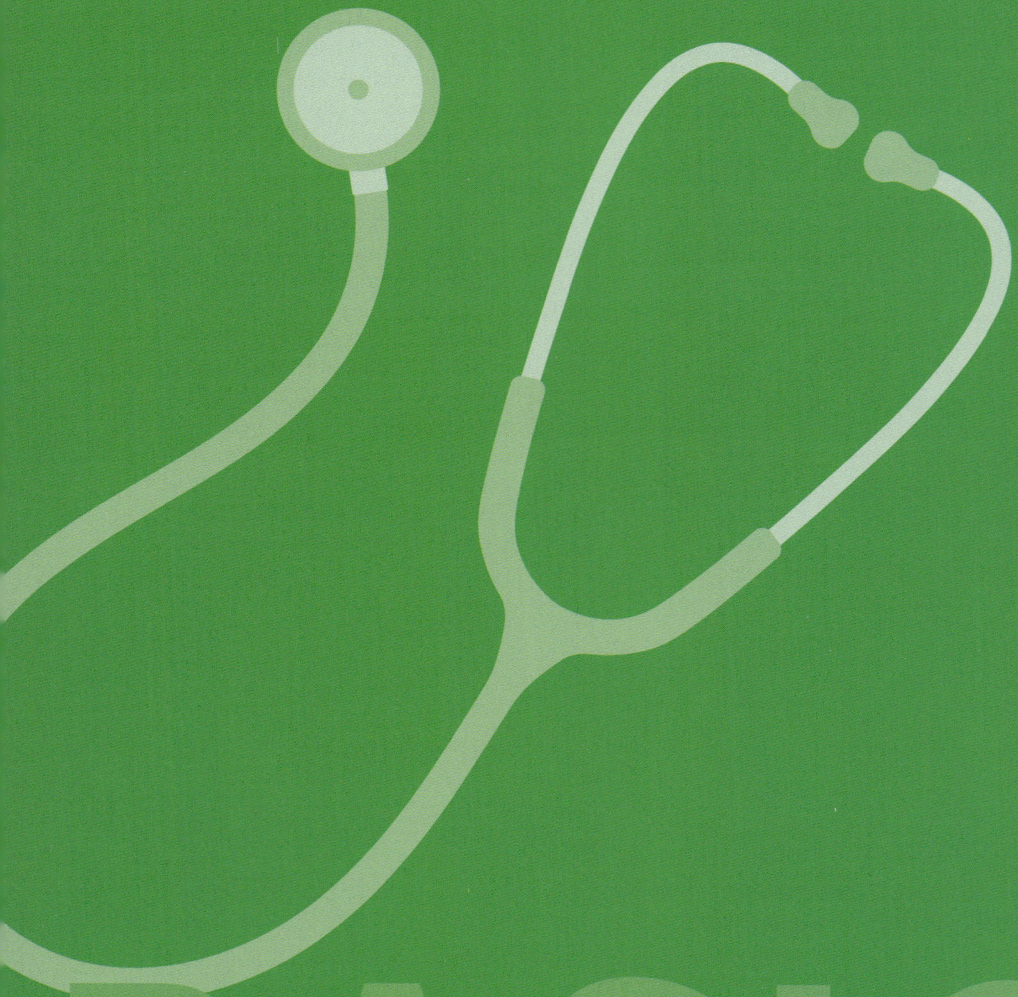

BASICS

42 Hodenschmerzen

Fall 1: Hodenschmerzen links

Sie haben Dienst in der Notaufnahme der Urologischen Klinik. Ein 20-jähriger Student wird von seinem Hausarzt mit seit 4 h bestehenden Hodenschmerzen links überwiesen. Der linke Hoden tastet sich bei Aufnahme stark schmerzhaft.

Welches sind die häufigsten Ursachen für Hodenschmerzen?

- Hodentorsion
- Hydatidentorsion
- Epididymitis
- Orchitis
- Hodentrauma
- Hodentumor
- Hydrozele
- Spermatozele
- Varikozele
- Steinkolik
- Indirekte Leistenhernie

Der Patient gibt an, dass die Schmerzen plötzlich beim Radfahren am Nachmittag aufgetreten seien. Die Schmerzen seien seither stärker geworden und er habe sich einmal übergeben.

Welche Ursache vermuten Sie?
Akute Hodentorsion links.

Wie gestaltet sich der körperliche Untersuchungsbefund?
Bei der Inspektion findet sich ein Hodenhochstand auf der linken Seite (Brunzel-Zeichen). Die Hochlagerung des Hodens führt zu einer Schmerzzunahme (Prehn-Zeichen).

Welche weiteren diagnostischen Maßnahmen ergreifen Sie?
Da die körperliche Untersuchung nur unsichere Zeichen der Hodentorsion bietet, führen Sie eine dopplersonografische Untersuchung zum Nachweis einer verminderten Hodendurchblutung durch.

Die Verdachtsdiagnose bestätigt sich. Welche Therapiemöglichkeiten haben Sie?
Der Patient sollte eine ausreichende Schmerzmedikation erhalten. Anschließend kann eine manuelle Detorquierung mit Drehrichtung nach lateral versucht werden. Gelingt dies nicht, ist eine sofortige operative Detorquierung innerhalb der ersten 6 h mit prophylaktischer Orchidopexie beidseits erforderlich. Nur so kann der Hoden erhalten werden.

Fall 2: Ziehen im Hoden und Brennen beim Wasserlassen

Einige Stunden später kommt ein 35-jähriger Mann zur Aufnahme. Er gibt an, dass er schon seit einigen Tagen ein gelegentliches Ziehen im linken Hoden bemerkt habe. In den letzten 4 h sei der Schmerz aber dauerhaft vorhanden und stärker als zuvor. Zudem klagt er über ein Brennen beim Wasserlassen.

Welche Diagnose ist wahrscheinlich?
Epididymitis nach Harnwegsinfekt.

Welchen körperlichen Untersuchungsbefund erwarten Sie?
Der linke Nebenhoden tastet sich druckdolent, überwärmt und vergrößert. Bei Anheben des Hodens lässt der Schmerz nach (Prehn-Zeichen).

Wie gestaltet sich die weitere Diagnostik?
In der Ultraschalluntersuchung sehen Sie einen vergrößerten Nebenhoden mit Begleithydrozele. Sie messen Fieber, bestimmen die Entzündungsparameter im Blut und führen eine Urinuntersuchung bzw. -kultur durch. Tatsächlich hat der Patient 39 °C Fieber, eine Leukozytose, eine CRP-Erhöhung, eine Leukozyturie und es ergibt sich der Nachweis von *E. coli* im Urin.

Die Verdachtsdiagnose bestätigt sich. Wie therapieren Sie den Patienten?
Wegen des zu erwartenden Erregerspektrums (an Chlamydien denken!) führen Sie eine Antibiose mit Gyrasehemmern durch. Zusätzlich verordnen Sie dem Patienten Bettruhe, Hochlagerung des Hodens, Kühlung und eine adäquate Schmerzmedikation z. B. mit NSAR. Im Fall einer Abszessbildung erfolgt die operative Versorgung.

Fall 3: Schmerzen und Volumenzunahme im Hoden

Am Nachmittag meldet sich ein dritter Patient mit Hodenschmerzen an. Er berichtet Ihnen, dass die Schmerzen plötzlich beim Anheben einer schweren Umzugskiste aufgetreten seien. Er habe zusätzlich eine Volumenzunahme im linken Skrotum bemerkt.

Welche Diagnose vermuten Sie?
Akute Leistenhernie mit Inkarzeration.

Was erwarten Sie bei der körperlichen Untersuchung?
Das linke Skrotum ist deutlich vergrößert. Der Hoden tastet sich unauffällig und ist nicht druckdolent. Beim Auflegen des Stethoskops hören Sie Darmgeräusche.

Welche weitere Diagnostik ist indiziert?
Sie führen eine Ultraschalluntersuchung durch. Dabei sehen Sie sich bewegende Darmschlingen im Skrotum.

Wie sieht die Therapie aus?
Gelingt eine manuelle Reposition nicht, muss der Patient umgehend operiert werden, um eine Darmnekrose und Sepsis zu vermeiden. Die Bruchlücke wird entweder durch Fasziendopplung (Shouldice) oder durch Netzeinlage (Lichtenstein) verschlossen.

43 Flankenschmerzen

Fall 1: Folikartige Flankenschmerzen

Eine 48-jährige Frau wird von ihrem Mann zu Ihnen in die Ambulanz der Urologischen Klinik gebracht. Sie berichtet über kolikartige, dumpfe bis stechende linksseitige Flankenschmerzen, die vor etwa 2 h aufgetreten seien. Die Schmerzintensität sei seitdem stärker geworden. Zudem plage sie eine starke Übelkeit und sie habe auf dem Weg in die Klinik einmal erbrochen. Zwei Jahre zuvor habe sie ebenfalls in der linken Flanke ähnliche Schmerzen gehabt, die jedoch bei Weitem nicht so schmerzhaft waren wie die jetzigen und die nach 1 h spontan sistierten.

Was sind die häufigsten Ursachen für Flankenschmerzen?

- Nierensteine
- Harnleitersteine
- Pyelonephritis
- Glomerulonephritis
- Nierentumoren (fortgeschrittenes Stadium)
- Bandscheibenvorfall
- Organschmerz (z. B. Galle, Pankreas)
- Herpes Zoster

Welche Ursache vermuten Sie?
Nierenkolik aufgrund einer Steineinklemmung im Bereich der ableitenden Harnwege.

Wie gestaltet sich der körperliche Untersuchungsbefund?
Vorsichtiges Beklopfen im Bereich der Nierenlager beidseits. Die Patientin äußert sowohl im Fall einer Pyelonephritis als auch bei steininduziertem Harnaufstau Schmerzen.

Welche weiteren diagnostischen Maßnahmen führen Sie durch?
Eine Temperaturmessung, Blutuntersuchung und Urinuntersuchung können eine mögliche infektiöse Genese objektivieren. Dem schließt sich eine Ultraschalluntersuchung an, bei der eine Aussage über einen Harnaufstau, dessen Grad und evtl. auch auslösende Konkremente getroffen werden kann. Finden sich bei der Patientin keine Ausschlusskriterien, wird eine Ausscheidungsurografie durchgeführt. Auch eine low-dose Nativ-CT stellt eine diagnostische Option mit hoher Sensitivität bezüglich Detektion von Konkrementen im Harntrakt dar.

Die Verdachtsdiagnose bestätigt sich. Welche Therapiemöglichkeiten haben Sie?
Erste Maßnahme ist die ausreichende Spasmoanalgesie der Patientin. Erfüllt der Stein die Kriterien für einen möglichen Spontanabgang und liegen weder Aufstau noch Infektion vor, empfehlen Sie der Patientin, sich ausreichend zu bewegen und vermehrt Flüssigkeit aufzunehmen.
Bei Komplikationen (Fieber, Nierenversagen, Schmerzpersistenz) ist das primäre Ziel, für einen ungehinderten Harnabfluss zu sorgen. In der Regel wird dies durch die Einlage eines Doppel-J-Katheters gewährleistet. Dem schließt sich die individuelle Steinsanierung, welche elektiv geplant wird, an.

Fall 2: Flankenschmerzen und Brennen bei der Miktion

Kurze Zeit später kommt eine zweite Patientin mit starken stechenden Flankenschmerzen sowie Übelkeit und Erbrechen in die Klinik. Sie gibt an, dass sie schon einige Tage, bevor der Flankenschmerz begonnen hätten, ein Brennen bei der Miktion festgestellt habe. Der Urin sei flockig-trübe und zeitweise blutig tingiert gewesen. In der letzten Nacht seien zudem noch Fieber bis 39,8 °C und Schüttelfrost hinzugekommen.

Welche Diagnose ist wahrscheinlich?
Pyelonephritis bei Harnwegsinfekt.

Welchen körperlichen Untersuchungsbefund erwarten Sie?
Hier dominieren die starke Klopfschmerzhaftigkeit im Bereich des Nierenlagers und der konstante Flankenschmerz.

Wie gestaltet sich die weitere Diagnostik?
Sie messen die Temperatur, bestimmen die Entzündungsparameter im Blut und führen einen Urintest auf Leukozyten, Nitrit und Erythrozyten durch. Außerdem legen sie eine Urinkultur an und führen eine Resistenzbestimmung durch. Um das Ausmaß der Entzündung zu bestimmen und eventuelle Komplikationen (z.B. Nierenabszess) auszuschließen, lassen Sie nach der von Ihnen durchgeführten Sonografie noch eine CT der Niere und der ableitenden Harnwege anfertigen. Gegebenenfalls melden Sie die Patientin zur Nierenszintigrafie an.

Die Verdachtsdiagnose bestätigt sich. Wie therapieren Sie die Patientin?
Sie nehmen die Patientin, die einen schwer kranken Eindruck macht, stationär auf. Auf dem Anordnungsbogen notieren Sie: „Gelockerte Bettruhe (Pat. darf für den Toilettengang aufstehen), 2–3 l orale/i. v.-Flüssigkeitszufuhr pro Tag (Flüssigkeitsbedarf bei Fieber erhöht, Reduktion der Keimzahl durch Steigerung der Diurese), Bedarfsanalgesie Metamizol, empirische i.v.-Antibiotikatherapie: z. B. Breitspektrum-Cephalosporine der 3. Generation (Cefotaxim, Ceftriaxon) oder Piperacillin/Tazobactam. Die Anpassung der antibiotischen Therapie erfolgt testgerecht nach Antibiogramm.

Fall 3: Flankenschmerzen nach Sturz

Vor Dienstschluss erscheint eine Frau mit starken Schmerzen in der linken Flanke. Sie berichtet, dass sie morgens über einen Teppich gestolpert und mit der linken Seite auf eine Tischkante gefallen sei. Sie habe seitdem in diesem Bereich Schmerzen. Bei der Miktion sei ihr rötlicher Urin aufgefallen.

Welche Diagnose vermuten Sie?
Nierentrauma nach Sturz.

Was erwarten Sie bei der körperlichen Untersuchung?
Eventuell finden Sie im Bereich der linken Flanke Hämatome und Abschürfungen, die sich mit dem Unfallhergang vereinbaren lassen.

Welche weitere Diagnostik ist indiziert?
Die Vitalparameter, die Sie umgehend bei Aufnahme messen, ergeben: RR 120/80 mmHg und eine Herzfrequenz von 88 Schlägen/min. Sie führen eine Urinuntersuchung auf Blut im Urin durch (**Cave:** Eine nicht vorhandene Hämaturie schließt eine Nierenverletzung nicht aus!). Sie ergibt eine leichte Mikrohämaturie. Sonografisch erkennen Sie einen Nierenparenchymeinriss sowie ein retroperitoneales Hämatom. Aufgrund der sonografischen Auffälligkeiten und der Hämaturie veranlassen Sie eine CT, die eine Nierenverletzung Grad II (Am. Association for Surgery of Trauma 1995) ohne weitere Verletzungen erbringt.

Wie sieht die Therapie aus?
Da es sich um ein Nierentrauma Grad II mit stabilen Kreislaufverhältnissen handelt, leiten Sie eine konservative stationäre Behandlung ein. Sie notieren auf dem Anordnungsbogen: „Bettruhe, engmaschige Verlaufskontrollen der Vitalparameter, antibiotische Prophylaxe, Blutbild und Sonografie nach 6 h. Bei Befundverschlechterung ggf. CT-Kontrolle".

44 Hämaturie

Fall 1: Makrohämaturie

Ein 60-jähriger alleinstehender Mann stellt sich in Ihrer urologischen Praxis mit einer Makrohämaturie vor. Der Patient arbeitet als Chemiearbeiter und berichtet, dass die Beschwerden plötzlich vor 2 h eingesetzt hätten. In der Anamnese erheben Sie einen Zigarettenkonsum von 70 py.
Der Patient gibt an, dass er vor 2 h beim Wasserlassen eine schmerzlose Blutbeimengung im Urin bemerkt habe. Auf weitere Nachfrage erfahren Sie, dass der Patient auch über Pollakisurie klagt. Zudem fühle er sich schlapp und müde. Weiter habe er ungewollt 5 kg Gewicht verloren.

Welche Ursachen für eine Makrohämaturie kennen Sie?

- Glomerulonephritis
- Nierentumoren
- Maligne Hypertonie
- Pyelonephritis
- Nierensteine
- Nierentrauma
- Blasentumor
- Prostatakarzinom
- BPH
- Zystitis
- Antikoagulanzien
- Hämophilie
- Cyclophosphamid
- Blasenruptur
- Fremdkörperverletzungen
- Urogenitaltuberkulose
- Paroxysmale nächtliche Hämoglobinurie

Welche Verdachtsdiagnose haben Sie?

Urothelkarzinom der Blase.

Was sind die häufigsten Auslöser dieser Erkrankung?

Der wichtigste Risikofaktor für die Entwicklung eines Blasenkarzinoms ist Rauchen. Weitere Risikofaktoren sind aromatische Amine, langjähriger NSAR-Abusus, chemische Substanzen in Berufen wie Chemiearbeiter, Friseur, Lackierer, Zahntechniker und die Bilharziose.

Welche Untersuchungen führen Sie durch?

Sie führen eine Sonografie der Blase und der Niere durch. Große Tumoren können so gesehen werden, gleichzeitig wird ein Harnstau (Nieren und Blase) ausgeschlossen. Zur Abklärung des oberen Harntrakts sollte ein Ausscheidungsurogramm (AUG) durchgeführt werden. Die Diagnosesicherung erfolgt durch die Zystoskopie mit Histologiegewinnung, die bei kleinen Tumoren auch gleichzeitig die definitive Therapie darstellen kann. Bei fortgeschrittenen Tumoren sollte ein Staging mit Röntgen-Thorax, CT oder MRT erfolgen.

Welche Therapie schlagen Sie vor?

Die Therapie erfolgt stadienadaptiert. Bei oberflächlichen Tumoren (Ta, TCis, T1 genügt) genügen meist eine TUR-B und eine Frühinstillation von MMC oder BCG. Auch eine Nachresektion nach 6 Wochen kann erforderlich sein. Anschließend sollten regelmäßige zystoskopische Kontrollen erfolgen, da die Rezidivrate sehr hoch ist.
Kommt es zu häufigen Rezidiven, v. a. der Stadien TCis und pT1G3, oder liegen Tumoren im Stadium T2–T3 vor, sollte eine Zystektomie mit Neoblase oder Ileum-Conduit erfolgen. T4-Tumoren werden palliativ mit Chemotherapie und ggf. palliativen Operationen versorgt.

Fall 2: Hämaturie und Hodenvarikozelen

Sie rufen den nächsten Patient aus dem Wartezimmer. Der 75-jährige Mann ist seit seiner Jugend starker Raucher. Er berichtet Ihnen, dass er vor 2 h Blut im Urin bemerkt habe. Gelegentlich habe er auch ein Ziehen in der linken Flanke bemerkt, an der er eine große Wulst getastet habe. Zudem sei er zunehmend kraftlos. Am linken Skrotum habe er „wurmartige" Venenvergrößerungen bemerkt. Bei der körperlichen Untersuchung tasten Sie tatsächlich einen großen Flankentumor und diagnostizieren Varikozelen des linken Skrotums.

Wie lautet Ihre Verdachtsdiagnose?

Nierenkarzinom mit Einbruch ins venöse System.

Welche Ursachen für diese Erkrankung kennen Sie?

Risikofaktoren sind hohes Alter, Rauchen, chronische Niereninsuffizienz, langjährige NSAR-Therapie, Cadmium- und Bleibelastung und angeborene Nierenerkrankungen (tuberöse Sklerose, Morbus Hippel-Lindau).

Welche weitere Diagnostik veranlassen Sie?

Die Diagnose erfolgt sonografisch. Die linke Niere des Patienten ist vollständig tumorös verändert. Zusätzlich führen Sie eine Laboruntersuchung durch, bei der Sie in diesem Fall eine Anämie feststellen können. Außerdem können Sie anhand der Retentionsparameter die Nierenfunktion beurteilen. In diesem Fall ist der Funktionsverlust der Niere gut durch die zweite Niere kompensiert (Kreatinin 1,2 mg/dl). Zum Staging erfolgen ein Röntgen-Thorax, eine CT-Abdomen, ggf. eine Skelettszintigrafie und eine Schädel-CT. Bei Ihrem Patienten lassen sich keine Metastasen nachweisen.

Wie lautet Ihr Therapievorschlag?

Bei dem Patienten sollte eine Nephrektomie links mit Resektion des venösen Tumorzapfens erfolgen.
Kleinere Tumoren können auch exzidiert werden unter Erhalt der Restniere.
Bei metastasierten Karzinomen kann eine Nephrektomie durchgeführt werden, da ein anschließender Stillstand des Metastasenwachstums mehrmals beschrieben wurde. Die Therapie erfolgt dann palliativ, antiangiogenetisch oder mit Tyrosinkinaseinhibitoren.

Fall 3: Hämaturie und starke Schmerzattacken

Als Sie gerade die Praxis schließen möchten, kommt ein 40-jähriger Mann hereingelaufen. Er jammert über starke Schmerzen in der linken Flanke, die er plötzlich vor 2 h zu Hause beim Fernsehen bekommen habe. Diese seien wie Messerstiche, kämen in Schüben und würden in die linke Leiste ausstrahlen. Als der Patient Wasser gelassen habe, sei Blut dabei gewesen. Zusätzlich berichtet der Patient über starke Übelkeit.

Welche Verdachtsdiagnose äußern Sie?
Harnsteinkolik links.

Welche Risikofaktoren kennen Sie?
Rauchen, Exsikkose, Hyperparathyreoidismus, Hyperurikämie, Zystinurie, Harnwegsinfektionen, chronisch entzündliche Darmerkrankungen, tubuläre Azidose, Hufeisennieren oder chronischer Harnstau.

Welche Diagnostik veranlassen Sie?
Sie können einen Flankenklopfschmerz links auslösen. Anschließend führen Sie eine Sonografie des Harntrakts durch, um einen Harnstau auszuschließen und eventuell ein Konkrement prävesikal nachzuweisen. Eine Urinanalyse dient zum Infektausschluss.
Eine Laboruntersuchung dient ebenfalls einem Infektausschluss und der Beurteilung der Retentionsparameter. Zur Lokalisationsdiagnostik führen Sie ein i.-v.-Pyelogramm durch.
Die linke Niere ist gestaut, es liegt kein Infekt vor, die Retentionsparameter sind unauffällig und Sie sehen auf den Röntgenbildern ein 5 mm großes Konkrement im distalen Harnleiter.

Wie therapieren Sie den Patienten?
Der Patient erhält eine gute Schmerzmedikation und die Anweisung, ausreichend zu trinken und viel umherzulaufen, da Steine dieser Größe im distalen Harnleiter häufig spontan abgehen.
Ansonsten können eine extrakorporale Stoßwellenlithotrypsie, eine Ureterorenoskopie zur Steinsanierung erfolgen.
Prophylaktisch sollte der Patient auf Nikotin verzichten, ausreichend trinken, den Fleischgenuss gering halten und eventuell den Urin alkalisieren.

Harnsäuresteine sind im Röntgen nicht schattengebend!

Anhang

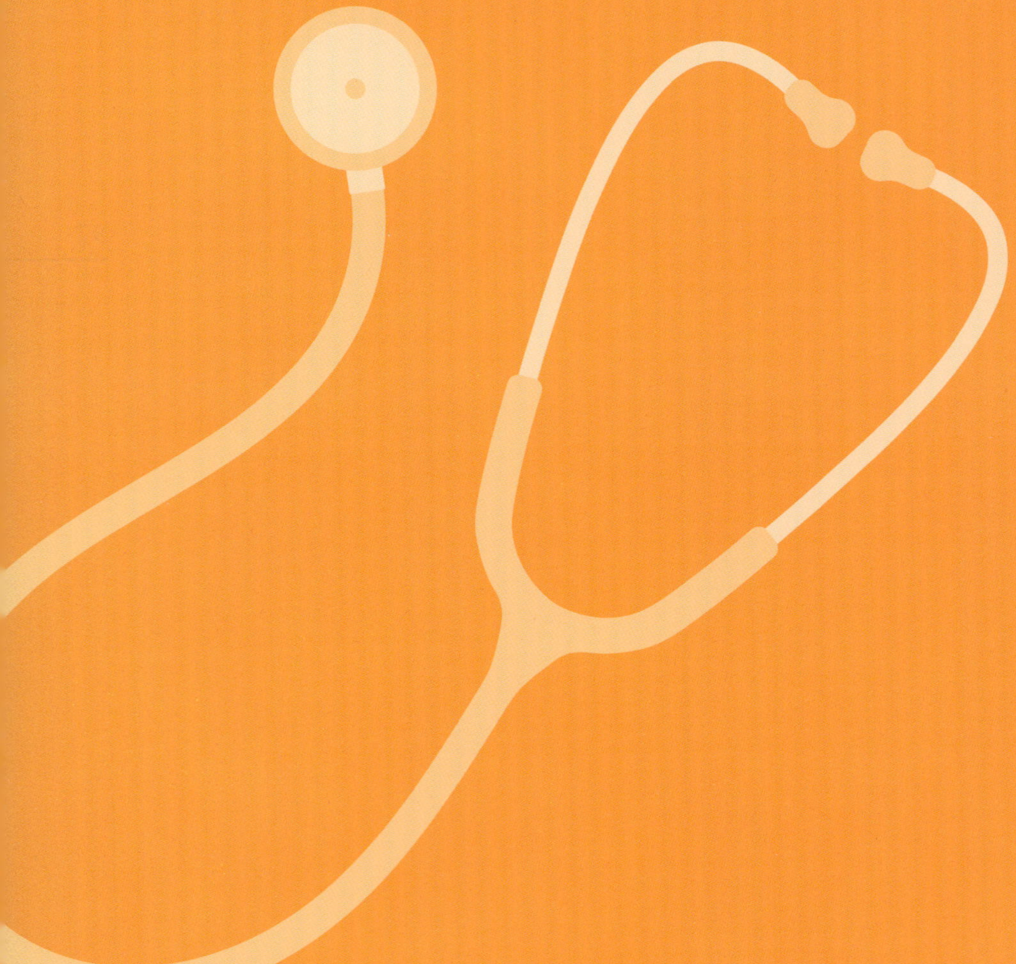

BASICS

45 Tabellen und Quellenverzeichnis

Tabellen

Tab. 45.1 Schweregradeinteilung des akuten Nierenversagens anhand der RIFLE-Kriterien (ESKD = End stage kidney disease) [H252-001]

	1	2	3	(Nicht definiert)	
Urinausscheidung	< 0,5 ml/kg/h über mehr als 6 h	< 0,5 ml/kg/h über mehr als 12 h	< 0,3 ml/kg/h über mehr als 24 h oder Anurie über 12 h	Nierenversagen über mehr als 4 Wochen	Nierenversagen über mehr als 3 Monate
Serum-Kreatinin	Anstieg 0,3 mg/dl **oder** das **1,5- bis 2-Fache** des Ausgangswerts	Anstieg um das **2- bis 3-Fache** des Ausgangswerts	Anstieg um mehr als das **3-Fache** des Ausgangswerts Oder Serum-Kreatinin > 4 mg/dl, Anstieg mindestens 0,5 mg/dl pro Tag		
	Risk	**Injury**	**Failure**	**Loss**	**ESKD**

Tab. 45.2 Stadieneinteilung der chronischen Niereninsuffizienz

Stadium (synonym verwendete Begriffe in Klammern)	GFR (ml/min/1,73 m²)	Beschreibung
I	≥ 90	Nierenschaden bei normaler oder erhöhter GFR
II (leichtgradige Nierenfunktionseinschränkung, voll kompensierte Nierensuffizienz)	60–89	Retentionswerte im Serum noch normal, Hypertonie und beginnender sekundärer Hyperparathyreoidismus möglich
III (mäßiggradige Nierenfunktionseinschränkung, kompensierte Niereninsuffizienz)	30–59	Stabile Erhöhung der Retentionswerte i. S. ohne urämische Symptomatik Ausbildung von renaler Anämie, renoparenchymatösem Hypertonus, sekundärem Hyperparathyreoidismus und metabolischer Azidose
IV (hochgradige Nierenfunktionseinschränkung, dekompensierte Niereninsuffizienz)	15–29	Ausbildung von Urämiesymptomatik, Kreatinin i. S. häufig > 6 mg/dl (540 µmol/l), unter konservativer Therapie noch vorübergehende Stabilisierung möglich
V (terminale Niereninsuffizienz)	< 15	Schwere urämische Symptomatik i. d. R. spätestens bei GFR < 10 ml/min, Nierenersatztherapie (Dialyse oder Nierentransplantation) lebenserhaltend

Quellenverzeichnis

Der Verweis auf die jeweilige Abbildungsquelle befindet sich bei allen Abbildungen im Werk am Ende des Legendentextes in eckigen Klammern.

[E385] Habif T P. Clinical Dermatology. Elsevier/Mosby, 5. Aufl. 2010.

[E508] Swartz M H. Textbook of Physical Diagnosis. History and Examination. Elsevier/Saunders, 5. Aufl. 2005.

[E511] Wein A et al. Campbell – Walsh Urology. Elsevier/Saunders, 9. Aufl. 2006.

[E656] Kumar V, Abbas A, Fausto N. Robbins and Cotran's Pathologic Basis of Disease. Elsevier/Saunders, 7. Aufl. 2004.

[E657] Richie J, D'Amico A. Urologic Oncology. Elsevier/Saunders, 2005.

[E658] Spicer W, Lamb P. Clinical Microbiology and Infectious Diseases. Elsevier/Churchill Livingstone, 2. Aufl. 2008.

[F1041-002] Gajewski JB et al. An International Continence Society (ICS) report on the terminology for adult neurogenic lower urinary tract dysfunction (ANLUTD). Neurology and Urodynamics, 2018; 37(3): 618–623. John Wiley & Sons.

[F319] Simmons M, Jones J. Male Genital Morphology and Function: An Evolutionary Perspective. The Journal of Urology, 2007; 177(5). Elsevier.

[F895-005] Heng DYC et al. External validation and comparison with other models of the International Metastatic Renal-Cell Carcinoma Database Consortium prognostic model: a population-based study. The Lancet Oncology, 2013; 14(2): 141–148. Elsevier.

[G924] Wittekind C, Brierley J, Gospodarowicz M. TNM classification of malignant tumours. published by UICC. John Wiley & Sons, 8. Aufl. 2017.

[H002] El-Beshbishi S N, El Bardicy S, Tadros M et al.: Spotlight on the in vitro effect of artemisinin-naphthoquine phosphate on Schistosoma mansoni and its snail host Biomphalaria alexandrina. Acta Tropica, 2015; 141: 37–45. Elsevier.

[H252-001] Bellomo R et al. Acute renal failure – definition, outcome measures, animal models, fluid therapy and information technology needs: the Second International Consensus Conference of the Acute Dialysis Quality Initiative (ADQI) Group. In: Critical Care. Volume 8, R204. Springer Nature, May 2004.

[H253-001] Krieger, J.N. et al. The NIH consensus concept of chronic prostatitis/chronic pelvic pain syndrome compared with traditional concepts of nonbacterial prostatitis and prostatodynia. Current Urology Reports, 2002; 3: 301–306. Springer.

[K183] Eckhard Weimer, Würselen.

[L106] Henriette Rintelen, Velbert.

[L141] Stefan Elsberger, Planegg.

[L157] Susanne Adler, Lübeck.

[L215] Sabine Weinert-Spieß, Neu-Ulm.

[M181] Dr. med. Steffen Krautzig, Bad Münder.

[M531] Priv. Doz. Dr. med. Elmar Heinrich, F.E.B.U., Neukirchen bei Altmünster.

[M532] Dr. med. Christoph Hammes, Ruppertsberg.

[M533] Dr. med. Tobias Lingenfelder, Klinik für Urologie, Universitätsmedizin Mannheim.

[M534] Dr. med. Christine Cotic, Zürich.

[M535] Prof. Dr. med. Werner Böcker, Hamburg.

[M536] Prof. Dr. med. Gregor Mikuz, Innsbruck.

[M537] Prof. Dr. med. Gunter Gruber, Taucha.

[O910] Dr. med. Stefan Kassumeh, München.

[S700] Sobotta-Archiv: Sobotta. Atlas der Anatomie des Menschen, div. Aufl. Elsevier/Urban & Fischer.

[S700-L301] Ulrike Brugger, München.

[T407] Institut für medizinische und pharmazeutische Prüfungsfragen (IMPP).

[T439] Ärztehaus Kornwestheim, Gemeinschaftspraxis für Urologie.

[T462] Prof. Dr. med. Dirk Zaak, Traunstein.

[W798] World Health Organization (WHO), Genf.